임상생리학

폐기능검사

Pulmonary Function Test

임상생리학

폐기능검사

진복희

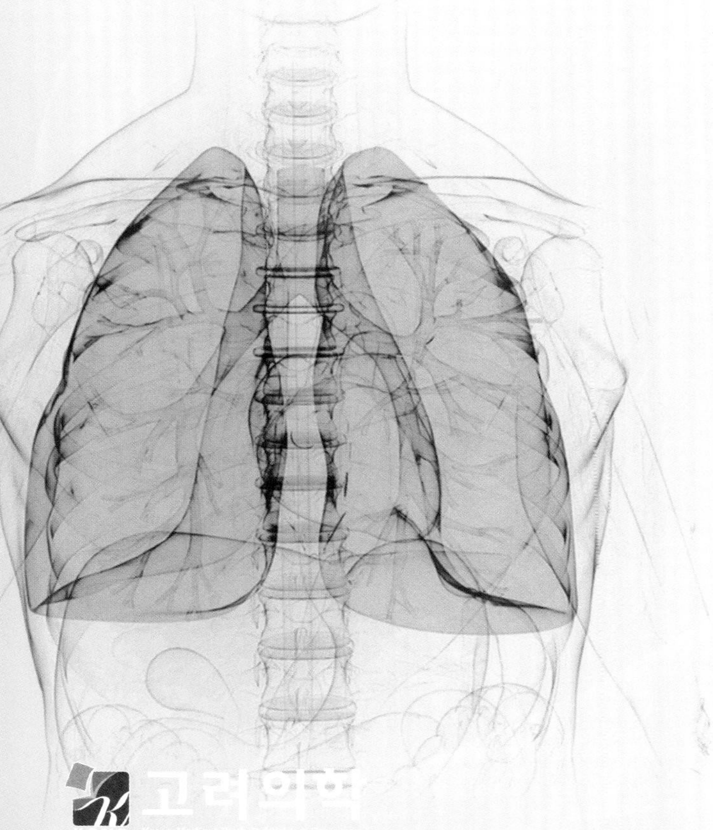

고려의학

이 교재는 2011년도 원광보건대학
교재개발비 지원에 의해서 수행됨.

머 리 말

임상생리학은 임상병리과의 학제 개편과 더불어 전국의 각 대학에서 전공 교과목으로 편성되어 가르치게 된 후 1992년 국가고시 과목에 처음으로 채택되었다. 그리고 그동안 임상생리학 분야는 업무영역이 넓어졌고, 분야를 세분화할 수 밖에 없는 상황에 이르게 되었다. 이러한 점으로 미루어 볼 때 임상생리학 분야는 취업이 어려운 요즈음 임상병리사의 업무 영역 확대에 일익을 담당하게 되었다고 할 수 있다.

임상생리학 초판이 늘 부족하다는 점과 교재 개발에 대하여 심한 부담감이 있었던 것도 사실이지만 책을 시작한지 어언 많은 세월이 흘렀다. 미약하지만 앞으로 임상생리검사의 추가 부분과 의용공학부분 등에 대한 충실한 보완을 약속하고자 한다.

본 교재에서는 다음과 같은 점에 중점을 두었다.

첫째. 실제 병원에서 검사업무가 이루어지고 있는 부분에 대해서는 깊이 있게 다루었다.

둘째. 검사현장에서의 원활한 업무 진행을 위해 의학용어를 많이 첨가하였다.

셋째. 각 단원마다 학습목표와 중심단어(key word)를 첨가하여 이해도를 높였다.

넷째. 각 단원마다 다르게 사용되고 있는 용어를 통일하였다.

다섯째. 의학용어는 의학용어집(대한의사협회, 보건복지부)과 의학검색엔진(KMLE)에 의해 통일하였다.

여섯째. 신구용어의 혼란을 피하기 위해 한글용어(한문용어, 영문용어)와 같이 편집하였다.

이러한 노력에도 불구하고 미비한 점이 많으나 각 대학에서 임상생리학을 전공하는 학생들과 임상생리학 검사 분야에서 근무하고 있는 임상병리사 및 관련분야 종사자들에게 많은 도움이 되었으면 하는 바램이다. 앞으로 현장의 의견을 적극 수렴하여 새로운 정보를 보충하고 계속 다듬어 더 좋은 책이 되도록 끊임없이 노력할 것이다.

이제는 원광보건대학 졸업생들도 임상생리학 검사 분야에서 업무를 담당하는 사람들도 많아지고 있음을 기쁘게 생각하며, 아울러 졸업생들의 많은 성장과 발전을 기대해 본다. 그리고 이 책의 완성도를 높이기 위해 많은 자료 제공 및 사진 작업에 참여해준 졸업생들과 재학생들에게도 감사하다. 무엇보다도 가장 가까이에서 바쁜 학교생활임에도 불구하고 교정에 참여해준 2008, 2009, 2010, 2011년도 원광보건대학 임상생리학 학술부 학생들에게도 감사하다. 끝으로 이 책이 출간되기까지 수고해주신 고려의학 최병진 사장님과 편집부 직원 여러분들께도 감사드린다.

2011년 4월 25일

진 복 희

차 례

I. 폐기능검사(pulmonary function test, PFT)

학습목표

1. 폐기능검사의 기본개념을 이해한다. (A)

호흡(respiration)은 반복적인 환기에 의해 허파(폐, lung)로 공기가 출입하는 것으로 외부 공기를 허파꽈리(폐포, alveoli) 내로 들여보내는 들숨(흡기, inspiration)과 허파꽈리 내에 있는 공기를 외부로 내보내는 날숨(호기, expiration)에 의해 이루어진다. 호흡은 폐순환에 의해 산소(O_2)를 혈액으로 확산시키고, 조직의 탄산가스(CO_2)를 허파꽈리로 확산시켜 가스교환(gas exchange)이 이루어진다. 즉 호흡은 외부 공기와 허파꽈리 내에 있는 공기사이의 가스교환인 허파꽈리 환기(alveolar ventilation)를 나타낸다. 그러나 폐에서의 가스교환은 환기, 폐순환에 의해 유지되고 있으나 호흡기질환에서는 여러 가지 형태로 폐가 손상을 받아 그 기능이 저하된다. 따라서 호흡기는 플무로서의 기능을 가지고 있기 때문에 **폐기능검사에서는 호흡에 의해 들이마시고 내쉬는 공기의 양과 흐름을 알기 위해서 코에는 nose clip(코집게)을, 입에는 mouthpiece를 부착하여 가로축에 시간(time) 또는 용량(volume)을, 세로축에 용량(volume) 또는 유량(flow)을 호흡곡선(spirogram)으로 기록하는 검사이다.**

A. 호흡기계의 구조와 기능

학습목표

1. 호흡기계의 구조를 이해한다. (A)

호흡기계는 외부로부터 공기를 허파꽈리(폐포, alveoli)까지 받아들이는 통로인 기도와 가스교환이 이루어지는 허파(폐, lung)로 나누어진다. 호흡기계는 해부학적으로 코나 입으로부터 코안(비강, nasal cavity)에서 시작하여 인두(pharynx), 후두(larynx)를 지나 기관(trachea), 기관지(bronchi), 세기관지(bronchiole), 종말세기관지(terminal bronchiole)를 지난다. 폐 내로 이행하여 호흡세기관지(respiratory bronchiole), 허파꽈리관(폐포관, alveolar duct, AD), 허파꽈리주머니(폐포낭, alveolar sac, AS)와 허파꽈리로 되어 있다.

즉 O_2, CO_2**가 통하는 기관지와 허파꽈리계통으로 구성되어 있다.** 그리고 기관지, 허파꽈리 및 폐모세혈관 등의 용기인 가로막(횡격막, diaphragm), 가슴(흉곽, thorax)으로 되어 있다. 또한 숨뇌(연수, medulla oblongata)에 있는 호흡중추, O_2, CO_2를 전신에 운반하는 순환계 등으로 되어 있다(그림 Ⅰ-1).

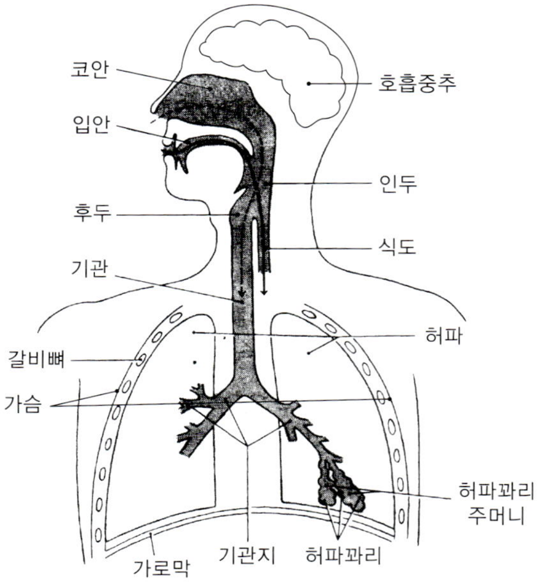

그림 Ⅰ-1. 호흡기계의 구조

1. 코안, 기관지, 폐의 구조와 기능

1) 코안(비강, nasal cavity)

코안의 가쪽벽(외측벽)에는 위, 중간, 아래 코선반(상, 중, 하비갑개, nasal concha)인 3개의 돌기가 있다. 이곳은 모세혈관이 풍부하여 **모세혈관 혈액에 의한 공기의 온도조절과 코털에 의해 외부의 먼지 등 이물질을 제거하는 작용이 있다.**

2) 기관(trachea)

학습목표

1. 기관의 분지를 이해한다. (A)

기관은 4~5등뼈(흉추)의 높이에서 좌우로 갈라져 각각 왼 · 오른허파(좌 · 우폐)의 주기관지(main bronchi)로 분지하며, 오른기관지(우기관지, right main bronchus)는 왼기관지(좌기관지, left main bronchus)에 비해 수직에 가까운 위치에서 분지한다. 또 내강도 오른기관지가 왼기관지보다 약간 크다. 오른기관지에서는 먼저 1차로 위엽(상엽, superior lobe) 기관지가 분지하고, 이어서 2차로 중간엽(중엽, middle lobe) 기관지가 분지하며, 더욱더 아래엽(하엽, inferior lobe)으로 향하여 기관지가 분지한다. 왼기관지에서는 위엽 기관지와 아래엽 기관지 등이 분지하며, 더욱더 세기관지(bronchiole)로 되어 샘꽈리(소엽, acinus)에 이른다.

3) 기관지(bronchi)와 세기관지(bronchiole)

학습목표

1. 폐엽 및 허파구역을 비교하여 이해한다. (A)
2. 해부학적죽은공간(해부학적 사강)의 개념을 이해한다. (A)

기도(conducting airway)는 공기가 지나가는 길을 의미하며, 공기의 출입과 소리를 내는 데 관여한다. 코안(비강, nasal cavity)에서 인두(pharynx), 후두(larynx)를 지나 좌우의 주기관지로 분지하는 곳까지의 상부호흡기도(상기도, upper airway, 기관지)와 그 이하의 기관지(bronchi), 세기관지(bronchiole)를 지나 종말세기관지(terminal bronchiole)까지의 하부호흡기도(하기도, lower airway)로 나누어진다.

기관지는 2~3회 분지하여 허파문부분(폐문부, pulmonary hilum)에서 폐 내로 들어가 **좌측은 9개, 우측은 10개의 구역기관가지(아폐구역지, subsegmental bronchi)로 나누어진다.** 그 이후는 원칙적으로 보통 2분지(dichotomy)를 반복하면서 다수의 세기관지(bronchiole)로 나누어진다. 대개 16분지에서 **종말세기관지(terminal bronchiole, TB)**가 된다. 기도는 **호흡세기관지(respiratory bronchiole, RB)**가 되어 3분지하여 **허파꽈리관(폐포관, alveolar duct, AD)**에 이르며, 2~3회 더 분지하여 **허파꽈리주머니(폐포낭, alveolar sac, AS)**에 이르러 끝난다(그림 I-2, 3, 표 I-1). 실제로는 **호흡세기관지, 허파꽈리관, 허파꽈리주머니만이 가스교환(gas exchange)에 관여한다. 가스교환은 허파꽈리 내에서 이루어지나 코안에서 종말세기관지까지는 호흡운동에 의해서 외부공기가 꽈리공간(폐포강, alveolar space)사이를 통하는 가스통로로서의 역할만 하고 가스교환은 이루어지지 않는다. 따라서 이 부분은 공기를 이끌기 위한 도관으로서 해부학적죽은공간(해부학적 사강, anatomical dead space, V_D)이라고 한다.**

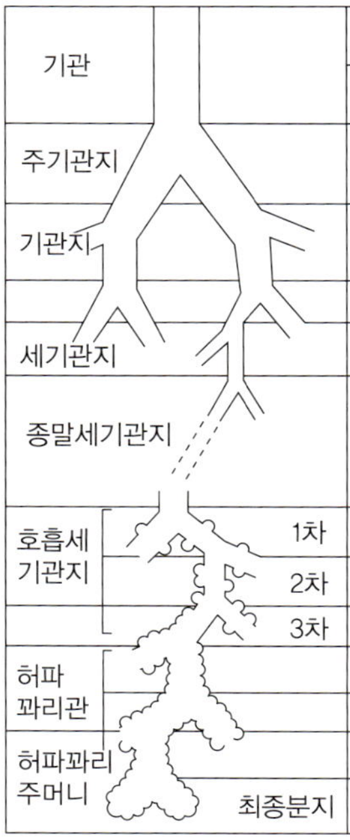

	분지차수	기도			협착(폐쇄)	확장(확대)
기관	0	기도	기도부분		· 염증, 종양, 이물질 · 기관지천식, 만성기관지염	· 기관지확장증 · 기관지성낭포
주기관지	1					
기관지	2					
	3					
세기관지	4					
종말세기관지	5 ~ 16	폐	가스교환부분	중간영역	· 미만성범세기관지염 (미만성호흡세기관지염) · 세기관지폐렴	· 폐공기증(샘꽈리중심형) · 기관지확장 · 간질성폐렴
호흡세기관지 1차	17					
호흡세기관지 2차	18					
호흡세기관지 3차	19			호흡부분	· 폐렴 · 간질성폐렴 · 울혈 · 확장기능상실 · 허파꽈리단백증	· 폐공기증(범샘꽈리형) · 노인폐
허파꽈리관	20					
허파꽈리관	21					
허파꽈리주머니	22					
최종분지	23					

그림 Ⅰ-2. 기도 및 폐의 구조와 호흡기질환의 병변 부위

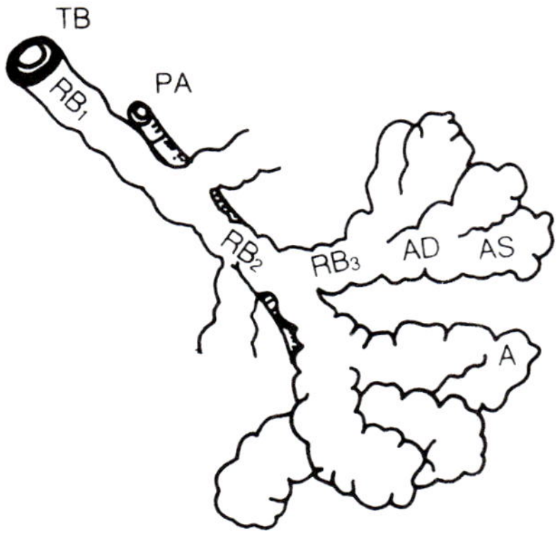

TB : 종말세기관지
RB_1 : 호흡세기관지 (1)
RB_2 : 호흡세기관지 (2)
RB_3 : 호흡세기관지 (3)
AD : 허파꽈리관
AS : 허파꽈리주머니
A : 허파꽈리
PA : 허파동맥

그림 Ⅰ-3. 말초기도의 구조

표 Ⅰ-1. 기도의 계측

분지차수	분지수	직경(cm)	길이(cm)	총단면적(cm²)	용적(cm²)
0	1	1.8	12	2.54	30.5
1	2	1.22	4.76	2.33	11.25
2	4	0.83	1.9	2.13	3.97
3	8	0.56	1.76	2	3.52
4	16	0.45	1.27	2.48	3.46
5	32	0.35	1.07	3.11	3.3
6	64	0.28	0.9	3.96	3.53
7	128	0.23	0.76	5.1	3.85
8	256	0.186	0.64	6.95	4.45
9	512	0.154	0.54	9.56	5.17
10	1,024	0.13	0.46	13.4	6.21
11	2,048	0.109	0.39	19.6	7.56
12	4,096	0.095	0.33	28.8	9.82
13	8,192	0.082	0.27	44.5	12.45
14	16,384	0.074	0.23	69.4	16.4
15	32,768	0.066	0.2	113	21.7
16	65,536	0.06	0.165	180	29.7
17	131,072	0.054	0.141	300	41.8
18	262,144	0.05	0.117	534	61.1
19	524,288	0.047	0.099	944	93.2
20	1,048,576	0.045	0.083	1,600	139.5
21	2,097,152	0.043	0.07	3,220	224.3
22	4,193,404	0.041	0.059	5,880	350
23	8,388,608	0.041	0.05	11,800	591

기관지와 세기관지는 해부학적으로 구조가 다르다. 즉 **기관지는 굵고**, 외부가 말굽형의 **연골로 보호되어 있으며, 내부에는 점액세포(mucous cell)나 섬모세포(ciliated cell)가 있다.** 따라서 **이물질을 객담으로서 배출하며 감염증 등을 방어하는 기능을 한다. 그러나 세기관지는 가늘고, 연골로 보호되어 있지 않으며, 점액세포나 섬모세포도 없으므로 질환에 대한 방어기능이 약하다**(그림 Ⅰ-4). 기관지의 민무늬근(평활근, smooth muscle)은 관벽을 원형(윤상, circular) 또는 나선상(spiral)으로 둘러싸고 있어 허파꽈리관의 입구까지 보이며, 들숨(흡기, inspiration)시에는 관내강을 확장하나 날숨(호기, expiration)시에는 축소하도록 작용한다. 기관지천식(bronchial asthma)에서는 이 민무늬근이 비대하고 또 점조한 혈액이 많아져 폐내의 가스 호출이 곤란해진다. 분지한 기관지는 각 폐의 구역을 지배하고 있으며, 이러한 각 구역은 폐질환의 진단에서 장애부위를 아는 지표로서 중요하다(그림 Ⅰ-5).

호흡세기관지와 종말세기관지의 다른 점은 호흡세기관지의 측벽에는 허파꽈리가 있고, 분지가 반복될 때마다 측벽의 허파꽈리의 출현빈도는 많아지며, 허파꽈리관 이하에서는 전체가 허파꽈리로 덮여 있다.

기관(trachea)을 0으로 하여 허파꽈리주머니에 이르기까지 평균 23회 분지하며, 횟수가 증가할수록 기도의 직경은 감소하나 기도의 수는 2n씩 증가하고, 총단면적은 말초로 갈수록 급속하게 증가되어 내강의 용적은 증가된다(그림 Ⅰ-2, 표 Ⅰ-1). 기관지는 2분지를 반복하며 폐에 연결되므로 세기관지는 증가하나 각 세기관지는 기관지에 비해 가늘다. 더구나 허파꽈리가 포도송이와 같이 매달려 있고 가스교환에 관여하고 있으므로 감염증 등이 생기면 기도폐쇄나 가스교환 장애에 의한 호흡곤란 증상이 심하게 되는 경향이 있다. 즉 **기도는 말초로 갈수록 가늘어지므로 기도저항은 높아진다**(그림 Ⅰ-4).

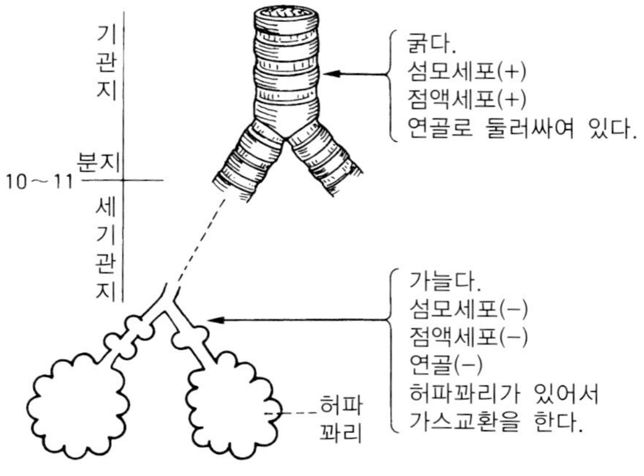

그림 Ⅰ-4. 기관지와 세기관지 구조의 차이

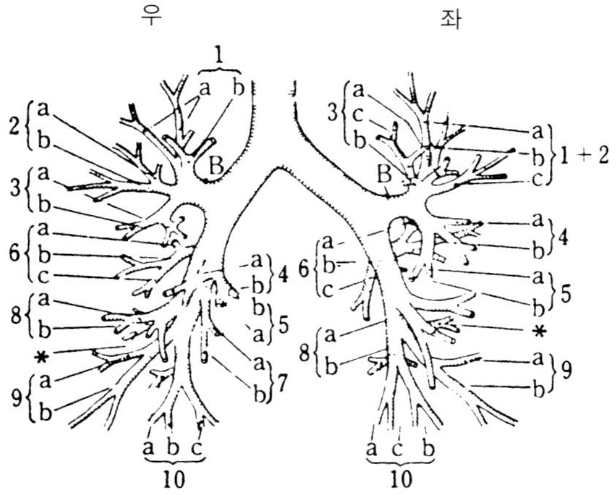

그림 Ⅰ-5. 기관지 분지의 모형도(정면)

4) 폐(lung)와 가슴(흉곽, thorax)

학습목표

1. 허파꽈리의 미세구조를 이해한다. (A)

폐는 호흡기능의 중심적 역할인 외부공기와 혈액사이의 가스교환(gas exchange)을 하고 있다. 폐는 가슴안(흉강, thoracic cavity)에 위치하고 가슴안의 좌우반구를 대부분 차지하는 좌우 1쌍의 장기이다(그림 I–6). 폐는 가슴(흉곽, thorax)에서 갈비뼈(늑골, rib)에 의해 보호되고 있고, 가슴 내부는 가슴측의 벽쪽가슴막(벽측흉막, parietal pleura)과 폐측의 허파가슴막(장측흉막, visceral pleura) 2개의 장막이 존재하며, 두 겹의 가슴막(흉막, pleura)으로 둘러싸여 있어서 2중의 낭의 형태를 하고 있다. 이 낭의 형태를 나타내는 가슴안에서는 음압(negative pressure)을 유지하고 있으며, 폐의 호흡운동에서 중요한 역할을 하고 있다.

폐의 무게는 한쪽이 500~700g으로 오른허파(우폐, right lung)가 왼허파(좌폐, left lung)보다 약간 무겁고, 체중의 약 1/40정도에 해당한다. 폐는 윗부분의 뾰족한 부분을 허파꼭대기(폐첨, apex of lung), 아랫부분의 넓은 부분을 허파바닥(폐저, base of lung)이라고 한다. 좌우의 폐는 가슴막에 의해서 **왼허파는 위엽(상엽, superior lobe), 아래엽(하엽, inferior lobe)의 2폐엽(pulmonary lobe)으로 나누어져 있으며, 9개의 허파구역(폐구역, segmentum pulmonis)으로 되어 있다. 오른허파는 위엽, 중간엽, 아래엽의 3폐엽으로 나누어져 있으며, 10개의 허파구역으로 되어 있으므로 오른허파는 왼허파보다 크다.** 또 이러한 각 엽은 기관지의 분지 상태에 의해서 구역(segment)이라고 하는 단위로 나누어진다(그림 I–7).

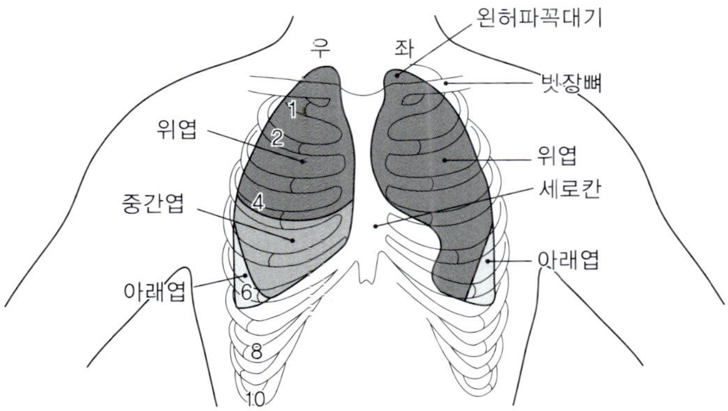

그림 I–6. 폐의 위치(정면)

폐의 각 구역은 세기관지(bronchiole)를 단위로 하는 샘꽈리(소엽, acinus)로 되며, 샘꽈리는 더욱더 말초부분에서 허파꽈리(폐포, alveoli)라고 하는 가스교환의 최소단위(terminal respiratory unit)에 이르게 된다. 호흡세기관지(respiratory bronchiole) 이하는 가스통로로서 가스교환 기능을 가지고 있으며, 말초로 될수록 그 기능은 커진다. 폐와 세기관지의 종말은 분명히 구분할 수 없으나 폐는 약 3억 개의 허파꽈리로 되어 있다. 유효폐포면적은 신장에 따라 차이가 있으나 40~90㎡로 산출되며, 각 세포의 직경은 심호흡시에는 대개 250㎛ 정도이다. 가스는 기도 내에 흐를 때 기도의 점성저항을 받게 되는데 이 점성저항은 기도의 단면적과 길이에 의해 결정되나 면적이 작고 길이가 길수록 저항이 크다.

2. 가로막, 가슴계통의 구조와 기능

학습목표

1. 들숨(흡기) 및 날숨(호기)운동을 이해한다. (A)

호흡운동에서 용기로 있는 가로막(diaphragm), 가슴계통(흉곽계, thorax system)도 중요한 역할을 하고 있다. 호흡근육은 속갈비사이근(내늑간근, internal intercostal muscle), 바깥갈비사이근(외늑간근, external intercostal muscle)의 지레 원리에 의해 수축, 확장운동을 하여 갈비뼈(늑골, rib)를 위로 올리게 된다. 그러면 호흡에 의한 가로막의 위 · 아래운동(상하운동)에 의해서 가슴안(흉강, thoracic cavity)의 용적이 증감하며, 허파꽈리(폐포, alveoli) 덩어리인 폐의 신전에 의해 외호흡이 성립된다. 즉 허파꽈리 벽에는 근육이 없으므로 허파꽈리 자신은 자발적으로는 신전할 수 없다(그림 Ⅰ-8).

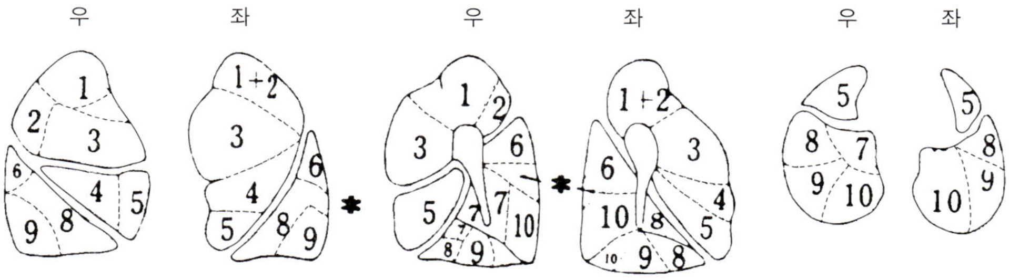

(가쪽면) (안쪽면) (가로막면)

우측 위엽	1. 허파꼭대기구역(폐첨구, apical segment) 2. 등쪽위엽구역(후상엽구, dorsal segment) 3. 배쪽위엽구역(전상엽구, ventral segment)
중간엽	4. 가쪽중간엽구역(외측중구, medium lateral segment) 5. 안쪽중간엽구역(내측중구, medium medial segment)
아래엽	6. 위-아래엽구역(하엽구, superior segment) * 위가지아래-아래엽구역(하엽구, subsuperior segment) 7. 안쪽허파바닥구역(내측폐저구, medial basal segment) 8. 앞허파바닥구역(전폐저구, ventral basal segment) 9. 가쪽허파바닥구역(외측폐저구, lateral basal segment) 10. 뒤허파바닥구역(후폐저구, dorsal basal segment)
좌측 위엽	1+2. 허파꼭대기등쪽구역(폐첨후구, apical dorsal segment) 3. 배쪽위엽구역(전상엽구, ventral segment) 4. 위혀구역(상설구, superior lingular segment) 5. 아래혀구역(하설구, inferior lingular segment)
아래엽	6. 위-아래엽구역(하엽구, superior segment * 아래엽구역(하엽구, subsuperior segment) 7. 앞허파바닥구역(전폐저구, ventral basal segment) 8. 가쪽허파바닥구역(외측폐저구, lateral basal segment) 10. 뒤허파바닥구역(후폐저구, dorsal basal segment)

*는 stars segment로 불리며 항상 나타나는 구역은 아니다.

그림 Ⅰ-7. 허파구역의 모형도

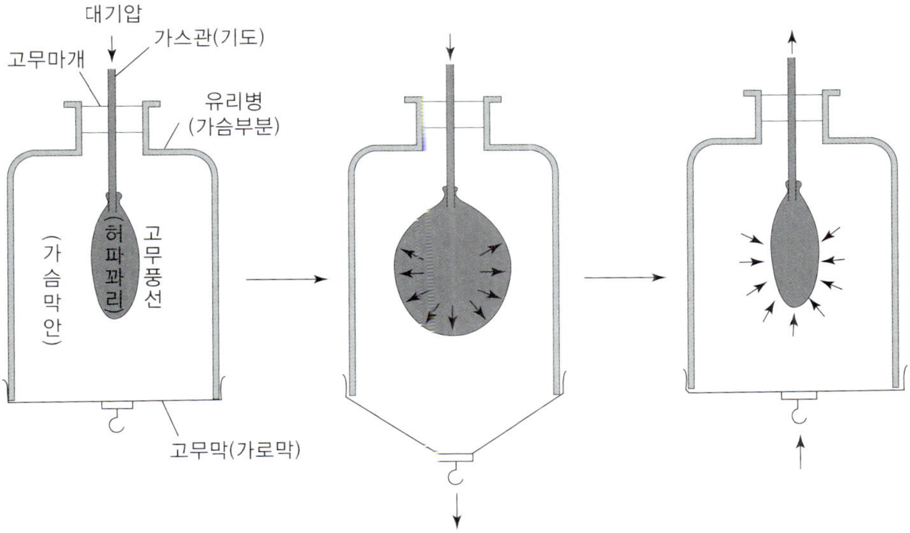

그림 Ⅰ-8. 호흡기에 의한 환기 모델

(　)안은 실제 호흡기와 대응하는 부위를 나타냈다.

호흡은 호흡근육의 주기적인 운동에 의해서 생긴다. **안정호흡(resting respiration)에서 들숨(흡기, inspiration)은 능동적 운동(active movement)에 의해서, 날숨(호기, expiration)은 수동적 운동(passive movement)에 의해서 일어난다.** 호흡운동은 주로 가슴의 호흡근육과 가로막의 수축, 확장에 의해 일어나며, 바깥갈비사이근, 속갈비사이근, 가로막 등 호흡운동에 관계하는 모든 근육을 호흡근육이라고 한다. 이 중 호흡근육 중에서 가로막과 갈비사이근이 가장 중요하다. **호흡근육인 갈비사이근이 수축하면 들숨이 일어나고, 확장하면 날숨으로 되며** 호흡근육은 다음과 같은 역할을 한다(그림 Ⅰ-9, 10).

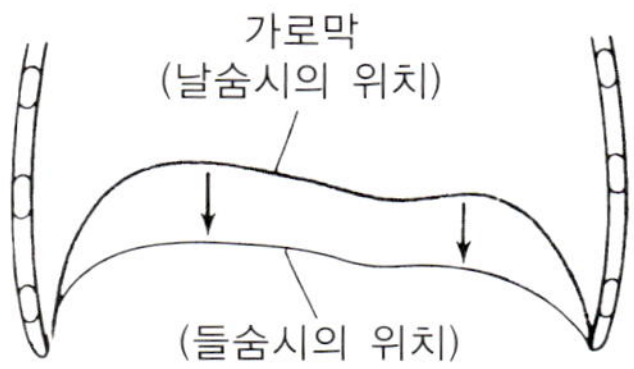

그림 Ⅰ-9. 가로막의 작용에 의한 가슴용적의 증감

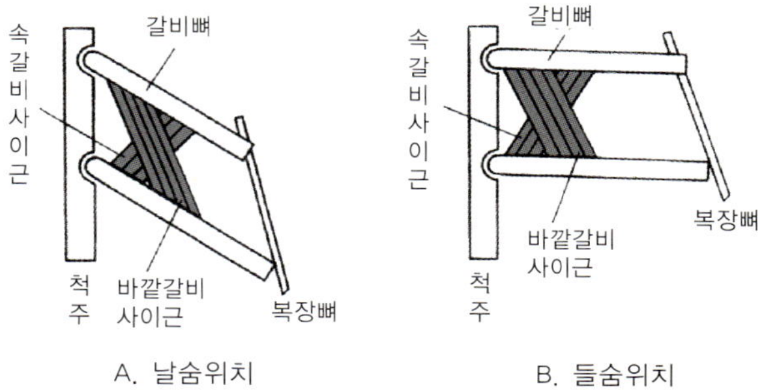

그림 Ⅰ-10. 갈비사이근의 작용에 의한 가슴용적의 증감

1) 안정들숨(안정흡기, resting inspiration)

안정들숨은 들숨근육(inspiratory muscle)의 능동적 수축에 의해 가슴의 크기를 증가시키는 호흡으로 에너지를 필요로 한다. 안정들숨에서는 들숨근육인 가로막과 바깥갈비사이근이 관여하고 있다. 가로막의 수축은 가슴안(흉강, thoracic cavity)의 위, 아래의 크기를 증가시키고, 바깥갈비사이근의 수축은 앞, 뒤의 크기를 증가시킬 때 가슴의 크기가 증가되므로 흉강내압은 감소하여 음압(negative pressure)이 된다. 폐는 탄성체이므로 음압에 대응하는 팽창을 하여 확장된다. 따라서 폐용적의 증가와 함께 폐포내압은 대기압보다 낮은 음압이 되어 허파꽈리(폐포, alveoli) 내에 공기가 유입된다. 즉 **안정호흡시의 흉강내압에 의해 가슴막(pleura)은 수동적으로 움직이므로 항상 음압이나 들숨 시에는 가슴안의 확장에 동반하여 보다 큰 음압이 된다.**

2) 안정날숨(안정호기, resting expiration)

안정날숨은 들숨근육의 이완에 의해 가슴의 크기를 감소시키는 호흡으로 에너지를 필요로 하지 않으나 들숨시의 에너지를 이용하여 수동적으로 이루어진다. **안정날숨에서는 들숨근육인 가로막과 바깥갈비사이근의 이완과 속갈비사이근의 수축에 의해 갈비뼈(늑골, rib)와 가로막이 원래의 상태로 되돌아간다. 즉 안정호흡시의 날숨근육(expiratory muscle)은 주로 가로막이나 날숨운동을 주관하는 속갈비사이근이 수축하면 가슴의 크기를 더 줄어들게 하여 날숨이 시작된다. 이때 가슴의 크기가 감소되므로 흉강내압은 증가하여 양압(positive pressure)이 된다.** 폐는 탄성반동압력(elastic recoil pressure) 및 허파꽈리의 표면장력에 의해서 폐가 수축하여 원래의 상태로 되돌아가기 때문에 폐포내압은 대기압보다 높은 양압이 되어 허파꽈리 내의 공기가 호출된다.

3) 강제들숨(노력흡기, forced inspiration)

강제들숨에 관여하는 들숨근육은 목부분의 목빗근(흉쇄유돌근, sternocleidomastoid muscle)과 목갈비근(사각근, scaleni muscle)의 수축에 의해서 이루어진다. 따라서 들숨근육은 안정시보다 폐용적을 최대로 증가하여 가슴의 용적을 증가시키므로 폐를 더욱 팽창하게 된다. 그러나 이들 호흡 보조근육은 분당환기량(minute ventilation, V_E)이 50~100ℓ/분 증가하지 않으면 활동하지 않고 보통은 쉬고 있다. 폐섬유증(pulmonary fibrosis)이나 가슴막비대(흉막비후) 및 유착이 있고, 폐나 가슴이 단단해져 있는 경우 들숨에 의해 큰 가슴안(흉강, thoracic cavity)의 음압을 필요로 하기 때문에 들숨근육의 일량이 증가하게 된다.

4) 강제날숨(노력호기, forced expiration)

강제날숨에 관여하는 날숨근육은 속갈비사이근이나 복부근육(abdominal muscle)의 능동적 수축에 의해서 이루어진다. 폐환기가 항진된 상태에서 날숨근육은 안정시보다 폐용적을 최소로 압축하여 가슴의 용적을 감소시키므로 기도폐쇄나 협착이 있는 경우 이들 근육의 일량은 커진다.

이와 같은 호흡에 의해 폐 내에 유입된 신선한 공기는 폐 전체의 허파꽈리에 균등하게 분포하는 것이 바람직하다. 일부 기도의 폐쇄나 협착 때문에 지배하는 허파꽈리에 공기가 분포하지 않으면 그 부분에서는 가스교환(gas exchange)이 일어나지 않아 죽은공간이 된다. 정상인의 폐에서는 인접하는 허파꽈리주머니(폐포낭, alveolar sac, AS)나 허파꽈리간에 미세한 허파꽈리구멍(pore of Kohn)이 있어서 폐내 가스의 균등한 분포를 돕고 있다. 따라서 위에서 설명한 호흡근육에 장애가 있으면 폐의 환기에 중대한 지장이 생기게 된다.

B. 호흡중추의 구조와 호흡조절

학습목표

1. 호흡의 신경성 및 화학적 조절을 이해한다. (A)

1. 신경성 조절(neural control)

생체가 요구하는 산소량은 활동 상태에 따라서 환기량을 변화시키기 위해 호흡이 조절된다. 만약 생체에서 산소 요구량이 많으면 호흡의 빈도와 깊이가 증가하므로 폐환기량이 많아지나 산소 요구량이 적으면 호흡의 빈도와 깊이가 감소하므로 폐환기량은 적어진다. 그러나 호흡에 관계하여 일어나는 공기의 출입은 가스교환(gas exchange)뿐만 아니라 의식적으로 이루어지는 발성이나 심호흡 외에 반사되는 기침이나 재채기도 있기 때문에 호흡을 조절하는 중추는 매우 복잡하다. 신경성 조절 중추에는 다음의 3종류가 있다.

1) 호흡중추(respiratory center)

뇌줄기부분(뇌간부, brain stem)의 숨뇌(연수, medulla oblongata)에 있으며, 호흡의 자동적 리듬을 형성하여 전체의 호흡조절에 관여하고 있다(그림 Ⅰ-11). 그리고 들숨이나 날숨에 관여하는 뉴런, 호흡조절을 담당하는 조절 뉴런 및 호흡과 관계있는 신경섬유망으로 형성되어 있다. 호흡중추는 대뇌겉질(대뇌피질, cerebral cortex)이나 시상하부(hypothalamus) 등으로 부터 자극을 받고 있으며, 호흡운동과 정서반응에 밀접한 관련이 있다. 숨뇌 앞쪽의 **들숨근육(inspiratory muscle)을 지배하는 운동뉴런의 흥분에 의해 들숨을 일으키는 들숨중추(inspiratory center)**와 숨뇌 뒷쪽의 **날숨근육(expiratory muscle)을 지배하는 운동뉴런의 흥분에 의해 날숨을 일으키는 날숨중추(expiratory center)가 있다. 이 두 중추는 대항적(길항적)으로 작용하여 호흡운동을 조절하며, 이 호흡중추를 통해 율동적이고 규칙적인 호흡이 이루어지는 호흡의 조절을 신경성 조절이라고 한다**(그림 Ⅰ-12).

2) 지속성 들숨중추(apneustic center)

다리뇌(교뇌, pons)의 아랫부분 2/3에 존재하며, 강직성 들숨을 일으킨다.

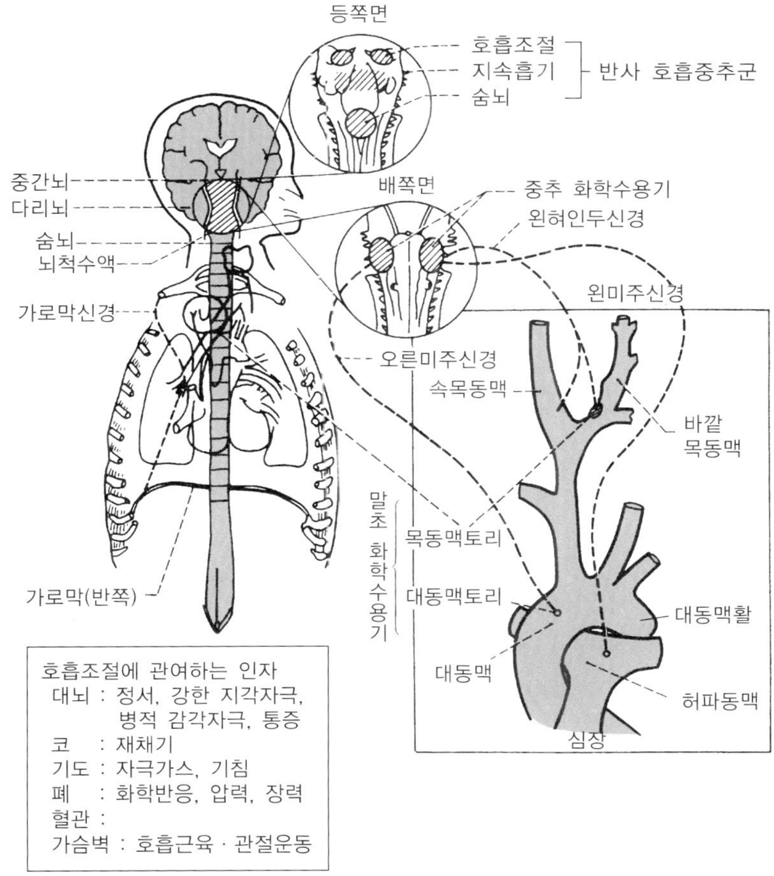

그림 Ⅰ-11. 호흡중추의 구조와 호흡조절 관계

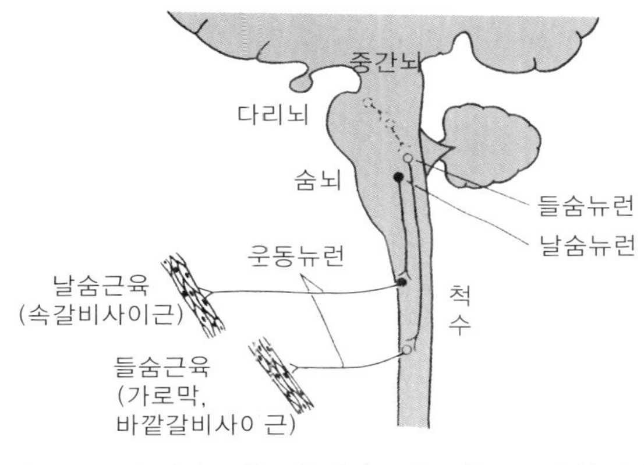

그림 Ⅰ-12. 숨뇌의 호흡중추에서 호흡근육으로의 신경경로

3) 날숨조절중추(pneumotaxic center)

다리뇌의 윗부분 1/3에 존재하며, 미주신경(vagus nerve)이 관여하고, 주기적으로 날숨을 일으킨다.

호흡운동은 단순한 리듬운동으로 보이나 신체의 조직은 대사 상태의 이상에 따라서 자극을 중추에 보내며, 중추는 이러한 정보에 근거하여 호흡리듬을 조절하도록 호흡근육에 지령을 보낸다. 호흡근육은 척수신경(spinal nerve)을 매개로 호흡중추의 흥분(impulse)을 받고 있다.

2. 화학적 조절(chemical control)

신체활동이 활발하면 O_2소모가 증가하므로 혈액 중의 O_2가 감소하거나 CO_2가 저류하며, 또 대사 이상에 의해 혈액의 pH가 변화한 경우 그 변화에 따라서 환기 상태가 변화한다. 이와 같이 **혈액이나 체액의 화학적 성분의 변화에 의해 신경성 조절을 하여 호흡의 주기가 조절되는 호흡의 조절을 화학적 조절이라고 한다.**

호흡중추에는 혈액이나 체액 중의 탄산가스분압(P_{CO_2}), 산소분압(P_{O_2}), H^+(pH)의 변화에 반응하여 중추에 자극을 보내는 화학수용기가 있어서 호흡의 조절에 크게 관여하고 있다. 이와 같은 화학적 변화에 관여하는 화학수용기에는 중추 화학수용기와 말초 화학수용기가 있으며(그림 Ⅰ-13), 폐, 가슴(흉곽, thorax)의 탄성이나 수축 등 기계적 변화를 받아들이는 기구가 있다. 호흡중추는 혈액 중의 탄산가스분압(P_{CO_2})의 상승, 산소분압(P_{O_2})의 저하, H^+(pH)의 저하에 의해 자극된다.

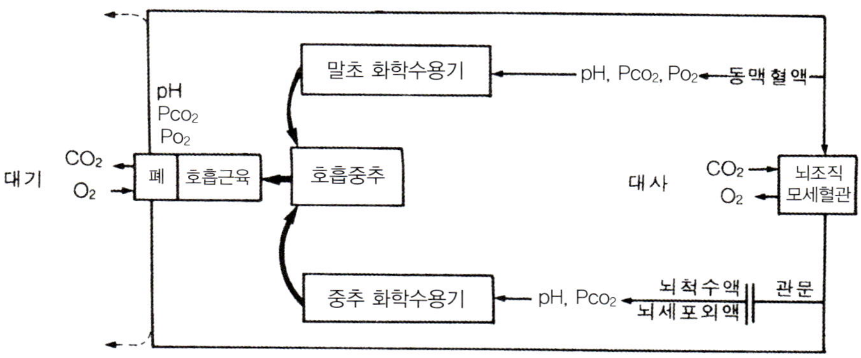

그림 Ⅰ-13. 호흡중추 및 화학적 조절계통

1) 중추 화학수용기(central chemoreceptor)

숨뇌(연수, medulla oblongata)의 외쪽 바깥면에 존재하는 중추 화학수용기는 중추를 흐르는 혈액의 온도, 성분에 의해서 흥분성이 변화하며, 주로 이 부분의 **온도의 상승이나 탄산가스분압(P_{CO_2})과 수소이온(H^+) 농도에 비교적 예민하게 반응한다.** 혈액 내의 CO_2농도가 증가하면 탄산(H_2CO_3, carbonic acid)이 많아지고 그중 CO_2는 혈액을 통해 뇌척수액에 들어가 수소이온(H^+)과 중탄산이온(HCO_3^-, bicarbonate ion)으로 해리된다. 따라서 뇌척수액 내의 **H^+농도가 증가하면 중추 화학수용기를 자극하여 호흡중추가 흥분하기 때문에 호흡이 촉진된다.** 또한 H^+농도의 증가에 의해 pH가 감소하면 자극을 호흡중추에 보내므로 흥분성은 높아져 호흡운동은 촉진되나 H^+농도의 감소는 호흡을 억제한다. 호흡중추는 CO_2에 대한 감수성이 강하므로 혈액 내의 CO_2가 결핍되면 호흡중추의 자동능력을 잃어버리는 일도 있다.

2) 말초 화학수용기(peripheral chemoreceptor)

온목동맥(총경동맥, common carotid artery)의 분기점에 위치하는 말초 화학수용기는 목동맥토리(경동맥체, carotid body)와 대동맥활(대동맥궁, aortic arch) 안에 위치하는 대동맥토리(대동맥체, aortic body)에 존재한다. **말초 화학수용기는 동맥혈액 내의 산소분압(P_{O_2})의 감소, 탄산가스분압(P_{CO_2})의 증가 및 pH의 감소에 민감하게 반응한다.** 이는 말초 조직에서의 들신경 흥분(구심성 흥분, afferent impulse)이 미주신경(vagus nerve)이나 혀인두신경(설인신경, glossopharyngeal nerve)을 매개로 **말초 화학수용기를 자극하여 호흡중추가 흥분하기 때문에 호흡이 촉진된다.** 따라서 P_{CO_2}가 증가하여 P_{O_2}가 60㎜Hg 이하로 감소하면 호흡이 현저해지나 pH 감소에 대한 반응은 중추 화학수용기의 반응에 비해 약하다. O_2가 결핍되면 목동맥토리나 대동맥토리를 자극하고 이 반사에 의해서 호흡의 깊이를 증가시키나 그 변화는 매우 작아서 호흡조절로는 충분하지 않다.

(1) **탄산가스분압(P_{CO_2})에 의한 조절** : 생리적인 범위에서는 혈액 중의 P_{CO_2}가 증가하면 환기량은 증가한다. 호흡중추는 P_{O_2}의 변동보다도 P_{CO_2}의 변동이 보다 예민한 화학적인 자극물질이므로 혈액 중의 P_{CO_2}가 증가하면 환기는 매우 증가하나 P_{O_2}에 의한 조절은 그다지 현저하지 않다. 호흡은 호흡중추에 의해 조절되나 병적으로는 과다호흡(과환기, hyperventilation)이나 환기부족(ventilatory insufficiency) 상태가 될 수도 있다.

혈액 중 P_{CO_2}의 대부분은 외호흡에 의해 호출되나 과다호흡 상태가 되면 혈액 중의 P_{CO_2}는 콩팥(신장, kidney)과 비교되지 않을 정도로 거의 과잉 호출되므로 혈액 중의 P_{CO_2}가 감소되어 호흡성알칼리증(respiratory alkalosis)이 된다.

호흡성알칼리혈증(respiratory alkalemia)은 CO_2를 지나치게 잃게 되는 과다호흡 상태에서 과다한 호흡을 하는 경우 나타나나 호흡성산혈증(respiratory acidemia)은 환기부족 상태에서 호흡이 곤란한 경우 나타난다. 만약 P_{CO_2}가 고농도로 되면 호흡중추를 마비시키고 오히려 환기량은 감소한다. 보통 **P_{CO_2}가 70torr 이상 되면 탄산가스 혼수(CO_2 narcosis, carbon dioxide narcosis)가 되어 호흡이 정지된다.** 숨뇌(연수, medulla oblongata) 가쪽 표면의 화학수용기에서 P_{CO_2}의 변화를 감지하여 중추로 신호를 보낸다.

(2) **산소분압(P_{O_2})에 의한 조절 :** P_{O_2}가 결핍되면 목동맥토리(경동맥체, carotid body)나 대동맥토리(대동맥체, aortic body)를 자극하여 이것으로부터의 반사에 의해서 호흡의 깊이를 증가시킨다. 그러나 이 변화는 호흡중추에 대한 자극작용이 비교적 작아서 호흡조절에는 충분하지 않다.

(3) **H^+(pH)에 의한 조절 :** 혈액 중의 P_{CO_2}는 탄산(H_2CO_3, carbonic acid)을 형성하며 여기에서 해리된 수소이온(H^+)이 수용기를 자극하여 호흡이 촉진된다. 따라서 환기량은 혈액 중 pH의 변화에 의해서도 영향을 받는다. 만약 대사 이상에 의해 생긴 **pH의 감소(산증, acidosis)에서는 호흡촉진 작용이 강하므로 환기량이 증가하나 pH의 증가(알칼리증, alkalosis)에서는 호흡은 억제되므로 환기량은 오히려 감소되어 혈액 중의 P_{CO_2}가 변화하며, pH의 이상을 보상하도록 작용하므로 호흡성 보상이라고 한다.**

3. 호흡중추의 상호관계

호흡조절은 서로 어떤 관계를 가지고 있고 어떻게 작용하여 호흡을 조절하고 있는지에 대해서 살펴보면 CO_2에 반응하는 세포가 CO_2에 의해서 자극되어 들숨중추에 신호를 보내면 들숨중추는 이 신호를 받아서 호흡근육에 대해서 들숨의 자극을 일으킨다. 미주신경도 동시에 들숨을 촉진시킨다. 들숨이 이루어지면 그것에 대항하는 날숨중추나 호흡조절중추가 들숨중추를 억제하기 시작한다. 동시에 폐가 신전되는 것에 의해서 생기는 폐 신전-억제의 반사자극이 중추에 보내져 들숨의 어떤 시점에서 들숨 자극이 중단되어 날숨으로 바뀐다. 그 사이에 폐는 수축하고 또한 들숨세포도 흥분을 회복하여 다음의 들숨으로 옮겨간다. 이때 화학적인 변화가 있으면 호흡의 횟수나 깊이에 영향을 준다.

C. 호흡 생리

학습목표

1. 호흡의 주요 기능을 이해한다. (A)

1. 호흡의 기능

호흡의 주된 기능은 다음과 같이 크게 3가지로 구분된다.

1) 환기기능(ventilation function)

호흡운동에 의해 외부공기와 허파꽈리(폐포, alveoli)사이의 공기의 출입을 본다.

2) 허파꽈리기능(폐포기능, alveolar function)

(1) **흡입 공기의 분포**(distribution) : 외부로부터 흡입된 공기의 허파꽈리 내에서의 분포를 본다.

(2) **혈액의 관류**(perfusion) : 혈관을 통해 흐르는 혈액의 허파꽈리 내에서의 분포를 본다.

(3) **흡입 공기의 확산**(diffusion) : 허파꽈리막(폐포막)을 매개로 흡입된 공기와 혈액사이에서 일어나는 O_2와 CO_2의 가스교환(gas exchange)을 본다.

3) 폐순환기능(pulmonary circulation function)

혈액은 오른심실로부터 허파동맥을 경유하여 허파꽈리 모세혈관벽에 보내진 정맥혈액이 가스교환에 의해서 동맥혈액이 되어 허파정맥을 통해 왼심방에 이를 때까지의 혈액순환 과정을 본다(그림 I -14).

이와 같은 호흡의 기능이나 대사의 필요에 의해 **호흡의 조절**(control of breathing)이 이루어진다.

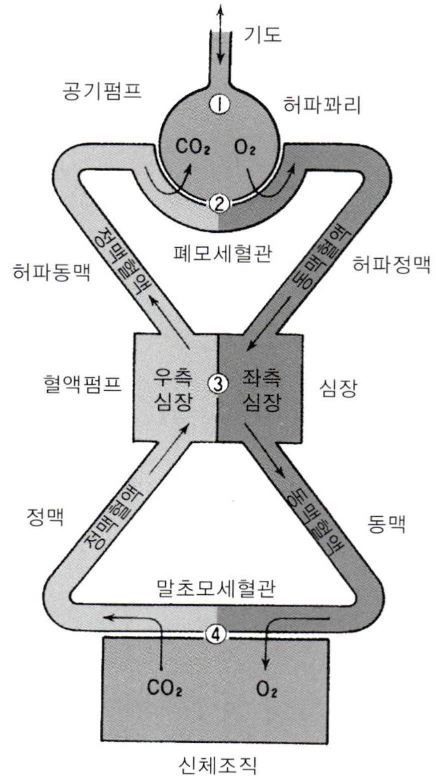

그림 Ⅰ-14. 호흡의 각 단계를 나타내는 모식도

2. 허파꽈리공기와 혈액, 신체조직과 혈액사이의 가스교환

학습목표

1. 허파꽈리의 가스교환 현상을 이해한다. (A)
2. 호흡공기의 성분과 조성을 이해한다. (A)
3. 안정 시 각종 가스분압(mmHg)을 이해한다. (A)

폐에서 가스교환에 의해 혈액 중으로 이동되어 허파꽈리(폐포, alveoli)에 들어온 산소(O_2)는 허파꽈리를 둘러싸고 있는 모세혈관 내에 확산하여 혈액에 의해 조직에 운반된다. 그리고 O_2는 조직의 모세혈관에서 조직액 중으로 확산하여 최종적으로 세포막을 통해 세포 내에 들어오며 그곳에서 소모된다. 그러나 조직에서 생산된 탄산가스(CO_2, 이산화탄소)는 이것과 반대의 경로를 통해 혈액으로부터 허파꽈리 내로 운반되어 공기 중으로 배출된다. 안정 시 외호흡에 의해서 신체 중에 O_2가 체내에 흡수되어 세포가 소모하는 산소량은 200~250㎖/분 정도이나 생산되는 탄산가스량은 200㎖/분 정도가 되어 체외로 배출된다(그림 Ⅰ-15).

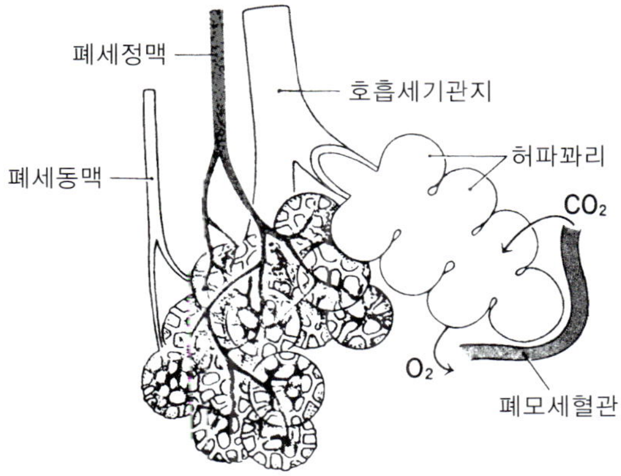

그림 Ⅰ-15. 허파꽈리와 호흡세기관지 및 허파동맥 · 정맥의 관계

허파꽈리공기와 혈액사이의 O_2나 CO_2의 가스교환은 각 가스의 허파꽈리공기 중의 분압과 혈액 중의 분압차에 따라서 물리적으로 확산하며 생물학적인 에너지는 이용되지 않는다(수동수송). 조직의 모세혈관과 조직액사이의 가스교환도 마찬가지 구조에서 이루어진다. 가스분압은 공기와 같은 혼합가스로 산소(O_2), 이산화탄소(CO_2, 탄산가스), 질소(N_2), 수증기 등 각 성분이 나타내는 압력으로 Po_2, Pco_2, P_{N_2}, P_{H_2O}와 같이 나타낸다. 이 값은 혼합가스의 전체 압력(해발 0m에서의 공기이면 760㎜Hg)을 각 성분과 가스농도에 의해서 비례하여 배분한 것이다. 예를 들면 해발 0m에서 **공기 중의 산소농도가 20.93%, 탄산가스농도가 0.03%, 질소농도가 79.03%로 하면 산소분압(Po_2)은 760㎜Hg×0.2093=159.1㎜Hg, 탄산가스분압(Pco_2)은 760㎜Hg×0.0003=0.2㎜Hg, 질소분압(P_{N_2})은 760㎜Hg×0.7903=600.6㎜Hg로 된다. 정상인의 허파꽈리공기(혹은 동맥혈액)를 구성하는 가스분압은 산소(O_2) 100㎜Hg, 탄산가스(CO_2) 40㎜Hg, 질소(N_2) 573㎜Hg, 수증기 47㎜Hg로 되어 있다. 허파동맥의 산소분압(Po_2)은 정맥혈액이므로 대동맥의 산소분압(Po_2)보다 낮으나 동맥혈액의 탄산가스분압(Pco_2)은 허파꽈리공기의 탄산가스분압(Pco_2)과 거의 같다**(표 Ⅰ-2).

표 Ⅰ-2. 안정 시 호흡공기 성분의 조성 및 기체의 분압(%/㎜Hg)

	산소(O_2)	탄산가스(CO_2)	질소(N_2)	수증기(H_2O)	합계
들숨	20.93(159.1)	0.03(0.2)	79.03(600.6)	0.95(5.7)	760
날숨	16(121.6)	4.6(34.96)	79.20(601.92)	6.18(47)	760
허파꽈리	14(100)	5.5(40)	80(573)	6.18(47)	760
동맥혈액	14(100)	5.5(40)	80(573)	6.18(47)	760
정맥혈액	5.26(40)	6.51(46)	81.16(573)	6.65(47)	706
조직	5.26(40)	6.51(46)	81.16(573)	6.65(47)	706

허파꽈리로 들어가는 정맥혈액과 허파꽈리공기사이에는 산소분압, 탄산가스분압차가 있다(그림 Ⅰ-16). 또 동맥혈액과 신체 조직사이에서도 마찬가지이다. **허파꽈리에서의 가스교환은 가스의 분압차에 의해서 확산이 일어난다. 따라서 산소와 탄산가스는 분압이 높은 쪽에서 낮은 쪽으로 확산된다.**

허파꽈리와 혈액사이의 가스교환에서 허파꽈리공기의 산소분압(Po_2)은 100mmHg이나 허파꽈리 모세혈관 혈액의 Po_2는 40mmHg이다. 분압차가 60mmHg 생기므로 허파꽈리공기 중의 O_2는 모세혈관 혈액 속으로 확산되어 들어가게 된다. 허파꽈리의 탄산가스분압(Pco_2)은 40mmHg이나 허파꽈리 모세혈관 혈액의 Pco_2는 46mmHg이다. 분압차가 6mmHg 생기므로 모세혈관 혈액 중의 탄산가스는 허파꽈리로 확산되어 나가게 된다. 혈액과 조직세포사이의 가스교환에서 말초 모세혈관의 산소분압(Po_2)은 100mmHg이나 조직 세포에서의 Po_2는 40mmHg이다. 분압차가 60mmHg 생기므로 모세혈관 혈액 중의 O_2는 조직 세포 속으로 확산되어 들어가게 된다. 한편 말초 모세혈관의 탄산가스분압(Pco_2)은 40mmHg이나 조직세포에서의 Pco_2는 46mmHg이다. 분압차가 6mmHg 생기므로 조직 세포 중의 탄산가스는 모세혈관 혈액 속으로 확산되어 나가게 된다. 혈액은 허파꽈리의 모세혈관이나 신체조직의 모세혈관 내를 빠른 속도로 흐르고 있기 때문에 혈액이 허파꽈리공기나 조직액과 접촉할 수 있는 시간은 1초에도 미치지 못한다. 이러한 부위에서 가스가 확산하여 평형에 이를 때까지의 시간은 더욱더 짧아진다. 평균 허파꽈리 내 산소분압과 동맥혈액 산소분압사이에 차가 있는(그림 Ⅰ-16) 것은 폐조직에 산소공급이나 영양공급을 담당하는 기관지동맥-기관지 정맥혈액이 일부 허파동맥에 유입하기 때문이며, 폐의 일부에 환기가 충분히 되지 않는 허파꽈리가 있기 때문이다.

3. 폐포내압과 흉강내압의 변화

학습목표

1. 호흡 시 폐포내압과 흉강내압의 변화를 이해한다. (A)

들숨(inspiration)과 날숨(expiration)이 일어나기 위한 폐포내압, 흉강내압과 호흡공기량의 양적 관계 구조는 호흡모델로 설명할 수 있다(그림 Ⅰ-17). **흉강내압은 항상 대기압보다 낮으며 날숨 시에도 대기압에 대하여 -2.5mmHg의 음압(negative pressure)으로 되어 있다. 따라서 가슴(흉곽, thorax)이 확대되어 있기 때문에 날숨의 끝에서도 폐는 약간 팽창된 상태로 유지되나 들숨의 끝에서는 내압이 -6.0mmHg까지 감소되어 음압이 된다**(들숨 때 -6mmHg, 날

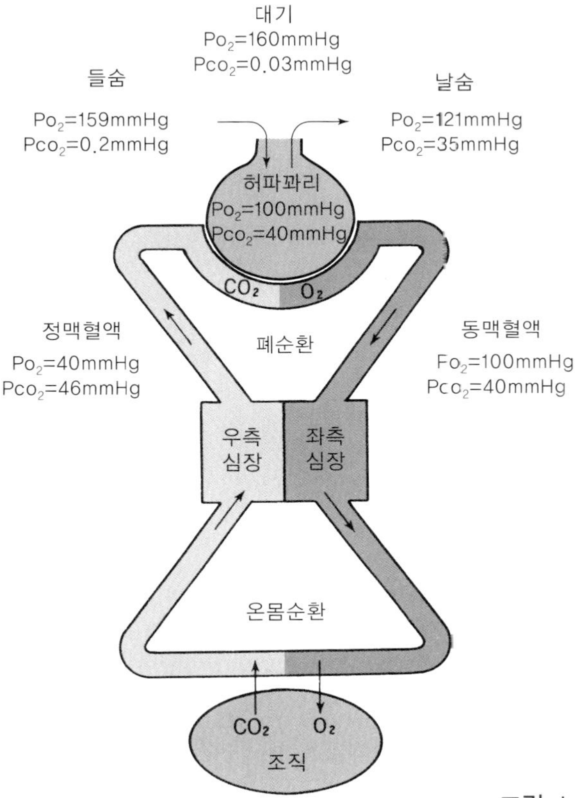

그림 Ⅰ-16. 신체 각 부위에서 산소분압(Po_2)과 탄산가스분압(Pco_2)

숨 때 −2.5mmHg). 그러나 폐포내압은 대기압과 거의 같다(들숨 때 −1mmHg, 날숨 때 +1mmHg).

허파꽈리(폐포, alveoli)는 허파꽈리벽(폐포벽)의 탄성과 허파꽈리 내면에 퍼지는 물의 표면장력에 의해서 항상 수축하도록 되어 있다. 날숨 시 가슴안(흉강, thoracic cavity)의 음압은 허파꽈리의 탄성과 표면장력에 대항하여 작용하며, 날숨 시에도 허파꽈리가 완전하게 수축하지 않도록 되어 있다. 일단 완전하게 수축되어 버린 허파꽈리를 부풀어 오르도록 하는 데는 큰 힘이 필요하기 때문이다. 가로막(횡격막, diaphragm)의 수축이나 가슴의 확장에 의해서 들숨을 시작하면 가슴안의 음압이 증가하고 그것에 따라서 허파꽈리가 확장하여 폐포내압도 음압으로 되므로 외부공기가 기도를 통하여 유입된다.

들숨 끝에서의 흉강내압은 허파꽈리를 부풀린 상태로 유지하기 위해서 증가한 음압이 유지되나 폐포내압은 허파꽈리의 팽창이 멈추면 외부공기의 압력(대기압)과 같아진다. 이 상태에서는 가슴안의 음압과 늘어난 허파꽈리를 오그라들게 하는 힘(모델에서는 부풀어 오른 고무풍선을 오그라들게 하는 힘)이 균형 잡혀 있다.

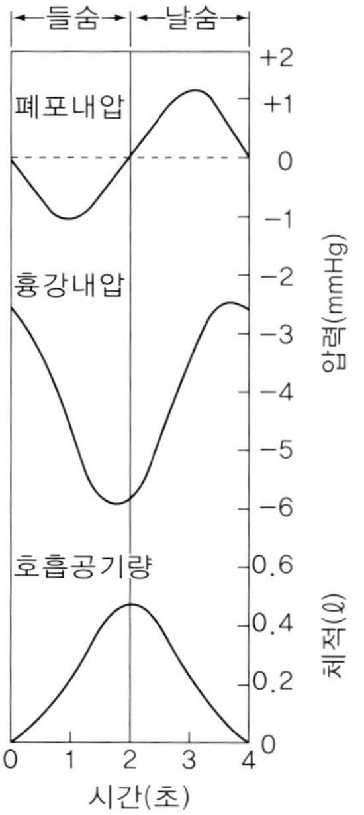

그림 Ⅰ-17. 안정호흡 시 폐포내압과 흉강내압 및 호흡공기량의 관계

날숨은 수동적으로 가로막의 상승 혹은 가슴의 축소에 의해서 원래의 위치로 되돌아갈 때 가슴안의 음압은 −6.0㎜Hg에서 −2.5㎜Hg로 감소된다. 따라서 허파꽈리를 오그라들게 하는 힘이 가슴안의 음압을 넘어 폐포내압은 대기압보다 일시적으로 증가되어 양압(positive pressure)이 되므로 허파꽈리 내의 공기를 밖으로 호출한다. 이와 같은 폐포내압과 흉강내압의 변화에 따라서 공기는 허파꽈리 내에 흡입, 호출을 반복하는 것이다. 따라서 안정호흡시의 공기는 −3.5㎜Hg의 압력차에 의해 0.5ℓ를 들숨 및 날숨에 의해 허파꽈리 내에 출입하게 된다.

폐의 탄성 수축력 때문에 들숨이나 날숨 시에 폐포내압은 흉강내압보다 양압이 된다. 흉강내압은 보통 음압이나 음압도는 중력의 영향을 받아 폐상부에서는 크고, 폐하부에서는 작다. **허파꽈리는 가슴안에서 항상 부풀어져 있어야 되므로 흉강내압은 항상 폐포내압보다 낮은 음압으로 되어 있다.** 만약 가슴에 외상이 있거나 폐가 파열되어 구멍이 생기면 호흡에 의해 가슴을 증가시켜도 가슴안은 외부공기가 직접 들어오기 때문에 가슴안은 음압을 형성하지 못한다. 따라서 갑자기 외부공기가 압력차에 의해서 가슴안에 유입하므로 해당하는 폐는 허파꽈리를 오그라들게 한다. 이와 같은 상태를 공기가슴증(기흉, pneumothorax)이라고 한다(그림 Ⅰ-18). 공기가슴증을 일으킨 쪽의 폐는 부풀어 오르는 일을 할 수 없기 때문에 심각한 호흡곤란에 빠진다.

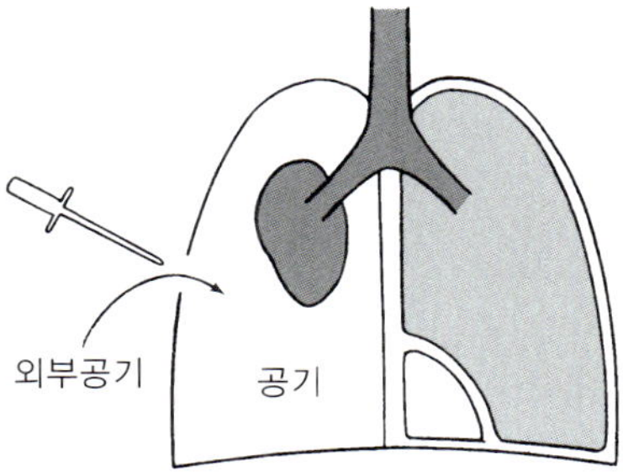

그림 Ⅰ-18. 공기가슴증
가슴에 외상으로 구멍이 뚫리면 외부공기가 가슴 안에 유입되어 흉강내압이 외기압과 같아지기 때문에 폐의 탄성과 허파꽈리의 표면 장력에 의해 폐는 오그라든다.

4. 호흡의 종류

학습목표

1. 호흡의 기전을 이해한다. (A)
2. 호흡의 종류를 이해한다. (A)

폐의 생리적 기능은 호흡으로 사람은 폐, 기관지 등으로 구성되어 있는 **호흡기에 의해서 외부로부터 흡입한 공기 중의 산소(O_2)를 체내에 들이마셔 혈액 중으로 받아들인다.** 이와 같이 받아들인 O_2는 **적혈구의 혈색소(Hb)와 결합하여 신체 모든 조직에 운반되며, 조직 중 세포의 미토콘드리아에서 받아들이게 된다.** 이 미토콘드리아는 O_2를 연소시켜 단백질이나 지방, 탄수화물 등의 에너지 대사를 도와 산화 과정의 TCA회로(삼카르복실산회로, tricarboxylic acid cycle) 등에 의해서 대량의 에너지원인 ATP(삼인산아데노신, adenosine triphosphate)를 생산하여 최종적으로는 탄산가스(CO_2)와 물(H_2O)로 분해된다(그림 Ⅰ-19). 한편 O_2를 소모하여 대사에 의해 생긴 CO_2는 반대로 **조직 중의 세포로부터 혈액으로 받아들여 호흡기를 통하여 공기 중에 호출된다.** 또 체내 O_2의 약 2%는 과산화물(superoxide, O_2^-)로 변화하며 강력한 활성력을 발휘하여 세포를 파괴하는 역할을 한다(그림 Ⅰ-19). 이와 같은 과정을 가스교환(gas exchange) 또는 호흡이라고 하며 보통 외호흡과 내호흡 2개로 나눌 수 있다(그림 Ⅰ-20).

1) 외호흡(external respiration)

폐를 매개로 외부공기와 생체의 혈류사이의 가스교환, 즉 O_2를 들이마시고 CO_2를 내보내는 환기를 의미한다. 즉 폐에서의 O_2와 CO_2의 가스교환을 말한다.

안정 시 건강인은 12~15/mℓ로 호흡운동을 하여 6~8ℓ/분의 공기를 호흡한다. 들이마신 공기는 허파꽈리(폐포, alveoli) 내에 이르러 O_2는 폐의 모세혈관 혈액 중에 들어오며, CO_2는 혈액으로부터 허파꽈리 내로 나와 호출된다. 외호흡에 의해서 250mℓ/분의 O_2가 체내에 들어

오며, 200㎖의 CO_2가 호출된다. 일반적으로 **폐기능검사는 외호흡에 해당하는 폐의 호흡기능을 검사하게 된다.**

2) 내호흡(internal respiration)

세포의 미토콘드리아에서의 가스교환, 즉 **흡입된 공기가 허파꽈리 내에 분포하는 가스분포와 허파꽈리공기, 폐포 모세혈관 혈액과 조직사이의 확산에 이루어지는 O_2와 CO_2의 가스교환을 말한다. 즉 내호흡은 조직에서 세포와 체액사이의 가스교환을 의미한다.**

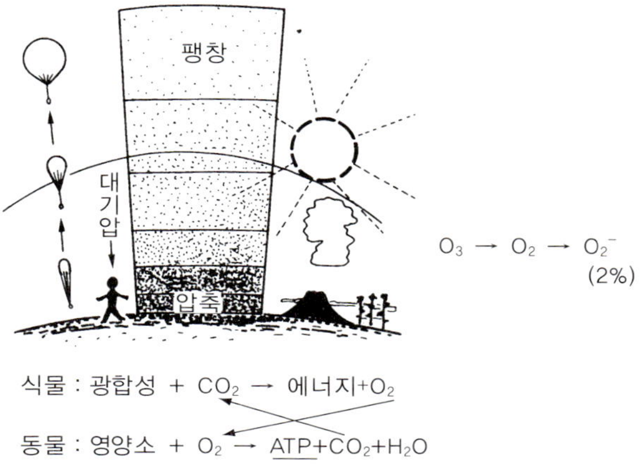

그림 Ⅰ-19. 지구에서 O_2농도(분압)의 특징

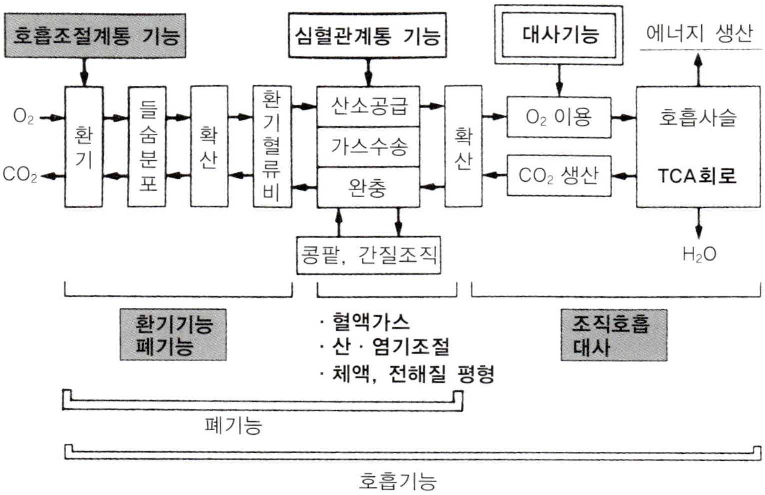

그림 Ⅰ-20. 체내에서 O_2의 이용(외호흡과 내호흡)

정상호흡(eupnea)은 안정상태에서 이루어지는 호흡으로 1분간의 호흡수는 성, 연령, 신장, 체중, 근육운동, 자세, 체온, 질병, 정신적 상태에 따라 변동한다. 대개 신생아의 호흡수는 40~70회/분, 5세 전후에는 약 25회/분, 15세 전후에는 20회/분 정도이고, **성인의 안정시 정상 호흡수는 평균 13~23회/분**으로 성인 남자는 13~18회/분, 여자는 16~22회/분이다. 호흡량은 11,000ℓ/일 정도이며, 산소소모량은 300㎖/분(안정 시), 2,000㎖/분(운동 시)이다.

호흡의 종류는 호흡양상에 따라 다음과 같이 구분한다.

(1) **과다호흡(과호흡, hyperpnea)** : 심호흡을 과다하게 계속하여 호흡의 깊이가 증가하는 경우로 호흡수의 증가 또는 일회호흡량이 증가한다.

(2) **빠른호흡(빈호흡, tachypnea)** : 호흡 빈도가 현저하게 증가하는 경우이다.

(3) **느린호흡(bradypnea)** : 호흡 빈도가 현저하게 감소하는 경우이다.

(4) **호흡곤란(dyspnea)** : 혈액 중의 탄산가스(CO_2) 농도가 증가되어 노력하지 않으면 호흡운동이 매우 어려워지는 경우이다.

(5) **무호흡(apnea)** : 호흡운동이 일시적으로 중단되는 경우로 질식에서 볼 수 있다.

(6) **지속흡기(apneusis)** : 지속적인 들숨(inspiration)에 이어 2~3회의 짧은 호흡정지(respiratory arrest)가 일어나는 경우이다.

(7) **체인-스토크스호흡(Cheyne-Stokes respiration) : 코를 고는 것과 같은 호흡곤란이 몇 번 계속된 후 일시적인 무호흡이 교대로 일어나는 경우이다. 저산소증, 심장기능상실, 중추신경계 손상, 두개내압의 항진, 마약 및 일산화탄소(CO)의 급성중독에서 호흡중추의 흥분성이 저하하는 경우 일어나는 것으로 생체가 죽기 전에는 반드시 이 호흡이 있다**(그림 I-21).

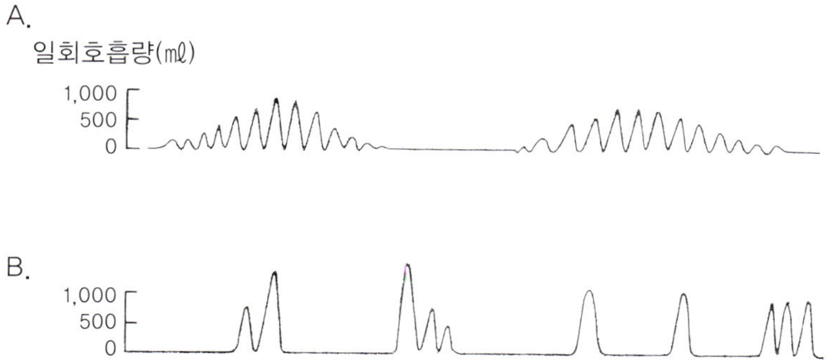

그림 I-21. 체인-스토크스호흡(A)과 비오호흡(Biot respiration, B)

D. 임상적 의의

학습목표

1. 폐기능검사의 임상적 의의를 이해한다. (A)

호흡기능상실(호흡부전, respiratory failure)은 호흡기능 저하가 어떤 형태를 만들고 있는 경우이며, 호흡기능상실의 정도나 호흡곤란(dyspnea)의 원인을 진단하기 위해서는 폐기능검사가 필요하다.

폐기능검사의 장점은 ① **장애 패턴을 분명하게 하여 폐쇄성 장애, 구속성 장애 및 혼합성 장애로 분류할 수 있다.** ② **장애의 부위별 진단으로서 기도계통, 허파꽈리계통(폐포계통), 혈관계통, 가슴계통 등의 장애 부위 정도를 분류할 수 있다.** ③ **각각의 장애 정도를 수치화하여 폐활량의 70% 또는 60% 정도 등의 수치로 비교하여 표현할 수 있다.** ④ **폐질환의 진행과정을 흉부영상, 증상과는 다른 형태로 얻어지는 하나의 지표로 이용된다.** 시간 경과에 따른 변화를 관찰하는 것에 의해 합병증이나 다른 급격한 변화를 민감하게 얻을 수 있다. ⑤ **치료나 회복에 의한 개선효과를 수치적으로 평가할 수 있는 것 등이 있다.**

1. 검사의 진행방법

폐기능검사에는 많은 검사항목이 있으나 항상 모든 검사항목을 한 번에 실시해서는 안된다. 검사를 실시하여 목적을 분명하게 하고, 알고 싶은 정보를 분명하게 하면 유용한 검사의 진행방법이 가능하다.

폐의 정밀한 생리학적 평가의 목적에는 가능한 광범위하게 많은 검사를 하는 것이 진단을 정확하게 할 수 있다. 그러나 호흡곡선(spirogram)이나 유량-용량곡선(유량-기량곡선, flow-volume curve)만으로도 자세하게 구속성이나 폐쇄성 장애의 기능적 평가가 가능하고, 또 동맥혈액가스만으로도 환기량, 폐내 환기, 혈류비 분포 등에 대한 중요한 정보를 얻을 수 있다. 병태생리학적 연구 목적의 경우도 환자의 협조에 한계가 있으므로 어느 정도 항목을 편성하여 오히려 여러 번 측정을 반복하는 것이 좋다. 이러한 목적에 따라서 검사항목을 설정하고 그 결과에 의해서 필요하다면 다음 단계로 나아가는 것이 합리적이다.

1) 폐기능의 스크리닝

폐기능이 정상인지 아닌지의 판정은 오히려 많은 광범위한 검사를 필요로 한다. 그러나 건강진단이라든지 단기간에 신체 각 부분의 정밀검사를 받기 위한 목적으로는 간단하게 할 수 있는 검사방법이 바람직하다. 실제로는 기침, 가래, 호흡곤란, 부종 등의 증상이 있는 경우와 없는 경우에는 약간 다르게 대응해야 된다. 증상이 없는 사람의 경우는 강제날숨곡선(노력호기곡선, forced expiratory volume curve, FEV curve)의 분석에 의한 여러 값, 즉 **강제폐활량(노력폐활량, forced vital capacity, FVC), 1초량($FEV_{1.0}$), 1초율($FEV_{1.0}\%$), 강제중간날숨유량 25–75%(forced expiratory flow 25–75%, $FEF_{25-75}\%$)로도 충분하다.** 그러나 기침, 가래나 호흡곤란을 호소하는 경우나 중증 흡연자, 먼지(분진, dust)의 노출 등에서 폐쇄성 장애의 완전한 제외가 필요한 경우는 **유량–용량곡선(유량–기량곡선, flow–volume curve)의 분석, 폐쇄용적(closing volume) 등의 말초기도 폐쇄검사를 추가해야 한다.**

2) 폐기능 장애의 유형 및 정도의 진단

보다 정밀한 폐기능검사를 실시하여 장애의 유형 및 정도를 결정해야 하는 질환에서는 여러 가지 순환기, 호흡기질환 및 신경 · 근육질환이 포함된다. 검사항목으로서 원칙적으로 필요한 것은 **강제날숨곡선(노력호기곡선), 남은공기량(잔기량, residual volume, RV), 전폐용량(총폐기량, total lung capacity, TLC) 등의 폐용량분획**(lung capacity fraction), CO **폐확산능력, 동맥혈액가스분석**의 조합이다.

(1) 흉부 X선에서 미만성 음영을 일으키는 질환

특발성간질성폐렴(폐섬유증), 교원성의 폐병변 등 주로 구속성이나 확산장애를 일으키는 경우와 미만성범세기관지염, 기관지확장증 등 주로 폐쇄성 장애를 일으키는 경우 등이 있다. 규폐증(pulmonary ailicosis) 등의 허파먼지증(진폐증, pneumoconiosis)에서는 구속성과 폐쇄성 장애가 혼합한 유형의 장애를 일으킨다. 이러한 질환에서는 환기분포의 불균등이 문제가 되므로 환기분포에 관한 검사로서 O_2 **1회 호흡법에 의한 허파꽈리 편평부**(alveolar plateau)**의 경사, 폐쇄용적**을 측정해야 한다. 또한 운동 시의 동맥혈액가스분석, 날숨가스(호기가스)분석, 폐탄성(lung compliance), 기도저항의 측정에서도 의미 있는 정보가 얻어지나 검사조작이 복잡하여 일상검사로는 생략해도 좋다.

(2) 만성폐쇄성폐질환(chronic obstructive pulmonary disease, COPD)

호흡곡선(spirogram)에서 분명한 폐쇄성 변화를 나타내나 폐의 과다팽창 유무가 중요하다. **폐확산능력의 측정은 만성기관지염(chronic bronchitis)과 만성폐공기증(만성폐기종, chronic emphysema)의 감별에서 반드시 실시해야 한다. 만성폐공기증은 허파꽈리사이막(폐포간중격, interalveolar septum)의 손실을 동반하면서 종말세기관지(terminal bronchiole) 이하 부위의 기도가 확장된 상태의 질환이다.** 체적변동기록기(body plethysmograph)에서 **가슴(흉곽, thorax)의 공기량을 더하면 잡혀있는 공기량(trapped air)을 평가할 수 있다.** 환기분포검사로서 O_2 **1회 호흡법**, 특히 다호흡질소세출법에 의해서 폐 내의 세출이 늦은 부분(slow space)의 분석도 바람직하다. 더욱더 **환기역학검사**에 의해서 만성폐공기증에서의 정폐탄성(static lung compliance, Cst)의 증가, 날숨에서 기도저항의 현저한 증가 혹은 만성기관지염이나 **미만성범세기관지염(diffuse panbronchiolitis)**에서 정폐탄성의 호흡수 의존성, 기도저항의 현저한 증가 등을 확인할 수 있다.

기관지확장제(bronchodilator) 투여 후의 호흡곡선, 기관지 폐쇄의 개선도의 측정은 히스타민(histamine), 메타콜린(methacholine) 등 **화학매개체(chemical mediator)의 흡입**에 의한 기도폐쇄 유발시험과 함께 기관지천식(bronchial asthma)의 감별에 유용하다.

(3) 기관지천식(bronchial asthma)

검사항목은 대체로 COPD의 경우와 같다. 다만 **화학매개체(chemical mediator)**에 의한 기관지수축 유발시험과 **기관지확장제**의 효과 측정은 원칙적으로 실시하는 것이 좋으며, 또한 알레르기항원(알레르겐, allergen)의 질병 원인을 판정하기 위해서는 피내반응(intracutaneous reaction)이나 방사알레르기흡착시험(radio allergo sorbent test, RAST) 등에서 양성으로 확인되면 **에어로솔(aerosol) 흡입시험**을 실시해야 한다.

(4) 국소성 폐병변

폐결핵, 폐암 등의 국소성 폐병변에서는 호흡곡선에서 폐확산능력의 정도는 일상검사로서 실시하는 것이 좋다. 폐기능검사가 직접 진단에 도움이 되는 경우는 적으나 이러한 질환에서는 X선 사진에서 거의 정상으로 보이는 부위에서도 기도나 폐자체의 병변이 존재하는 일이 많다.

(5) 폐순환 장애

폐색전증(pulmonary embolism), 원발성폐고혈압(primary pulmonary hypertension) 등의 폐순환 장애에서는 폐용량, 환기기능은 비교적 잘 유지되고 있으나 **폐확산능력**의 측정은 반드시 해야 한다. 폐확산능력인 **허파꽈리 모세혈관막 확산능력, 허파꽈리 모세혈관 혈액량**의 분석도 의의가 있다. 혈류분포 장애의 진단을 위해서는 환기혈류비 검사로서 **허파꽈**

리공기 CO_2분석, 허파꽈리 죽은공간량(사강량, V_D), 허파꽈리공기 동맥혈액 산소분압교차($AaDo_2$)를 측정한다. 혈류분포의 평가에는 방사선동위원소(radioactivity isotope)를 이용한 폐혈류 스캔이 매우 유용하다.

(6) 각종 심장질환

실시해야 할 검사는 본질적으로 (5)의 폐순환 장애의 경우와 같다. **선천성심장질환**에서 폐혈류가 증가 혹은 감소하고 있는 경우는 특히 **폐확산능력**의 2단 분석에 의한 **허파꽈리 모세혈관 혈액량**의 분석이 의의가 있다. 또한 경도의 **울혈성심장기능상실(울혈성심부전, congestive heart failure)**에서는 말초기도 폐쇄가 보이는 경우가 많으므로 **유량-용량분석, 폐쇄용적의 측정이 유용**하다. 폐울혈은 폐혈류의 위 · 아래 분포의 변화에 의해서 환기혈류비의 악화를 초래하기 때문에 죽은공간 환기량의 평가를 실시하는 것이 좋으며, 특히 **허파꽈리공기 동맥혈액의 산소분압교차**의 측정은 부득이 할 경우 실시해야 한다.

(7) 상부호흡기도(상기도, upper airway, 기관지)질환

폐활량 등의 폐용량, 1초량, 1초율 등의 호흡곡선에서는 상부호흡기도 질환을 검출하는 것이 어려우나 그에 비해 **유량-용량곡선의 분석은 매우 유용하다.** 고정 및 가변 폐쇄와 함께 특이한 패턴을 나타낸다.

(8) 신경 · 근육질환

호흡기능 장애를 동반하는 신경 · 근육질환에서는 **남은공기량(잔기량, residual volume, RV)의 증가, 전폐용량(총폐기량, total lung capacity, TLC)의 감소, 기능적잔기용량(기능적잔기량, functional residual capacity, FRC)의 감소, 폐활량(vital capacity, VC)의 감소**가 비교적 조기에 출현한다. 1초율은 비교적 잘 유지되나 최대날숨속도(최대호기속도)는 특히 고폐용량에서 감소한다. 그러므로 **유량-용량곡선의 분석이 의의가 있다.** 최대노력호흡(최대환기량, maximal voluntary ventilation, MVV)의 측정은 비교적 조기에 이상이 보이는 신경 · 근육질환과 중증근육무력증(myasthenia gravis, MG)에서 진폭의 빠른 저하가 보이므로 참고가 된다. 환기분포, 환기혈류비 분포 등은 폐의 생리학적 대상으로 어느 정도 정보를 얻을 수 있으나 진단적 가치는 부족하다.

(9) 저환기증후군(hypoventilation syndrome)

동맥혈액 채취, 산소계(oximeter), 피부경유(경피, percutaneous)전극법에 의한 혈액가스 모니터가 우선 필요하다. 저환기 자체가 폐쇄성이나 구속성의 호흡기능상실(호흡부전, respiratory failure)에 의한 것이 아니라는 것을 확인하는 의미에서 **호흡곡선, 폐용량분획** 등의 측정도 필요하다. 호흡중추의 감수성 저하도 문제가 되므로 CO_2 **흡입에 의한 환기응답 시험**도 실시되나 최근에는 단시간의 호흡차단에 의해 발생하는 구강내압 측정이 조작이 간편하고 동시에 유용한 정보를 준다. 그 외에 **피크위크증후군**(Pickwickian syndrome)**에서는 비만이, 온딘증후군**(Ondine syndrome)에서는 청소 기전의 결함 때문에 폐 내의 폐쇄성 병변을 만들 가능성이 있으므로 폐쇄용적, 질소세출법 등의 **폐내 가스분포** 검사, **허파꽈리공기 동맥혈액 산소분압교차** 등 환기혈류비에 관한 여러 검사도 실시해야 한다.

3) 수술 전 평가

수술 전 검사로서 어느 정도의 검사가 필요한지는 개흉수술(open chest operation, thoracotomy), 특히 폐절제를 실시한 경우와 복부수술 등 비개흉수술(close chest operation), 더욱더 전신마취의 실시 여부 등에 따라 일정하지 않다. 폐절제를 계획하고 있는 경우는 **호흡곡선** 전체, **폐용량분획, 폐확산능력, 동맥혈액가스분석**은 반드시 필요하다. 가능하면 **허파꽈리 죽은공간량, 단락률**(shunt rate), **허파꽈리공기 동맥혈액 산소분압교차** 등의 환기혈류비에 관한 검사, 더욱더 방사선동위원소(radioactivity isotope)에 의한 **폐혈류의 분포, 심장카테터법**에서의 압력측정도 바람직하다. 현재 별도의 폐기능검사는 그다지 실시되지 않으나 별도의 혈류분포에서 평가되는 경우가 많아지고 있다. 개흉수술이면 **호흡곡선, 폐활량**, 남은공기량 등의 **폐용량분획, 폐확산능력, 동맥혈액 가스분석** 정도이면 충분하다. 비개흉수술이면 마취만이 문제가 되며, 정확한 폐기능 이상의 유무를 알면 되고 **폐활량과 호흡곡선**에서 거의 충분하게 얻을 수 있는지를 생각해야 된다.

4) 폐성 노동불능증

근로자들에서 작업할 수 있는 능력의 측정 및 특정 직종의 작업 결과에 의해 호흡기 장애가 생겼는지의 여부를 판단할 경우 폐기능검사는 매우 유용하다. 흉부 X선 사진에서는 음성이나 폐기능검사에서는 양성을 보이기도 하고 호흡곤란, 호흡근육 마비와 같은 호흡곤란의 진단에도 폐기능검사는 매우 유용하여 호흡기질환의 진단과 치료에 널리 이용되고 있다.

호흡곤란에 의한 노동불능증의 진단은 호흡곤란과 폐기능 장애가 반드시 평행하지 않기 때문에 때로는 보상 문제도 상당히 어렵다. 실제적인 문제로서 폐성 노동불능증은 자각증상과 호흡기능에 관한 결과를 서로 참고하여 다루지 않는 경우가 많다.

5) 약제효과의 평가

급성효과와 만성투여에 의한 개선이 대상으로 된다. 급성효과의 판정에는 가능한 적은 검사항목으로 여러 번 검사하는 것이 좋으며, 환기능력 개선의 평가에는 **호흡곡선(유량-용량곡선 포함)**이 가장 간편함과 동시에 정확하다. 다만 폐쇄성 변화의 개선으로 폐활량이 증가하고 호흡곡선 값 중 1초율이 오히려 감소하는 경우에는 1초율을 이용하면 정확한 평가를 할 수 있다. 마찬가지로 **강제중간날숨유량 25-75%(FEF_{25-75}%)이나 FEF_{50}%를 이용하면 폐쇄성 변화의 개선으로 오히려 값이 감소하는 일이 있다.**

기타 목적에 의해서 동맥혈액 가스분석치, 폐확산능력, 기도저항 등도 이용되나 본래 측정치의 변동에 충분히 주의하여 판정해야 한다. 만성투여의 효과판정에는 미리 호흡곡선으로부터 **폐확산능력, 환기분포검사, 동맥혈액** 정도까지를 측정한 후 약제를 투여하여 호흡곡선 혹은 동맥혈액 등의 적은 항목으로 여러 번 추적한 후 다시 자세한 검사를 반복하는 것이 좋다. 검사항목으로는 가능성이 있는 변화를 어느 정도 예상하여 약간 폭넓게 설정하는 것이 좋다.

6) 회복(rehabilitation) 및 치료 효과의 판정

약제의 만성투여 시 검사에 근거하여 치료시작 전의 측정은 가능한 광범위한 검사를 하는 것이 좋다. 또한 폐질환이 있는 환자에서 어떤 치료가 필요하고 또 치료 후 어느 정도의 효과가 있는지의 경과를 판정할 수 있다. 따라서 치료효과를 판단하는데 치료 전, 후의 폐기능검사를 실시하여 약제에 의한 효과를 객관적으로 판단해야 한다. 기도청결효과는 환기분포 장애 혹은 환기혈류비 장애의 개선으로 분명하게 보이는 것이 많으나 호흡훈련이나 운동요법은 자각증상의 개선에도 관계없이 만성폐공기증이나 폐환기능력의 개선으로서 나타나기 어렵다. 그러나 이러한 요법에서는 환기량과 산소소모량의 비로부터 구해지는 환기효율의 개선이 보이며 운동부하도 추가하여 측정할 가치가 있다.

7) 호흡관리의 지표

산소요법, 호흡기(respirator) 치료의 목표로서 매일의 경과 추적은 **동맥혈액 가스분석**이 좋으나 야간의 수면무호흡증(sleep apnea) 검사에는 산소계(oximeter) 또는 피부경유(경피, percutaneous) O_2전극, 피부경유 CO_2전극에 의한 야간의 모니터가 바람직하다. 호흡기의 부착이나 제거에는 폐활량, 일회호흡량, 1초량, 들숨용적(최대흡기량, inspiratory capacity, IC) 등이 참고가 된다. 이러한 검사는 간단한 1회용 전자호흡계, 압력계(manometer)가 있으면 가능하기 때문에 임상에서는 반복해서 실시해야 한다.

8) 종합 건강진단

E. 폐기능검사에 사용되는 기호와 단위

학습목표

1. 폐기능검사에 사용되는 기호와 단위를 이해한다. (A)

호흡생리학이나 호흡기능검사에서는 여러 가지 기호가 사용되나 표현 방법에는 일정한 규칙이 있으므로 통일하여 사용하는 것이 바람직하다. **1차(기본) 기호와 2차 기호로 구분**하며, 같은 기호라도 과학 영역이나 호흡기능의 일부 영역에서는 특별한 의미로 사용되는 일이 있다. 예를 들면 **C는 전기나 전자과학 분야에서는 정전용량(capacitance)을 의미하나 환기역학에서는 탄성(신전성, compliance)을 나타내며, R은 저항(resistance) 또는 가스계수로서 사용**되는 일이 있으므로 주의해야 한다. 1차 기호와 2차 기호를 조합해서 사용해야 한다.

1. 1차(기본) 기호

가장 기본적인 양을 타내는 압력이나 용적 등 물리적 상태를 나타내며 큰 대문자의 알파벳으로 표시하고 1차 기호 위에 •(dot)을 붙이면 단위시간(보통 1분간)의 양을 나타낸다. Q은 단위시간(보통 1분간)의 환기량이나 기류속도(기속, air velocity)를 나타내며, $\dot{Q}$ 은 혈류량이나 혈류속도를 나타낸다. 1차 기호 위에 bar(−)를 붙이면 평균(혼합)을 의미하며, $\bar{P}$ 는 평균압력을 나타낸다(표 Ⅰ−3).

2. 2차 기호

조건, 성상, 유래 등을 나타내며 1차 기호의 우측 아래 때로는 좌측 아래에 작은 문자를 붙인다. 예를 들면 P_A는 허파꽈리공기압력(폐포공기압)을 나타낸다. 원칙적으로 2차 기호의 기체에 대해서는 작은 대문자(small capital), 액체에 대해서는 소문자를 사용하며, 1, 2차 기호를 조합하거나 그것에 가스의 종류를 나타내는 화학기호를 붙여 사용한다. 1차 기호와 2차 기호 및 화학기호는 각각 단을 붙여서 Pa_{O_2}로 기재하나 이와 같이 할 수 없는 경우도 있다.

예를 들면 혈류는 단위시간 내의 혈액(b)의 이동량(v)이므로 $\dot{V}b$로 표현한다. 2차 기호 위에도 −(bar)를 붙이면 평균(혼합)을 의미하며 다음과 같이 기재한다(표 Ⅰ−4).

F_{ECO_2} : 날숨탄산가스농도 　　 $\dot{V}_{IN_2}$: 1분간 흡입한 질소가스량
$C\bar{v}_{O_2}$: 혼합 정맥혈액 산소함량 　　 Fa_{CO_2} : 동맥혈액 내의 탄산가스농도

표 Ⅰ−3. 1차 기호(primary symbol)

기호	내 용	
V	용적, 체적, 가스량	volume
P	압력, 분압, 가스압력	pressure
C*	함량, 농도, 분획농도	content, concentration
F	가스농도	fractional concentration
S	포화도	saturation
Q	혈류량	blood flow per unit time
D	확산계수, 확산능력, 분압교차	diffusion coefficient
R**	가스교환률	respiratory(gas) exchange ratio
G	전도도	conductance
β	용량계수	capacitance coefficient
f, f_R	호흡수	respiratory frequency

* 환기역학에서는 compliance
** 저항 혹은 가스계수로서도 이용된다.

표 Ⅰ−4. 2차 기호(secondary symbol)

	기 호	내 용	
기체상태	I	들숨	inspiratory air
	E	날숨	expiratory air
	A	허파꽈리공기	alveolar air
	T	일회환기(매회의 호흡에서 출입)	tidal air
	D	죽은공간공기	dead space air
	B	대기	barometric
	L	폐	lung
	G	가스	gas
액체상태	b	혈액	blood in general
	a	동맥혈액	arterial
	c	모세혈관혈액	capillary
	v	정맥혈액	venous
	$\bar{v}$	혼합정맥혈액	mixed venous
	t	조직	tissue
	w	물	water

3. 특수기호

e(유효, effectiveness), i(무효, ineffectiveness), l(허파꽈리 모세혈관을 떠날 때, leaving), s(항상 상태, steady state) 등이 있으며, 기본 기호의 우측 위에 붙인다. 또한 가스 상태를 나타내는 STPD, BTPS, ATPS 등에 대해서도 부가하여 기재하는 일이 있다.

4. 단위

물리, 화학 등 기초과학 영역에서는 국제적으로 통일한 국제규격단위(international system of unit, SI unit)를 사용한다. 호흡기능과 관련 있는 단위는 반드시 이것에 따르지는 않는다. 의학의 각 분야에서도 SI단위가 도입되고 있으나 인체에 관한 특수한 사정으로 완전한 도입은 곤란한 것이 많다. 예를 들면 시간의 SI단위는 초이지만 분, 시, 일 등의 단위가 실제로는 편리한 것이 많으며, 임상병리학 분야에서는 예외적으로 이와 같이 사용되고 있다.

호흡생리학 분야에서 특히 주의해야 하는 것은 압력의 단위이다. **압력의 SI단위는 Pa(파스칼, Pascal)이며, 1Pa은 ㎡당 1N(뉴턴, Newton)의 힘이 가해진 압력이다. 보통은 1kPa(킬로파스칼, Kilopascal)로 사용한다. 호흡생리학에서는 전통적으로 압력의 단위로서 ㎜Hg(수은기둥) 또는 ㎝H_2O(물기둥)가 사용되어 왔다. 현재는 torr(torricelli 단위)도 사용되고 있으나 일반적으로 ㎜Hg가 사용되며, 보통 ㎜Hg=torr라고 해도 관계는 없다.** 1torr는 133.322Pa이고, 1kPa은 7.5㎜Hg이며, Pao_2 100㎜Hg는 약 13.3kPa이 된다. 현재는 그다지 보급되어 있지 않으나 환기역학에서는 ㎝H_2O가 사용되는 경우가 많다.

5. 검사에 필요한 물리, 화학적 지식

호흡생리학 분야에서는 O_2, CO_2, N_2 등의 가스를 측정하는 것이 필수이므로 이것에 필요한 물리, 화학적 법칙은 다음과 같다.

1) 보일-샤를의 법칙

학습목표

1. 폐기능검사에 이용되는 보일-샤를의 법칙을 이해한다. (A)

환기량을 실온에서 체온이나 표준온도로 환산하는데 **온도(T)를 일정하게 유지하면 기체의 용적(V)은 압력(P)에 반비례 한다.** 이것을 **보일의 법칙**(Boyle law)이라고 한다. A상태에서의 기체의 용적을 V_A, 압력을 P_A로 하고, B상태에서의 기체의 용적을 V_B, 압력을 P_B로 하면 $P_A \cdot V_A = P_B \cdot V_B$는 일정한 관계가 성립된다. **기체의 압력(P)을 일정하게 유지하면 기체의 용적(V)은 절대온도**(섭씨온도로 273℃를 더한 것, 단위 : 케르빈, K)**에 비례한다.** 이것을 샤를의 법칙(Charles law)이라고 한다. A상태에서의 기체의 용적을 V_A, 절대온도를 T_A로 하고, B상태에서의 기체의 용적을 V_B, 절대온도를 TB로 하면 $V_A/T_A = V_B/T_B$는 일정한 관계가 성립된다. 이러한 법칙을 하나로 모은 것을 **보일–샤를의 법칙**(Boyle–Charles law)이라고 한다. 즉 **기체의 용적은 압력에 반비례하며, 절대온도에 비례한다.** A상태에서의 기체의 용적을 V_A, 압력을 P_A, 절대온도를 T_A로 하고, B상태에서의 기체의 용적을 V_B, 압력을 P_B, 절대온도를 T_B로 하면 $P_A \cdot V_A/T_A = P_B \cdot V_B/T_B$는 일정한 관계가 성립된다.

위에서 설명한 법칙에 완전하게 적용되는 기체는 존재하지 않으나 여기에서는 **이 법칙에 적합한 기체를 이상적인 기체**라고 한다. 실제의 기체는 엄밀하게 이상적인 기체는 아니나 일상의 생리적 조건에서는 이상적인 기체로 간주할 수 있다. **산소(O_2), 탄산가스(CO_2), 질소(N_2) 등 호흡기능검사에서 다루는 기체는 항상 일정한 온도에서 거의 이상적인 기체로 간주할 수 있으므로 보일–샤를의 법칙을 적용할 수 있다. 수증기는 쉽게 액체로 변화하기 때문에 이상적인 기체의 법칙에 따르지 않으므로 측정 시의 압력은 온도만으로 결정된다. 인체는 체온이 37℃로 유지되고 있기 때문에 이때의 포화수증기압(P_{H_2O})은 47㎜Hg이다.**

F. 기체의 표시 및 환산법

학습목표

1. 폐기능검사에서 기체 표시법의 정의 및 이용을 이해한다. (A)

호흡기능검사에서는 기체를 취급하는 경우가 많다. 이때 **기체의 용적은 온도, 압력 및 그 안에 포함되어 있는 수증기압에 의해 변화한다.** 여기에서 기체의 용적을 비교하는 경우에는 물리적 조건을 일정하게 하는 조건으로 해야 한다. 따라서 용적의 크기는 동일 조건으로 하지 않으면 비교할 수 없기 때문에 호흡기능검사에서는 측정 조건을 나타내는 다음의 **3종류의 상태로 표현**한다.

1. 기체의 표시법

1) ATPS(ambient temperature, ambient pressure and saturated with water vapor)

측정 시의 실온(대기온도), 실내 대기압, 그때의 수증기포화상태에서 기체의 용적을 나타낸다. 폐활량계(spirometer) 내의 기체의 용적을 그대로 측정치로 나타낸 값으로 보통 검사실이나 실험실에서 측정한 때의 가스량을 나타낸다.

2) BTPS(body temperature, ambient pressure and saturated with water vapor)

체온(37℃), 실내 대기압, 37℃에서의 수증기포화상태(47㎜Hg)에서 기체의 용적을 나타낸다. 기체가 폐내에 있는 그대로의 상태를 나타내므로 폐활량 등의 폐용량분획이나 최대노력호흡(최대환기량, maximal voluntary ventilation, MVV) 등의 값을 표시하는데 이용된다.

3) STPD(standard temperature, standard pressure and dry)

표준온도(0℃), 표준기압(1기압, 760㎜Hg)에서 수증기를 포함하지 않는 건조한 상태를 나타낸다. 표준상태에서의 측정치를 나타내므로 산소나 어떤 가스의 소모, 확산 등을 나타낼 때 이용된다. **산소소모량($\dot{V}O_2$), 탄산가스배출량($\dot{V}CO_2$), 기초대사량** 등 생체대사와 관련 있는 여러 값, **폐확산능력검사(D_{LCO})에서 일산화탄소소모량($\dot{V}CO$) 등** 혈액 중의 가스량이나 세포에서 변화되는 것은 가스분자의 절대량이 문제가 되는 순수한 가스량이기 때문에 STPD로 표시한다. 산소소모량은 1분간에 허파꽈리에서 혈액 중으로 들어가는 산소량이다.

2. 기체의 환산법

학습목표

1. 폐기능검사에서 기체의 환산법을 이해한다. (A)

ATPS에서 BTPS로의 환산, ATPS에서 STPD로의 환산, STPD에서 BTPS로의 환산 등 각종 기체의 변환에는 일반적으로 각각의 계수표가 이용된다. 이러한 **계수표는 보일샤를의 법칙(Boyle-Charles law)에 의해 얻어진다.**

1) ATPS에서 BTPS로의 환산

실온(t℃)에서 측정한 폐활량 등의 폐용량분획은 체온(37℃) 상태의 환기량으로 환산해야 한다. 절대온도가 273℃일 때 **ATPS상태의 가스량은 측정 시의 온도(t℃), 측정 시의 대기압(P_B), 측정 시의 포화수증기압(P_{H_2O})**을 나타내고, **BTPS상태의 가스량은 체온(37℃), 측정 시의 대기압(P_B), 37℃에서의 포화수증기압**을 나타내므로 다음과 같이 환산해야 한다.

보통 37℃에서의 포화수증기압은 47mmHg이나 대기압(P_B)은 760mmHg로 계산해도 오차는 0.1% 이내로 작기 때문에 P_B는 760으로 하나 수증기는 보일-샤를의 법칙에 따르지 않으므로 포화수증기압을 뺀다. **포화수증기압(P_{H_2O})은 온도(t℃)에 의해 정해지며 ☐ 속을 BTPS계수(BTPS factor)**라고 한다. 따라서 P_{H_2O}**는 온도에 의해 일정하므로 BTPS계수는 온도에 의해 일정**하다. 보통 측정 시의 온도만으로 BTPS계수가 구해지므로 V_{ATPS}에 측정 시의 온도에 대응하는 BTPS계수를 곱하면 V_{BTPS}를 구할 수 있다(표 Ⅰ-5).

ATPS 및 BTPS상태의 가스량을 각각 V_{ATPS}, V_{BTPS}로 하면

$$\frac{(P_B - P_{H_2O}) \times V_{ATPS}}{273 + t} = \frac{(P_B - 47) \times V_{BTPS}}{273 + 37} \text{ 로 되므로}$$

$$V_{BTPS} = V_{ATPS} \times \frac{273 + 37}{273 + t} \times \frac{P_B - P_{H_2O}}{P_B - 47} \text{ 로 된다.}$$

$$V_{BTPS} = V_{ATPS} \times \boxed{\frac{310}{273 + t} \times \frac{760 - P_{H_2O}}{713}}$$

$= V_{ATPS} \times$ BTPS계수로 된다.

BTPS계수는 1보다 크기 때문에 ATPS상태의 가스량보다 BTPS상태의 가스량은 커진다. 따라서 폐활량을 측정하는 경우 ATPS상태로 표현하면 실제보다 작은 값이 얻어진다. 그러므로 폐용량, 환기량 등 폐의 용적에 관계되는 것은 모두 BTPS상태로 보정해야 한다. 기체의 용적은 절대온도에 비례하므로 측정 시의 온도가 낮을수록 용적은 작아진다. 그러므로 측정 시의 용적을 37℃의 용적으로 환산하기 위한 **BTPS계수는 37℃에서 1이며, 측정 시의 온도가 낮을수록 커진다.**

만약 ATPS상태의 가스량이 500mℓ이고, 실내온도가 20℃라면

$$V_{BTPS} = V_{ATPS} \times \boxed{\frac{273 + 37}{273 + 20} \times \frac{760 - 17.5}{760 - 47}} \text{ 로 구할 수 있으나}$$

ATPS상태의 가스량에 BTPS계수를 곱하여 BTPS상태의 가스량을 구한다 (500×1.102=551mℓ).

BTPS계수에 bell factor(표 Ⅰ-5D란)나 흡기가산펜(ventilograph pen)의 축소율을 곱한 값(표 Ⅰ-5F란)도 표시되어 있으므로 호흡곡선(spirogram)에서 펜이 움직인 폭(㎜)에 직접 BTPS계수를 곱하면 바로 폐활량측정법(spirometry)에서의 여러 가지 양을 BTPS로 환산할 수 있다.

(1) 예제

[예제 1] 온도 23℃, 이때의 포화수증기압(P_{H_2O}) 21.1㎜Hg, 대기압 758㎜Hg, bell factor 41.4일 때의 BTPS계수를 구하시오.

$$V_{BTPS}=V_{ATPS}\times\boxed{\frac{273+37}{273+t}\times\frac{P_B-P_{H_2O}}{P_B-47}}$$ 이므로

$$V_{BTPS}=V_{ATPS}\times\boxed{\frac{310}{296}\times\frac{736.9}{711}}=1.085$$

2) ATPS에서 STPD로의 환산

실온(t℃)에서 측정한 산소소모량($\dot{V}_{O_2}$), 탄산가스배출량($\dot{V}_{CO_2}$) 등은 표준(0℃) 상태의 환기량으로 환산해야 한다. 절대온도가 273℃일 때 **ATPS상태의 가스량은 측정 시의 온도(t℃), 측정 시의 대기압(P_B), 측정 시의 포화수증기압(P_{H_2O})을 나타내고, STPD상태의 가스량은 표준온도(0℃), 표준기압(1기압, 760㎜Hg), 건조 상태의 가스량**을 나타내므로 다음과 같이 환산해야 한다. 보통 대기압(P_B)은 실측치를 이용하나 포화수증기압(P_{H_2O})은 온도(t℃)에 의해 정해지며 □속은 STPD계수(STPD factor)라고 한다. V_{ATPS}에 측정 시의 온도와 대기압에 대응하는 STPD계수를 곱하면 V_{STPD}를 구할 수 있다(표 Ⅰ-6).

ATPS 및 STPD상태의 가스량을 각각 V_{ATPS}, V_{STPD}로 하면

$$\frac{(P_B-P_{H_2O})\times V_{ATPS}}{273+t}=\frac{760\times V_{STPD}}{273}$$ 로 되므로

$$V_{STPD}=V_{ATPS}\times\frac{273+0}{273+t}\times\frac{P_B-P_{H_2O}}{P_B-0}$$ 로 된다.

$$V_{STPD}=V_{ATPS}\times\boxed{\frac{273}{273+t}\times\frac{P_B-P_{H_2O}}{760}}$$

$$=V_{ATPS}\times \text{STPD계수로 된다.}$$

표 Ⅰ-5. ATPS에서 BTPS로 환산하기 위한 계수표

A	B	C	D		E		F	
온도 (℃)	포화수증기압 (P_{H_2O})	BTPS계수	bell factor× BTPS계수		최대노력호흡계수		분당환기량계수	
			9ℓ (20.73)	13.5ℓ (41.4)	9ℓ	13.5ℓ	9ℓ	13.5ℓ
6	7.0	1.174	24.34	48.60	3.043	2.673	609	535
7	7.5	1.168	24.21	48.36	3.026	2.660	605	532
8	8.0	1.164	24.13	48.19	3.016	2.650	603	530
9	8.6	1.159	24.03	47.98	3.004	2.639	601	528
10	9.2	1.153	23.90	47.73	2.986	2.625	598	525
11	9.8	1.146	23.82	47.44	2.978	2.609	596	522
12	10.5	1.143	23.69	47.32	2.961	2.603	592	521
13	11.2	1.138	23.59	47.11	2.949	2.591	590	518
14	12.0	1.133	23.49	46.91	2.936	2.580	587	516
15	12.8	1.128	23.38	46.70	2.923	2.569	585	514
16	13.6	1.123	23.28	46.49	2.910	2.557	582	511
17	14.5	1.118	23.18	46.29	2.898	2.546	580	509
18	15.5	1.113	23.07	46.08	2.884	2.534	577	507
19	16.5	1.107	22.95	45.83	2.869	2.521	574	504
20	17.5	1.102	22.84	45.62	2.855	2.509	571	502
21	18.7	1.096	22.72	45.37	2.840	2.495	568	499
22	19.8	1.091	22.62	45.17	2.828	2.484	566	497
23	21.1	1.085	22.49	44.92	2.811	2.471	562	494
24	22.4	1.08	22.39	44.71	2.799	2.459	560	492
25	23.8	1.075	22.28	44.51	2.785	2.448	556	490
26	25.2	1.068	22.14	44.22	2.768	2.432	553	486
27	26.7	1.063	22.04	44.01	2.755	2.421	551	484
28	28.3	1.057	21.91	43.76	2.739	2.407	548	481
29	30.0	1.051	21.79	43.51	2.724	2.393	545	479
30	31.8	1.045	21.66	43.26	2.708	2.379	542	476
31	33.7	1.039	21.54	43.01	2.693	2.366	539	473
32	35.7	1.032	21.39	42.72	2.674	2.350	535	470
33	37.7	1.026	21.27	42.48	2.659	2.336	532	467
34	39.9	1.020	21.14	42.23	2.643	2.323	529	465
35	42.2	1.014	21.02	41.98	2.628	2.309	526	462
36	44.6	1.007	20.88	41.69	2.610	2.293	522	459
37	47.0	1.000	20.73	41.40	2.591	2.277	519	455

STPD계수는 1보다 작기 때문에 ATPS상태의 가스량보다 STPD상태의 가스량은 작아진다. 만약 ATPS상태의 가스량이 500mℓ이고, 실내온도가 20℃라면

$V_{STPD}=V_{ATPS}\times\boxed{\frac{273+0}{273+20}\times\frac{760-17.5}{760-0}}$ 로 구할 수 있으나 ATPS상태의 가스량에 STPD계수를 곱하여 STPD상태의 가스량을 구한다(500×0.907= 453.5mℓ).

실제로 측정치를 STPD로 변환하기 위해서는 Peters계수표가 많이 이용된다(표 Ⅰ-5). 수은기압계로 기압을 측정하는 경우 수은의 열팽창에 의한 외관의 기압 상승은 보정해야 한다. Peters계수표는 수은기압계의 온도 보정도 포함하여 산출되기 때문에 기압은 수은기압계의 읽기를 그대로 이용한다.

(1) 예제

[예제 1] 온도 20℃, 이때의 포화수증기압(P_{H_2O}) 17.5㎜Hg, 37℃일 때의 P_{H_2O}가 47㎜Hg, 대기압(P_B) 760㎜Hg일 때의 STPD계수를 구하시오.

$$V_{STPS}=V_{ATPS}\times\boxed{\frac{273}{273+t}\times\frac{P_B-P_{H_2O}}{760}}$$ 이므로

$$V_{STPD}=V_{ATPS}\times\boxed{\frac{273+0}{273+20}\times\frac{760-17.5}{760-0}}=0.91$$

3) STPD에서 BTPS로의 환산

표준상태(0℃)에서 측정한 가스량은 체온(37℃) 상태의 환기량으로 환산해야 하는 경우가 있다. 절대온도가 273℃일 때 **STPD상태의 가스량은 표준온도(0℃), 표준기압(1기압, 760㎜Hg), 건조 상태의 가스량**을 나타내고, **BTPS상태의 가스량은 체온(37℃), 측정 시의 대기압(P_B), 37℃에서의 포화수증기압(P_{H_2O})**을 나타내므로 다음과 같이 환산해야 한다(표 Ⅰ-7).

STPD 및 BTPS상태의 가스량을 각각 V_{STPD}, V_{BTPS}로 하면

$$\frac{(P_B-P_{H_2O})\times V_{STPD}}{273+t}=\frac{(P_B-47)\times V_{BTPS}}{273+37}$$ 로 되므로

$$V_{BTPS}=V_{STPD}\times\frac{273+37}{273+0}\times\frac{P_B-0}{P_B-47}$$ 으로 된다.

$$V_{BTPS}=V_{STPD}\times\boxed{\frac{310}{273}\times\frac{760}{P_B-47}}=V_{STPD}\times BTPS$$ 계수로 된다.

BTPS계수는 1보다 크기 때문에 STPD상태의 가스량보다 BTPS상태의 가스량은 커진다.

만약 STPD상태의 가스량이 500㎖이고, 표준온도(0℃), 대기압이 760㎜Hg라면

$$V_{BTPS}=V_{STPD}\times\boxed{\frac{273+37}{273+0}\times\frac{760-0}{760-47}}$$ 으로 구할 수 있으나 STPD상태의 가스량에

BTPS계수를 곱하여 BTPS상태의 가스량을 구한다(500×1.210=605㎖).

BTPS를 STPD로 환산하기 위해서는 BTPS계수를 곱하여 구한다.

표 Ⅰ-6. ATPS에서 STPD로 환산하기 위한 계수표(Peters에 의함)

P_B	15°	16°	17°	18°	19°	20°	21°	22°	23°	24°	25°	26°	27°	28°	29°	30°	31°	32°
700	0.855	851	847	842	838	834	829	825	821	816	812	807	802	797	793	788	783	778
702	857	853	849	845	840	836	832	827	823	818	814	809	805	800	795	790	785	780
704	860	856	852	847	843	839	834	830	825	821	816	812	807	802	797	792	787	783
706	862	858	854	850	845	841	837	832	828	823	819	814	810	804	800	795	790	785
708	865	861	856	852	848	843	839	834	830	825	821	816	812	807	802	797	792	787
710	867	863	859	855	850	846	842	837	833	828	824	819	814	809	804	799	795	790
712	870	866	861	857	853	848	844	839	836	830	826	821	817	812	807	802	797	792
714	872	868	864	859	855	851	846	842	837	833	828	824	819	814	809	804	799	794
716	875	871	866	862	858	853	849	844	840	835	831	826	822	816	812	807	802	797
718	877	873	869	864	860	856	851	847	842	838	833	828	824	819	814	809	804	799
720	880	876	871	867	863	858	854	849	845	840	836	831	826	821	816	812	807	802
722	882	878	874	869	865	861	856	852	847	843	838	833	829	824	819	814	809	804
724	885	880	876	872	867	863	858	854	849	845	840	835	831	826	821	816	811	806
726	887	883	879	874	870	866	861	856	852	847	843	838	833	829	824	818	813	808
728	890	886	881	877	872	868	863	859	854	850	845	840	836	831	826	821	816	811
730	892	888	884	879	875	871	866	861	857	852	847	843	838	833	828	823	818	813
732	895	890	886	882	877	873	868	864	859	854	850	845	840	836	831	825	820	815
734	897	893	889	884	880	875	871	866	862	857	852	847	843	838	833	828	823	818
736	900	895	891	887	882	878	873	869	864	859	855	850	845	840	835	830	825	820
738	902	898	894	889	885	880	876	871	866	862	857	852	848	843	838	833	828	822
740	905	900	896	892	887	883	878	874	869	864	860	855	850	845	840	835	830	825
742	907	903	898	894	890	885	881	876	871	867	862	857	852	847	842	837	832	827
744	910	906	901	897	892	888	883	878	874	869	864	859	855	850	845	840	834	829
746	912	908	903	899	895	890	886	881	876	872	867	862	857	852	847	842	837	832
748	915	910	906	901	897	892	888	883	879	874	869	864	860	854	850	845	839	834
750	917	913	908	904	900	895	890	886	881	876	872	867	862	857	852	847	842	837
752	920	915	911	906	902	897	893	888	883	879	874	869	864	859	854	849	844	839
754	922	918	913	909	904	900	895	891	886	881	876	872	867	862	857	852	846	841
756	925	920	916	911	907	902	898	893	888	883	879	874	869	864	859	854	849	844
758	927	923	918	914	909	905	900	896	891	886	881	876	872	866	861	856	851	846
760	930	925	921	916	912	907	902	898	893	888	883	879	874	869	864	859	854	848
762	932	928	923	919	914	910	905	900	896	891	886	881	876	871	866	861	856	851
764	936	930	926	921	916	912	907	903	898	893	888	884	879	874	869	864	858	853
766	937	933	928	924	919	915	910	905	900	896	891	886	881	876	871	866	861	855
768	940	935	931	926	922	917	912	908	903	898	893	888	883	878	873	868	863	858
770	942	938	933	928	924	919	915	910	905	901	896	891	886	881	876	871	865	860
772	945	940	936	931	926	922	917	912	908	903	898	893	888	883	878	873	868	862
774	947	943	938	933	929	924	920	915	910	905	901	896	891	886	880	875	870	865
776	950	945	941	936	931	927	922	917	912	908	903	898	893	888	883	878	872	867
778	952	948	943	938	934	929	924	920	915	910	905	900	895	890	885	880	875	869
780	955	950	945	941	936	932	927	922	917	912	908	903	898	892	887	882	877	872

표 Ⅰ-7. STPD에서 BTPS로 환산하기 위한 계수표

기 압	계 수	기 압	계 수	기 압	계 수	기 압	계 수
738	1.249	749	1.229	760	1.210	771	1.192
739	1.247	750	1.228	761	1.209	772	1.190
740	1.245	751	1.226	762	1.207	773	1.189
741	1.244	752	1.224	763	1.205	774	1.187
742	1.242	753	1.222	764	1.204	775	1.185
743	1.242	754	1.221	765	1.202	776	1.184
744	1.238	755	1.219	766	1.200	777	1.182
745	1.236	756	1.217	767	1.199	778	1.181
746	1.235	757	1.215	768	1.197	779	1.179
747	1.233	758	1.214	769	1.195	780	1.177
748	1.231	759	1.212	770	1.194	781	1.176

G. 환기기능검사(ventilation function test)

학습목표

1. 폐기능검사의 종류를 이해한다. (A)

폐기능검사는 호흡기질환의 질병 상태의 파악 및 치료효과의 평가 등을 목적으로 측정되고 있다. 폐기능검사에는 환기기능검사, 기도저항, 폐탄성, 가스분포, 가스교환, 혈액가스 및 호흡 조절에 관한 검사 등이 있다.

1. 폐용량분획(lung capacity fraction)

환기기능에서 **안정 시, 운동 시의 환기량은 동적인 양이나 폐 내의 가스량을 나타내는 폐용량은 정적인 양으로 가스교환(gas exchange) 장소의 크기를 나타낸다.** 그러므로 다른 환기역학 지표인 기도저항이나 폐탄성(lung compliance) 등은 폐용량을 고려해서 평가해야 한다. 이런 의미에서 **폐용량은 호흡기능의 가장 기본적인 지표**이다. 폐의 용적은 흉강계의 확장에 의해 초래되는 가슴안(흉강, thoracic cavity)의 음압의 크기와 폐의 탄성 수축력의 균형에 의해 변동하지만 각각의 폐용량분획은 다음과 같은 호흡시의 어떤 위치를 기준으로 하여 측정한다(그림 Ⅰ-22).

1) 4개 호흡의 표준위치

> 학습목표
> 1. 4개의 호흡의 깊이를 이해한다. (A)

폐용량은 4개의 호흡의 깊이를 나타내는 위치에 의해 각 분획이 결정된다(그림 I-23).

(1) **안정날숨위치(안정호기위치)** : 안정호흡을 반복하고 있을 때의 날숨종말위치로 일회호흡량을 호출한 상태의 날숨 끝에 가슴(흉곽, thorax)이 되돌아온다. **가장 안정한 호흡의 위치로 기준위치, 기본위치 또는 기능적잔기용량(기능적잔기량, functional residual capacity, FRC)의 위치**라고도 한다.

(2) **안정들숨위치(안정흡기위치)** : 안정호흡을 반복하고 있을 때의 들숨종말위치

(3) **최대날숨위치(최대호기위치)** : 가능한 크고 깊게 호출한 때의 날숨종말위치

(4) **최대들숨위치(최대흡기위치)** : 가능한 크고 깊게 흡입한 때의 들숨종말위치

환기기능의 지표로서 폐의 크기를 알기 위해서는 호흡의 깊이를 나타내는 4개의 호흡 표준위치에 의해 폐용량분획을 측정해야 한다. 폐의 크기를 나타내는 **폐의 공기량에는 단일 폐용량분획에 의한 4개의 폐용적(lung volume)과 2개 이상의 단일 폐용량분획에 의한 폐용적을 조합한 4개의 폐용량(lung capacity)으로 나누어진다.**

2) 폐용적(lung volume)

> 학습목표
> 1. 폐용량분획에서 폐용적의 종류, 의미 및 정상치를 이해한다. (A)

폐용적은 4개의 기본 폐용량분획으로 되어 있으며, **1차분획 또는 기본분획**이라고도 한다.

(1) **일회호흡량(1회환기량, tidal volume, TV, V_T) : 안정호흡을 하고 있을 때 1회 호흡의 크기로 호흡주기마다 흡입(inspiration) 또는 호출(expiration)되는 공기량**이다. 즉 **안정날숨위치(기준위치)와 안정들숨위치사이의 공기량으로 호흡의 최소 단위가 되며**(약 500mℓ) **단위시간의 들숨량($\dot{V}_I$)은 날숨량($\dot{V}_E$)보다 크다. 일회호흡량은 들숨용적, 폐활량, 전폐용량(TLC)의 기본분획이 되며 들숨용적(IC)에서 들숨예비량(IRV)을 뺀 공기량이다.**

(2) **들숨예비량(예비흡기량, inspiratory reserve volume, IRV) : 안정들숨위치에서 가능한 최대로 흡입할 수 있는 공기량**이다. 즉 **안정들숨위치에서 최대들숨위치사이의 공기량**이다(남자 약 3,100㎖, 여자 약 1,900㎖). **들숨예비량은 들숨용적, 폐활량, 전폐용량의 기본분획이 되며 들숨용적(IC)에서 일회호흡량(TV)을 뺀 공기량**이다.

(3) **날숨예비량(예비호기량, expiratory reserve volume, ERV) : 안정날숨위치에서 가능한 최대로 호출할 수 있는 공기량**이다. 즉 **안정날숨위치에서 최대날숨위치사이의 공기량**이다(남자 약 1,200㎖, 여자 약 900㎖). **날숨예비량은 기능적잔기용량, 폐활량, 전폐용량의 기본분획이 되며 기능적잔기용량(FRC)에서 남은공기량(RV)을 뺀 공기량**이다.

(4) **남은공기량(잔기량, residual volume, RV) : 최대날숨위치까지 호출한 후 기도 및 폐 내에 남아 있는 공기량으로 폐활량계(spirometer)에서 측정되지 않는 분획**이다(남자 약 1,200㎖, 여자 약 1,100㎖). **남은공기량은 기능적잔기용량, 전폐용량의 기본분획이 되며, 전폐용량(TLC)에서 폐활량(VC)을 뺀 공기량**이다(그림 Ⅰ-22, 23).

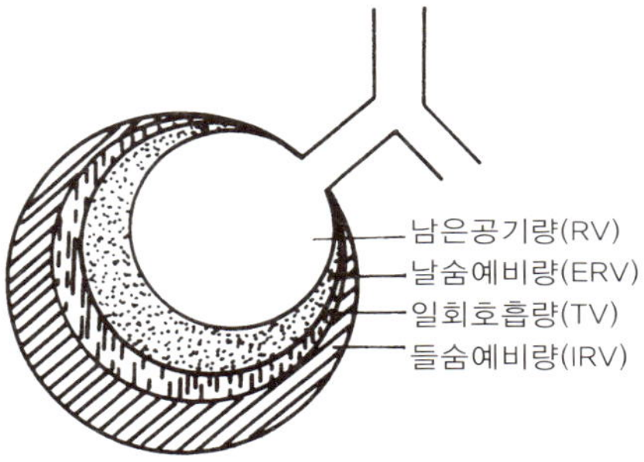

그림 Ⅰ-22. 폐용적분획(volume)

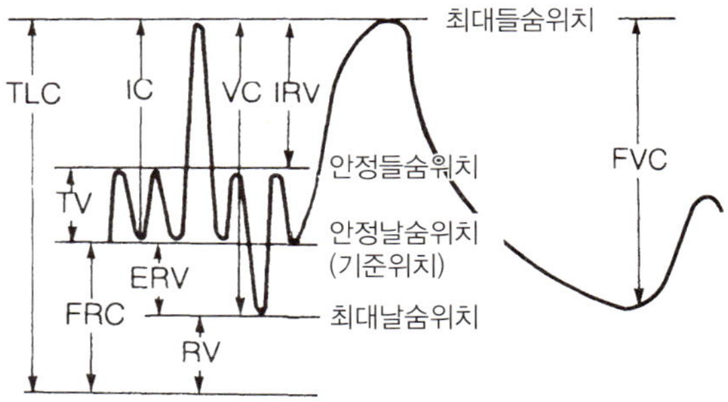

그림 Ⅰ-23. 폐용량분획(capacity)

3) 폐용량(lung capacity)

학습목표

1. 폐용량분획에서 폐용량의 종류, 의미 및 정상치를 이해한다. (A)

폐용량은 4개의 기본 폐용량분획으로 되어 있으며, **2차분획**이라고도 한다(그림 Ⅰ-23).

(1) **들숨용적(최대흡기량, inspiratory capacity, IC) : 안정날숨위치에서 가능한 최대로 흡입하여 최대들숨위치까지 흡입할 수 있는 공기량으로 깊은 들숨량**이다(남자 약 3,600㎖, 여자 약 2,400㎖). **일회호흡량(TV)과 들숨예비량(IRV)을 더하거나 전폐용량(TLC)에서 기능적잔기용량(FRC)을 뺀 공기량**으로 들숨용적 : 들숨예비량의 비는 3:1 정도이다.

(2) 기능적잔기용량(기능적잔기량, functional residual capacity, FRC) : **안정날숨위치에서 기도 및 폐 내에 남아있는 공기량으로 폐활량계(spirometer)에서 측정되지 않는 분획**이다(남자 약 2,400㎖, 여자 약 2,000㎖). **날숨예비량(ERV)과 남은공기량(RV)을 더하거나 전폐용량(TLC)에서 들숨용적(IC)을 뺀 공기량**이다.

(3) **폐활량(vital capacity, VC) : 최대들숨위치에서 가능한 최대로 서서히 호출하여 최대날숨위치까지 호출할 수 있는 공기량이다(slow vital capacity, SVC).** 즉 1회 흡입 드는 호출에 의해 폐에 출입할 수 있는 최대 공기량이다. **들숨예비량(IRV), 일회호흡량(TV) 및 날숨예비량(ERV)을 더하거나 들숨용적(IC)과 날숨예비량(ERV)을 더한 공기량이다**(남자 약 4,800㎖, 여자 약 3,300㎖). 또한 **전폐용량(TLC)에서 남은공기량(RV)을 뺀 공기량**으로 폐기능검사에서 중요한 지표가 된다.

폐활량의 종류에는 다음과 같은 것이 있다(그림 I-24).

① **내쉼폐활량(호기폐활량, expiratory vital capacity, EVC) : 최대들숨위치에서 최대날숨위치까지 서서히 최대로 호출한 때의 폐활량**이다. 단순히 폐활량이라고 하면 내쉼폐활량을 의미한다.

② **들숨폐활량(흡기폐활량, inspiratory vital capacity, IVC) : 최대날숨위치에서 최대들숨위치까지 서서히 최대로 흡입한 때의 폐활량**으로 보통 2단폐활량과 거의 같다(IVC>EVC).

③ **2단폐활량(two stage vital capacity, TSVC) : 들숨용적(IC)과 날숨예비량(ERV)을 별도로 측정하여 더한 폐활량**이다.

④ **강제폐활량(노력폐활량, forced vital capacity, FVC) : 최대들숨위치에서 가능한 신속하게 호출한 때의 폐활량(fast vital capacity, FVC)으로 최대 노력을 하여 강제로 호출한 때의 폐활량이므로 강제호출폐활량이라고도 한다.** 폐활량(VC)과 강제폐활량(FVC)은 거의 같으나 굳이 말하자면 약간의 차이가 있을 수 있다(VC≧FVC).

(4) **전폐용량(총폐기량, total lung capacity, TLC) : 최대들숨위치까지 흡입한 때 기도 및 폐 내에 남아있는 공기량이며 폐 전체의 용량**을 나타낸 것으로 **폐활량계에서는 측정되지 않는 분획**이다(남자 6,000㎖, 여자 4,400㎖). **들숨예비량(IRV), 일회호흡량(TV), 날숨예비량(ERV) 및 남은공기량(RV)의 합, 폐활량(VC)과 남은공기량(RV)의 합, 들숨용적(IC)과 기능적잔기용량(FRC)의 합**으로도 나타내나 **들숨예비량(IRV), 일회호흡량(TV) 및 기능적잔기용량(FRC)의 합 또는 들숨용적(IC), 날숨예비량(ERV), 남은공기량(RV)의 합**으로도 나타낼 수 있다.

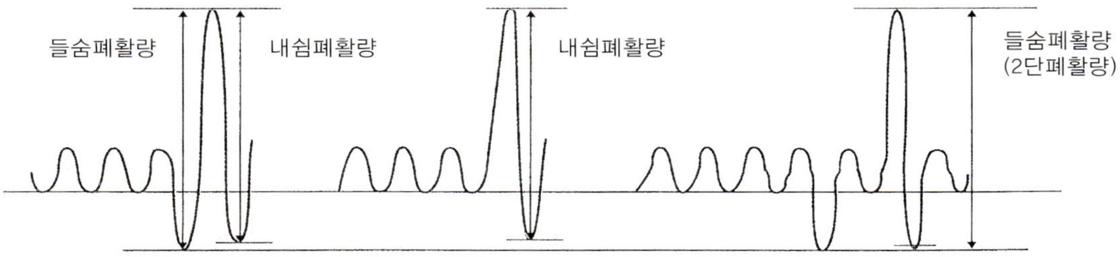

A. 들숨폐활량은 내쉼폐활량보다 많아진다.

B. 내쉼폐활량만의 측정에서는 기도폐쇄의 영향을 받는 경우 폐활량을 과소평가하게 되어 바람직하지 않다.

C. 최대호출과 최대흡입을 계속하여 실시하지 않으면 최대호출 후 안정호흡으로 되돌아가기 때문에 최대날숨을 얻어도 좋다.

그림 Ⅰ-24. 폐활량의 종류

4) 예제

[예제 1] 일회호흡량(TV) 500㎖, 남은공기량(RV) 900㎖, 들숨예비량(IRV) 2,900㎖, 기능적잔기용량(FRC) 2,300㎖일 때 전폐용량(TLC), 폐활량(VC), 들숨용적(IC), 날숨예비량(ERV)을 구하시오.

＊ TLC=TV+IRV+FRC이므로 500+2,900+2,300=5,700㎖
TLC=IC+FRC이므로 3,400+2,300=5,700㎖
TLC=VC+RV이므로 4,800+900=5,700㎖

＊ VC=TV+IRV+ERV이므로 500+2,900+1,400=4,800㎖
VC=IC+ERV이므로 3,400+1,400=4,800㎖
VC=TLC−RV이므로 5,700−900=4,800㎖

＊ IC=TV+IRV이므로 500+2,900=3,400㎖
IC=VC−ERV이므로 4,800−1,400=3,400㎖

＊ ERV=FRC−RV이므로 2,300−900=1,400㎖
ERV=VC−IC이므로 4,800−3,400=1,400㎖

[예제 2] 전폐용량(TLC) 5,000㎖, 폐활량(VC) 3,500㎖, 날숨예비량(ERV) 1,500㎖, 일회호흡량(TV) 500㎖, 들숨용적(IC) 2,000㎖일 때 들숨예비량(IRV), 기능적잔기용량(FRC), 남은공기량(RV)을 구하시오.

＊ IRV=IC−TV이므로 2,000−500=1,500㎖
IRV=TLC−FRC−TV이므로 5,000−3,000−500=1,500㎖

＊ FRC=ERV+RV이므로 1,500+1,500=3,000㎖
FRC=TLC−IC이므로 5,000−2,000=3,000㎖

＊ RV=FRC−ERV이므로 3,000−1,500=1,500㎖
RV=TLC−VC이므로 5,000−3,500=1,500㎖

2. 폐활량측정법(spirometry)

폐기능검사의 시작으로서 폐활량측정법은 가장 기본적인 방법이다. 이 방법은 **폐활량계(spirometer)에서 피검자의 호흡에 의해 폐에 출입하는 공기의 양이 실제로 측정된 호흡곡선(spirogram)이 기록지에 기록된다**(그림 I-25). 폐활량측정법에서는 **폐의 양적 변화와 시간적 인자를 조합하여 측정치가 얻어지며, 폐용량분획과 날숨유량의 측정치를 얻을 수 있다.**

실제로는 정해진 속도의 펜의 움직임을 기록지에 기록된 호흡곡선에서 **일회호흡량(TV), 날숨예비량(ERV), 들숨예비량(IRV), 폐활량(VC) 등의 폐용량분획을 얻을 수 있다.** 강제(노력)호출을 실시한 때의 **강제날숨곡선(노력호기곡선, forced expiratory volume curve, FEV curve)에서 강제폐활량(FVC), 1초량(FEV$_{1.0}$), 강제중간날숨유량 25-75%(노력중간호기유량 25-75%, FEF$_{25-75}$%) 등 날숨유량의 환기량**을 측정하여 양적 변화와 시간의 관계를 해석할 수 있다. **분당환기량(minute ventilation, V$_E$), 최대노력호흡(최대환기량, maximal voluntary ventilation, MVV)** 등을 폐활량계에서 측정할 수 있다. 폐활량측정법는 임상적으

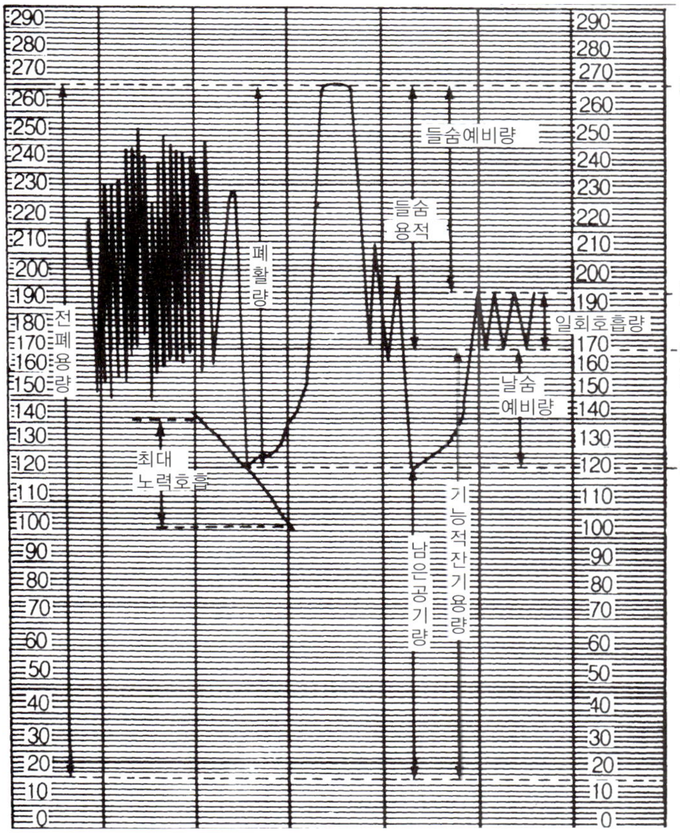

그림 I-25. 호흡곡선(spirogram)

로 구속성 환기장애, 폐쇄성 환기장애 유무와 정도 및 패턴을 검출하여 호흡기질환을 진단하기 위한 가장 유력한 방법이다. **폐활량계에서는 남은공기량(RV), 기능적잔기용량(FRC), 전폐용량(TLC)은 측정할 수 없으므로 기능적잔기용량을 측정하는 가스희석법이나 체적변동기록법(body plethysmography)을 이용하여 남은공기량과 전폐용량을 측정해야 한다(기능적잔기용량항 참조).**

오래 전부터 사용되어 온 폐활량계는 구조적으로 물을 포함하는 습식(유수식, water sealed spirometer)과 물을 포함하지 않는 건식(무수식)으로 구분된다. 이 중 습식에 포함되는 고전적인 **베네딕트-로스형 폐활량계(Benedict-Roth type spirometer)가 넓게 사용**되어 왔다(그림 Ⅰ-26). 베네딕트-로스형 폐활량계는 현재도 폐활량측정법의 원리와 구조를 기본적으로 이해하는데 적합하기 때문에 여전히 교육을 하는데 있어서 중요한 방법으로 이용되고 있다. 그러나 임상에서는 의용공학(medical engineering, ME)의 발달에 따라 간이화, 고속화의 측면에서 의용전자공학(medical electronics)을 접목하여 최근에는 장치의 자동화가 진전되어 자동폐활량계(autospirometer)가 일반적으로 사용되고 있다.

최근의 환기기능검사는 컴퓨터의 보급에 의해 측정조작이나 계측, 계산이 자동화되고 있다. 자동폐활량계는 실제로는 호흡량을 측정하지 않고 호흡기류계(pneumotachograph)나 열선유량계 등을 이용한 전자식 호흡기능검사 장치에서 전기적으로 호흡량을 산출하여 그래프로 그림을 그리거나 각종 지표를 마이크로컴퓨터에서 자동으로 계측, 계산하여 출력(print out)하는 등 많은 종류의 기기가 개발되고 있다.

측정 장치에는 **폐쇄회로인 폐활량계에서 실제로 용적을 측정하는 용적형(volume type)과 개방회로인 호흡유량계에서 유량을 측정하여 이것을 전기적으로 적분하여 용적을 산출하는 유량형(flow type)** 2개의 유형이 있으나 간편함 때문에 유량형이 많이 사용되고 있다.

1) 베네딕트-로스형 폐활량계의 구조와 원리

학습목표

1. 폐활량계의 구조 및 원리를 이해한다. (A)

(1) 받침대 위에 고정된 이중의 원통으로 된 ①수조(water seal)와 수조 내에 떠서 자유롭게 위 · 아래로 움직이는 ③원통덮개(bell)가 있다. 이중으로 된 원통사이에는 물이 들어있으며 이 수조에 ②도르래(활차)를 통해 쇠사슬이 매달린 벨이 떠있다.

벨이 수조 내에 놓여있는 것은 호흡운동 시의 저항을 최소화하기 위해서 이고, 도르래 맨끝에 내려진 무게에 의해 균형이 유지되고 있다. 얇은 금속판으로 만들어진 벨은 물속에서 부식되기 쉬우므로 증류수를 넣는 것이 바람직하다.

이 장치는 **벨의 용적에 의해 9ℓ형과 13.5ℓ형이 있으며, 각각의 단면적은 207.3㎠와 414㎠이다.** 따라서 키모그래프(kymograph)에서 1㎝의 움직임은 9ℓ형에서 207.3㎖, 13.5ℓ형에서 414㎖(ATPS)가 된다. 그러나 **펜 1㎜의 움직임에 대한 용적(bell factor)은 각각 20.73㎖와 41.4㎖에 해당되므로 계산할 때에는 각각에 해당하는 bell factor를 곱해야 한다.** 본래 9ℓ형은 폐쇄회로법에 의한 기능적잔기용량 측정이나 기초대사량 측정에 이용되며, 13.5ℓ형은 폐활량계(spirometer)에 이용할 수 있도록 편리하게 만들어져 있다.

(2) 벨 내의 아래방향에 공기의 출입구가 있으며 2개의 굵은 ④고무관에 의해 ⑤3방향 개폐장치를 지나 마우스피스(mouthpiece)에 연결된다.

(3) 이 내부에는 **탄산가스(CO_2) 흡수제인 ⑥소다라임(soda lime)관**과 2개의 ⑦1방향 판(sadd valve)이 설치되어 있다. 그러나 이것은 산소소모량 측정에는 이용되나 **폐활량측정법(spirometry)을 실시할 경우에는 강제(노력)호출에 대한 호흡계의 내부저항을 가능한 적게 하기 위해서 떼어놓고 하는 것이 원칙이다.**

(4) 마우스피스의 날숨관(호기관)과 들숨관(흡기관)을 통하여 호흡에 의한 내부 가스량의 변동에 의해서 쇠사슬 반대쪽에 있는 ⑧환기펜(spirograph pen)이 벨의 위 · 아래 움직임에 의해 일정속도로 회전하는 ⑮원통(전동식 키모그래프)에 부착된 기록지에 호흡곡선(spirogram)이 기록된다. **환기펜은 날숨 시에는 아랫방향으로, 들숨 시에는 윗방향으로 움직여 기록**된다.

전동식 키모그래프의 **회전속도는 목적에 따라 ⑪스위치를 3단계로 전환**할 수 있다. **저속도(32㎜/분)에서는 폐용량분획의 측정(호흡수, 일회호흡량, 산소소모량, 기능적잔기용량의 완만한 측정), 중속도(160㎜/분, 32㎜/12초, 저속도의 5배)에서는 최대노력호흡(MVV)의 측정, 고속도(32㎜/s, 1,920㎜/분)에서는 강제날숨곡선(노력호기곡선)의 측정(1초량 등의 시간 폐활량)에 이용**된다.

(5) 도르래(활차) 내부에 부착되어 있는 ⑨**흡기가산펜(ventilograph pen)은 최대노력호흡 측정 시에만 이용되며, 들숨 시에는 들어 올리나 날숨 시에는 움직이지 않기 때문에 기록지에는 단위시간의 들숨량을 적산기록(누계)**한다. 흡기가산펜은 최대노력호흡은 물론 분당환기량(minute ventilation, V_E)의 측정에 이용되나 들숨량을 나타내는 것에 주의해야 한다. 실제로 **펜의 움직임은 9ℓ형에서는 벨 움직임의 1/25, 13.5ℓ형에서는 1/11로 축소되어 기록된다. 기록지에서 세로선의 1구획은 저속도에서는 1분, 중속도에서는 12초, 고속도에서는 1초에 해당된다.**

(6) **호흡곡선의 기록은 오른쪽에서 왼쪽을 향해 그려진다.** 호흡곡선의 위 · 아래의 움직임은 폐활량계에 출입하는 공기량을 나타내므로 **들숨 시에는 윗방향으로, 날숨 시에는 아랫방향으로 움직이며 그 진폭은 공기량을 나타낸다.** 호흡곡선의 경사는 호흡의 속도를 나타낸다(그림 I −27).

■ **소다라임(soda lime)관 : 수산화나트륨(NaOH))과 소석회(slaked lime)를 주성분으로 한 과립형 제제로 CO_2를 흡수하여 pH가 감소되면 지시약인 ethyl violet(보라)이 청자색(푸른 보라)으로 착색된다.**

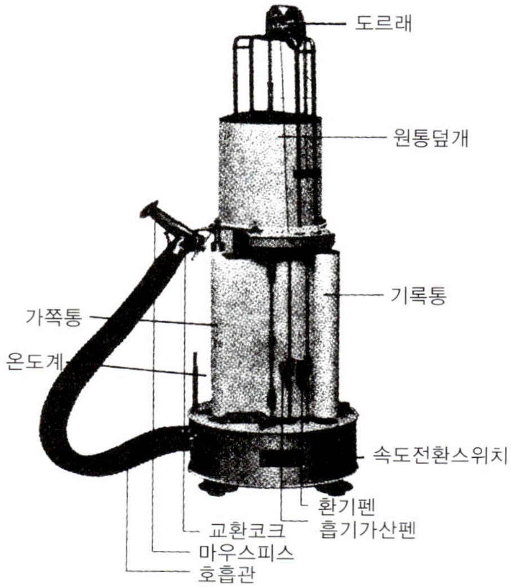

그림 I −26. 베네딕트−로스형 폐활량계

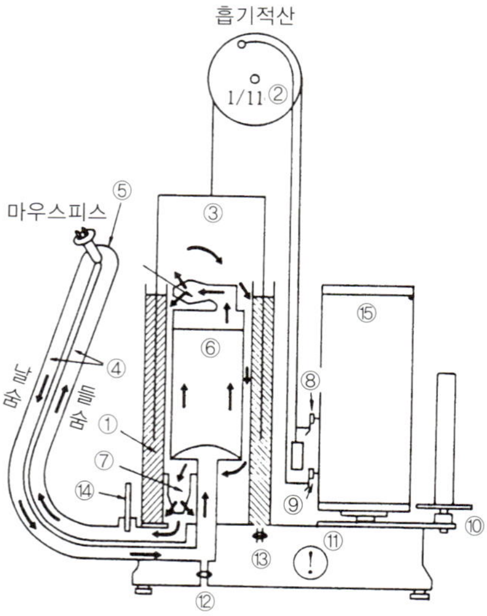

그림 I −27. 베네딕트−로스형 폐활량계의 구조(13.5ℓ형)
① 수조, ② 도르래(활차), ③ 원통덮개(bell) ④ 고무관
⑤ 3방향개폐장치 ⑥ 소다라임(soda lime)관
⑦ 1방향판(sudd valve) ⑧ 환기펜(spirograph pen)
⑨ 흡기가산펜(ventilograph pen) ⑩ chart roller꽂이
⑪ 3단계 속도전환스위치 ⑫ O_2 공급용 cock
⑬ 물 빼는 cock ⑭ 온도계 ⑮ 전동식 키모그래프

2) 검사의 준비

(1) 노즈클립(nose clip)

모양, 크기, 탄력의 강도가 다른 것을 여러 종류 준비하여 환자의 코의 크기, 높이, 단단한 정도(경도)에 의해 구분하여 사용한다. 코의 기름 등으로 노즈클립이 미끄러지기 쉬운 경우에는 거즈, 티슈 등을 코에 대어 미끄러지지 않도록 한다. **누설테스터(leak tester)를 사용하여 코나 입 주위에서 호흡이 새는(leak) 것을 확인**하는 습관을 갖도록 한다. 누설테스터는 사용 전에 냉수에 담가두어야 하며, 호흡이 새고 있으면 누설테스터가 흐려진다(그림 I-28).

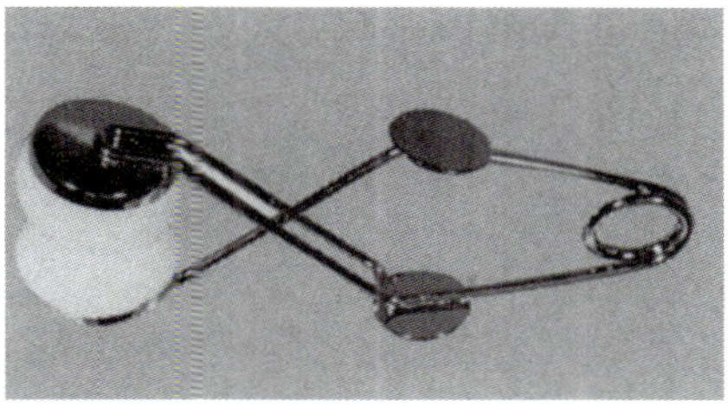

그림 I-28. 노즈클립

(2) 마우스피스(mouthpiece)

원칙적으로 집단검진 시 등을 제외하고는 1회용 마우스피스를 피한다. 특히 노인이나 편마비 환자 등의 경우에는 공기의 누설에 주의해야 한다. 마우스피스의 처음은 입속에 전부 넣어 돌려서 얇은 부분을 잇몸과 입술사이에 넣도록 한다. 그리고 2개의 돌기를 치아로 물도록 환자에게 설명해 주어야 한다(그림 I-29).

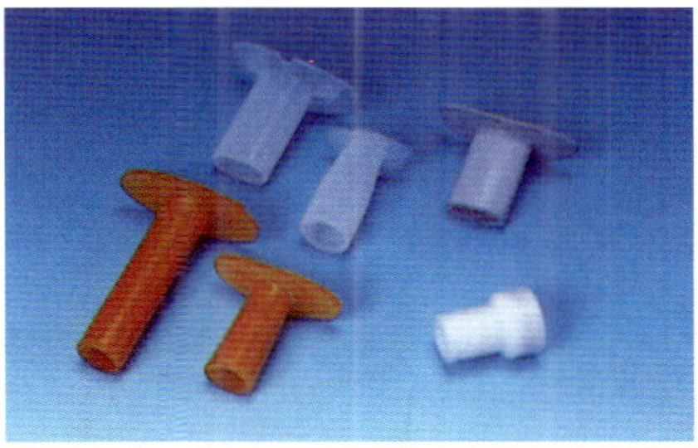

그림 I-29. 마우스피스

(3) 필터(filter)

감염증 대책이나 호흡관 내에 침이 들어가는 것을 방지하기 위해서는 필터를 사용해야 한다(그림 I-30).

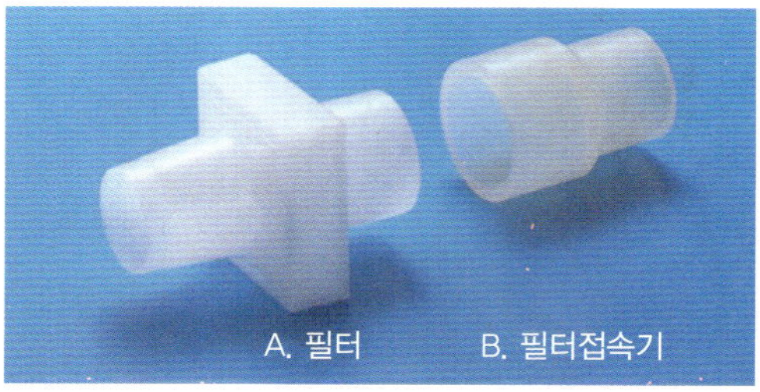

그림 Ⅰ-30. 필터

(4) 주입기(syringe)

호흡기능검사에서 정도관리(calibration)를 하는데 반드시 필요하다. 2~3ℓ(보통 3ℓ)의 교정용 주입기를 준비해 두도록 한다(그림 Ⅰ-31).

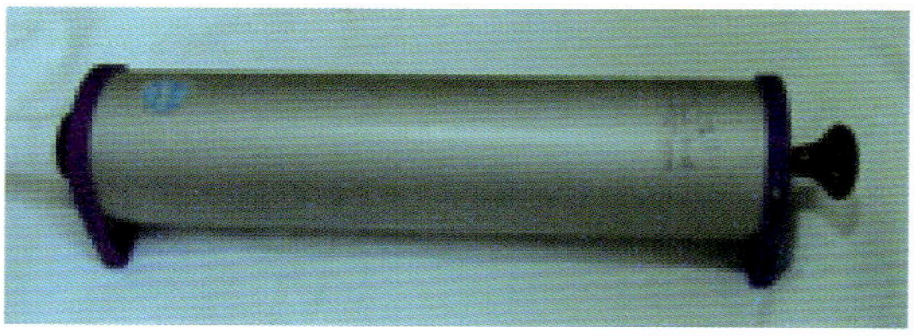

그림 Ⅰ-31. 교정용 주입기

3) 측정방법

학습목표

1. 폐활량측정법을 이해한다. (A)

최근에는 자동폐활량계(autospirometer)에서 폐기능검사가 대부분 이루어지고 있으므로 이에 대한 설명을 하고자 한다.

① 폐활량측정법(spirometry)은 최대 노력을 필요로 하므로 피검자에게 검사방법, 목적 등을 미리 충분하게 설명하여 협조를 얻도록 해야 한다. 검사 시에는 검사자의 구령에 따라 호흡을 해야 되므로 환자의 협조가 절대적으로 필요하다는 것도 잘 설명해야 한다. 이해가 불충분한 피검자(의식장애가 있는 환자, 이해가 곤란한 노인, 소아 등)는 검사 대상에서 예외로 하나 피검자의 상태에 따라 실시하기 어려운 경우도 있으므로 환자의 몸 상태를 잘 파악하여 의사와 상의해야 한다.

② 공복 시, 식사 직후나 운동 직후를 피하여 입은 옷에 신경을 쓰지 않도록 주의하고 가능한 편안한 자세를 하도록 한다. 검사를 할 때에는 피검자가 입고 있는 옷 등에 의한 압박을 제거하고 선자세 또는 앉은자세에서 신체를 될 수 있으면 똑바로 하여 턱을 가볍게 위로 향하게 한다. 폐활량측정법은 보통 **앉은자세에서 실시하나 필요에 따라서는 누운자세 또는 선자세에서 할 수도 있다.**

③ 검사 시작 전에는 **폐활량계에 피검자의 예측치 계산에 필요한 성, 연령, 신장 및 체중과 온도(ATPS → BTPS 환산에 필요)를 입력한다.**

④ 피검자에게 적절한 크기의 마우스피스를 치아와 입술사이에 정확하게 물리고 노즈클립을 코에 부착하여 입이나 코에서 공기의 누설이 없도록 주의한다. **폐활량 등의 폐용량분획이나 강제날숨곡선(노력호기곡선)의 측정 시에는 폐쇄회로**이므로 입이나 코에서 공기가 새지 않는 것을 확인하고 필요에 따라서는 의치가 있으면 빼어둔다(그림 I-32).

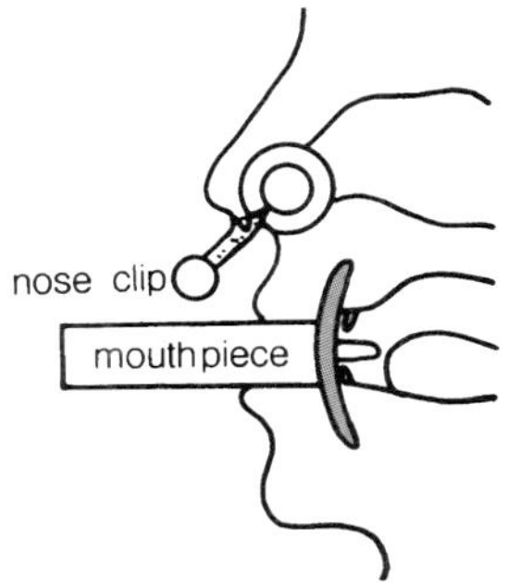

그림 I-32. 마우스피스와 노즈클립을 바르게 물린 방법

(1) 폐용량분획(lung capacity fraction)의 측정

피검자에게 **안정호흡을 여러 번 계속시켜 적어도 3회의 호흡이 기준위치에 맞도록 한다(일회호흡량, TV).**

호흡이 안정되면 천천히 숨을 들이마시게 하여 최대들숨위치에 가까워질 때에는 소리쳐 **최대들숨위치까지 최대 흡입시킨 후 다시 천천히 최대날숨위치까지 최대 호출시켜 내쉼폐활량(호기폐활량, expiratory vital capacity, EVC)을 측정한다. 최대날숨위치에서 계속 천천히 최대들숨위치까지 흡입하여 들숨폐활량(흡기폐활량, inspiratory vital capacity, IVC)도 측정**할 수도 있으나 **이들 폐활량(VC)은 모두 느린 폐활량(slow vital capacity)이다.** 여기에서 중요한 것은 적절한 시점에서 소리쳐 가능한 최대들숨위치와 최대날숨위치까지 호출할 수 있도록 해야 한다. 최대들숨 시에는 더 이상 위쪽으로 기록되지 않는 것을 확인해야 하고, 최대날숨 종료 후에는 더 이상 아래쪽으로 기록되지 않는 것을 확인한다(그림 I-33, 34, 35).

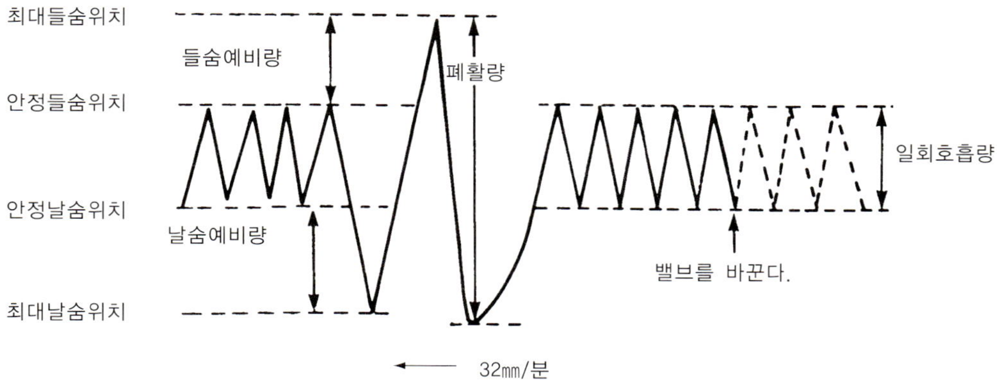

그림 Ⅰ-33. 폐용량분획의 측정

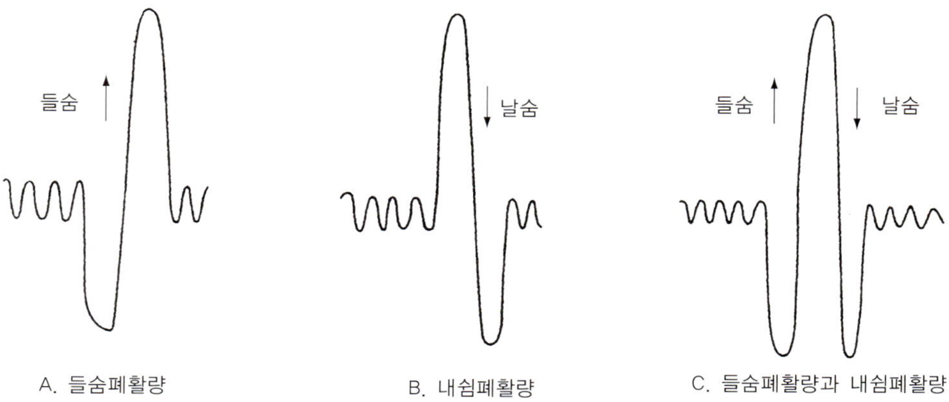

그림 Ⅰ-34. 폐활량의 측정

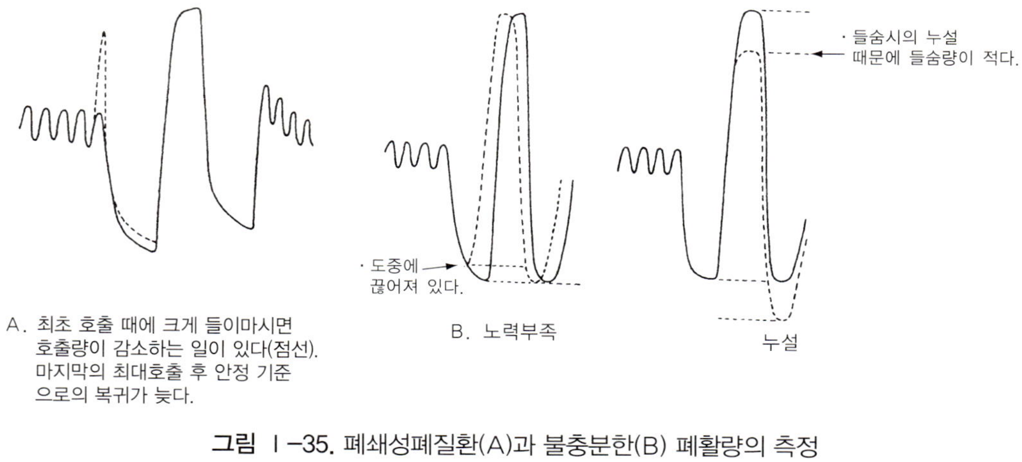

그림 Ⅰ-35. 폐쇄성폐질환(A)과 불충분한(B) 폐활량의 측정

(2) 강제날숨곡선(노력호기곡선, forced expiratory volume curve, FEV curve)의 측정

약간 쉬게 한 후 안정호흡을 여러 번 시켜 호흡이 안정되면 **최대들숨위치까지 최대로 흡입시켜 1초 동안 호흡을 멈추게 한 후 가능한 신속하게 힘껏 최대날숨위치까지 호출시켜 강제폐활량(노력폐활량, forced vital capacity, FVC)을 측정한다. 이 강제폐활량(FVC)은 빠른 폐활량(fast vital capacity)이다. 호출시간은 강제폐활량이 충분히 얻어질 수 있도록 적어도 6초 정도는 하도록 한다. FVC 측정 시 최대들숨위치에서 날숨 시작 때부터 1초간의 호출량을 측정한 것이 1초량($FEV_{1.0}$)으로 2초량, 3초량 등의 시간 폐활량을 얻을 수 있다.** 적어도 3회 실시한 노력 중에서 강제폐활량과 1초량은 최대치를 선택한다. 이 경우 2개의 값은 동일 곡선에서 얻어지지 않아도 좋다. 측정기기에 따라서는 동일 곡선의 값으로부터 1초율 등의 수치를 산출하도록 되어 있으므로 이 경우는 강제폐활량과 1초량의 합이 최대로 되는 극선을 선택한다(그림 I-36, 37, 38, 39).

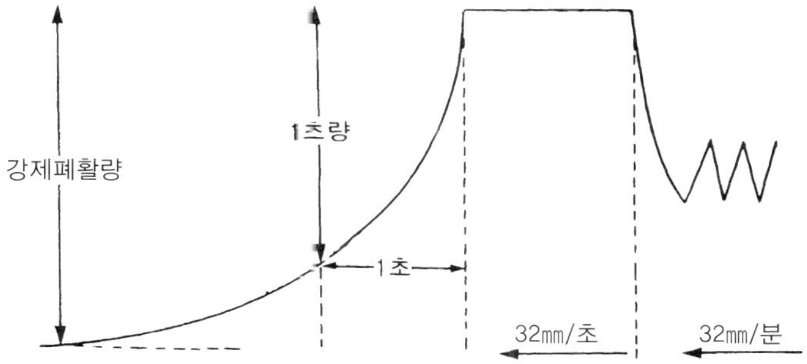

그림 I-36. 강제날숨곡선의 측정

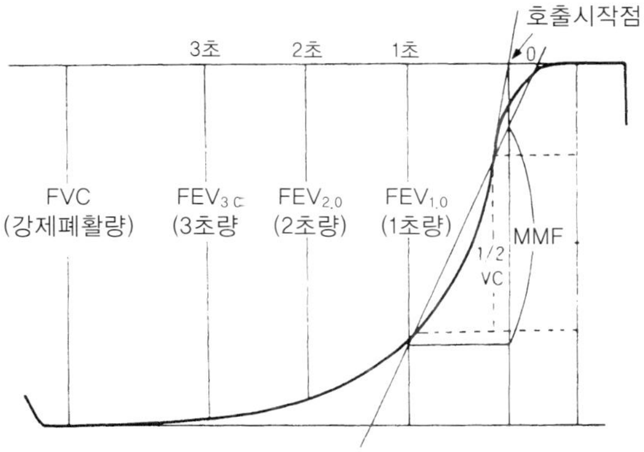

그림 I-37. 강제날숨곡선

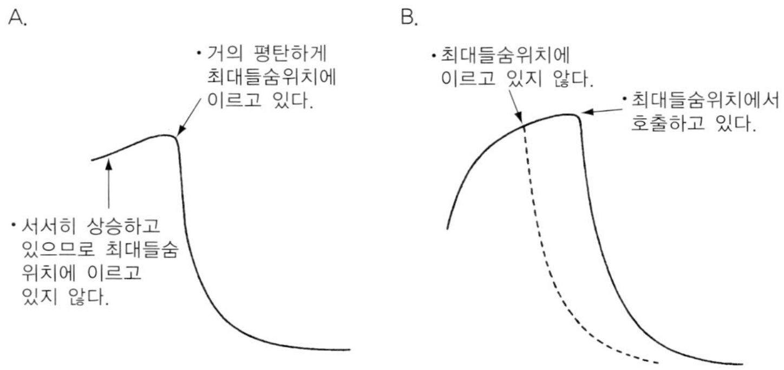

그림 Ⅰ-38. 강제날숨곡선에서 최대들숨위치의 판단(A) 및 점검(B)

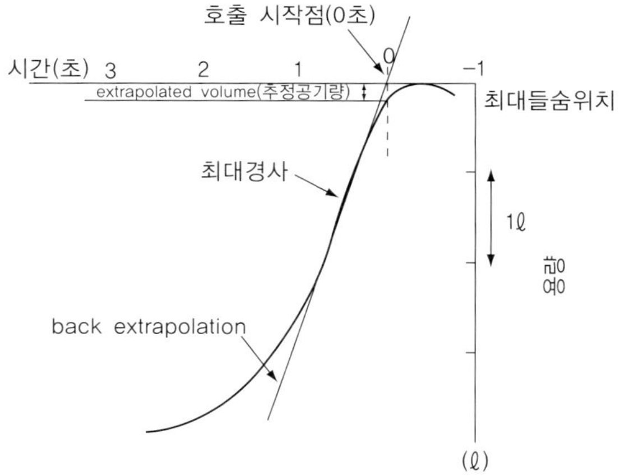

그림 Ⅰ-39. 호출시작점의 결정방법(back extrapolation법)

강제날숨곡선에서 호출시작 시 처음의 곡선이 완만할 때 1초량을 위한 시작점은 곡선의 가장 경사가 심한 부분에 접선을 그어 최대들숨위치의 접선과의 교점으로 한다.

강제폐활량은 들숨폐활량(천천히 호흡을 시켜서 측정하는 폐활량, slow vital capacity)보다 이론적으로는 값이 작다. 강제폐활량 측정 시에는 기도폐쇄의 영향이 있기 때문에 일반적으로는 들숨폐활량을 폐활량의 값으로서 선택한다. 단 강제폐활량의 값이 커지는 일도 있으므로 이때는 강제폐활량을 폐활량으로서 선택한다.

강제호출 시 여러 가지 원인에 의해 부적당하게 측정되는 일이 있다(그림 Ⅰ-40).

① 검사 도중에 기침을 하면 유량-용량곡선 도중에 작은 산이 생길 수 있다.

② 호출 시에 성문이 닫히면 날숨속도가 잠깐 매우 작아진다.

③ 강제호출이 불충분하면 유량-용량곡선의 정점(peak)이 나오는 것이 늦어지며, 정점의 형태가 둥그스름하고 평탄에 가깝게 된다.

④ 마우스피스 부분에 폐쇄가 있다(혀나 의치에 의함).

⑤ 날숨 시작의 타이밍이 맞지 않는다.

⑥ **만성폐공기증(만성폐기종)**의 증례에서 보이는 소견으로 꺾임현상(check valve) 때문에 생기는 곡선의 패턴이나 측정 시의 인공산물은 아니다.

피검자의 모습을 관찰해가면서 표시(display)된 곡선을 눈으로 쫓아가는 것에 의해 적절한 노력 호출이 실시되고 있는지 어떤지를 판단한다.

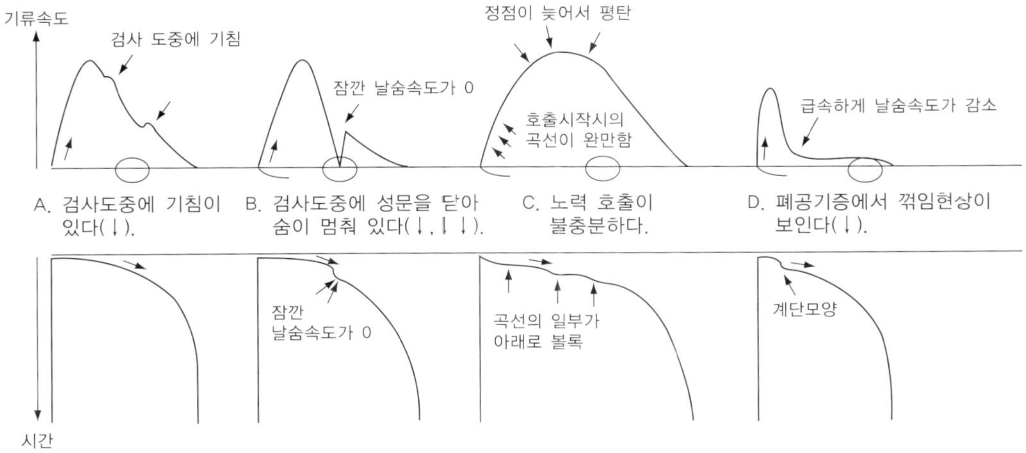

그림 Ⅰ-40. 유량-용량곡선과 강제날숨곡선 형태의 판정법

(3) 최대노력호흡(최대환기량, maximal voluntary ventilation, MVV)의 측정

보통 **1분간 폐에 출입할 수 있는 최대공기량(실제로는 들숨량)으로** 환기량이 최대가 된다. **약 12초간 최대로 깊고 빠른 노력 호흡을 연속하도록 하고 이것에 5배를 하여 1분간의 공기량으로 환산한다.** 호흡의 깊이와 빈도는 개인에 따라 다르나 기도장애가 없을 때에는 일반적으로 **12초간에 15~20회의 호흡수로 한다. 그리고 일회호흡량은 폐활량의 1/3~1/2 깊이에서 빈도가 70~100회/분 정도 유지될 때 최대치가 얻어진다.**

이상의 측정과 같이 최대노력호흡은 피검자가 자유로이 선택한 호흡의 깊이나 빈도에서의 최대량이나 CO_2의 흡입 등 인위적, 강제적으로 피검자의 능력만큼 얻어지는 최대치는 최대호흡용량(최대환기능력, maximal breathing capacity, MBC)이라고 하여 구별하고 있다. MBC가 MVV보다 엄격한 조건에서 측정되고 있는 것을 의미한다(그림 Ⅰ-41).

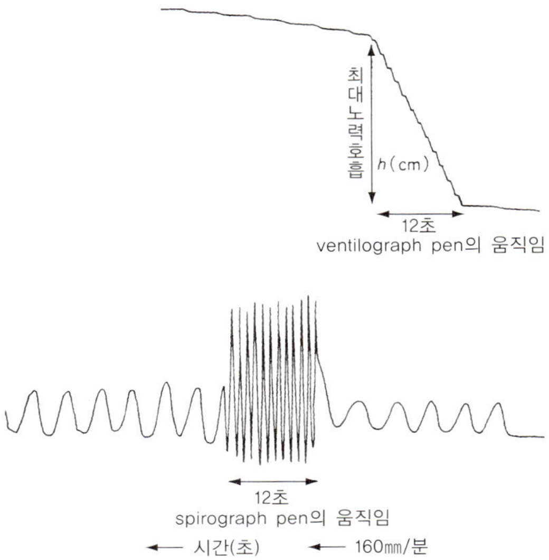

그림 Ⅰ-41. 최대노력호흡의 측정

4) 폐기능검사 시 주의사항

학습목표

1. 폐기능검사 시 주의사항을 이해한다. (A)

(1) 폐기능검사는 피검자가 실제로 어느 정도의 환기능력이 있는지를 아는 것이 목적이기 때문에 어떻게 하면 최대로 힘을 내게 하는지가 중요하므로 검사자는 큰소리로 구령을 붙여 피검자의 힘이 나오도록 유도해야 한다.

피검자가 검사방법을 충분히 이해하고 협조를 잘 해야만 좋은 결과를 얻을 수 있으므로 검사자는 검사방법을 잘 숙지하고 충분히 설명할 수 있는 능력을 갖추고 있어야 하며 또한 **신호가 매우 중요하므로 타이밍(timing)이 좋은 능숙한 신호를 각각의 검사자가 연구해야 한다.**

(2) 폐기능검사는 대개 앉은자세에서 실시하나 필요에 따라서는 바로누운자세나 선자세에서 할 수 있다는 것도 잘 설명해 주도록 한다.

(3) 검사자는 피검자에게 검사를 실시하기 전에 검사목적과 방법을 충분히 설명해야 한다. 피검자에게 호흡을 천천히 또는 최대로 불어내거나 들이마시는 검사이고 때로는 큰소리로 구령을 하는 것도 필요하다는 것을 잘 설명해야 한다.

(4) 폐활량측정법(spirometry)은 피검자가 최대로 참고 계속 노력하여 실시하지 않으면 본래의 값을 얻을 수 없다는 것을 잘 이해시켜 최대 노력을 얻도록 하고 협조를 받는 것이 중요하다. 그리고 각각의 검사방법에 대해서는 검사를 할 때마다 설명하는 것이 좋다.

(5) 검사 중에는 죽은공간(사강, dead space, V_D) 환기 상태로 되기 때문에 검사가 지연되면 CO_2의 축적이 일어나고 그 자극에 의해 호흡이 커지거나 숨쉬기가 곤란해지며 기준위치가 나타나지 않는다. 이 경우에는 마우스피스를 떼어내고 외부공기에 의한 호흡을 하도록 한다.

(6) **기관지천식 발작, 심장기능상실환자, 자연 공기가슴증 등에서 강제날숨곡선(노력호기곡선)이나 최대노력호흡(MVV)을 측정하는 경우 위험을 동반**하는 일이 있으므로 충분히 배려해야 하며 의심스러운 경우에는 의사와 상담해야 한다.

(7) 검사는 피검자로부터 마우스피스와 노즈클립을 떼어내고 쉬어가면서 실시하여 피로에 의한 영향이 없도록 한다.

(8) 신경 · 근육질환 등의 환자에서 마우스피스가 확실하게 물리지 않을 때에는 러버(rubber)라는 마우스피스를 필터에 끼워서 공기의 누설을 막는다.

(9) 의치를 하고 있는 사람은 원칙적으로 빼지 않고 하는 것이 좋으나 사람에 따라서는 빼놓고 하는 것이 공기가 새지 않는 경우도 있다.

(10) 피검자의 몸의 조절상태, 이해력, 협조 정도 등을 기록해 둔다. 또한 목적한대로 측정할 수 없는 검사가 있으면 검사결과에 대한 이해도를 높일 뿐만 아니라 재검사시 참고사항(comment)으로서 구체적으로 기재해 두어야 한다.

(11) 검사 실시 중에 마우스피스가 잘 물려있지 않거나 노즈클립이 떨어져 입과 코에서 공기가 새거나 고무관이 구부러지는 일이 있으므로 주의해야 한다.

(12) **정확한 검사결과를 얻기 위해서는 폐활량(VC), 강제폐활량(FVC)의 측정 시 최대들숨위치와 최대날숨위치를 잘 확인해야 한다.**

(13) **약간 휴식기를 두고 동일한 검사를 3회 이상 반복 실시하여 그중에서 가장 좋은 최대치를 선택한다.** 폐활량(VC), 기능적잔기용량(FRC)의 측정은 같은 피검자라도 날짜를 바꾸어 측정하는 경우 상당한 변동을 보이며 하루 중의 변동도 보일 수 있다. 폐활량측정법의 정밀도는 판독 값의 50㎖ 이내 정도이면 좋으나 미국흉부학회(american thoracic society, ATS)에서는 150㎖ 이내로 정하고 있다.

3. 결과의 계산방법

폐용량은 BTPS로 표시해야 하므로 측정한 ATPS양을 BTPS양으로 환산해야 한다. 베네딕트-로스형 폐활량계에서는 원칙에 따라 펜의 움직임(h ㎜)에 벨의 단면적(bell factor)을 곱하면 ATPS의 공기량이 얻어지고 다시 BTPS factor를 곱하면 BTPS의 공기량이 얻어진다. 벨의 단면적은 13.5ℓ형에서는 41.4, 9ℓ형에서는 20.73에 해당하며, 용적 V_{BTPS}는 다음과 같이 계산된다.

V_{BTPS}=h(㎜)×bell factor×BTPS factor

또한 bell factor에 BTPS factor를 곱하고 펜의 움직임(h ㎜)을 직접 곱함으로서 BTPS양을 구할 수 있다(표 Ⅰ-5D). 폐용량의 단위는 보통 ㎖로 나타내나 최대노력호흡(최대환기량, maximal voluntary ventilation, MVV)은 ℓ/분으로 나타낸다. 자동폐활량계에서의 환기기능검사는 전기적으로 호흡량을 산출하여 그래프로 그림을 그리거나 각종 지표를 마이크로컴퓨터에서 자동으로 계측, 계산하여 출력(print out)되는 기기가 사용되고 있다.

호흡곡선(spirogram)은 환기기능인 호흡기능을 종합적으로 평가하는 중요한 지표이다. 이 지표의 이용에는 기준치가 필요하나 대부분의 기준 예측식(predictive formular)은 지금까지 병원마다 각각 다르게 이용되어 왔다. 주로 유럽과 미국인의 기준치가 이용되는 일이 많으며, 측정 시 체위의 차이나 인종적 체형의 차이 및 고령화율 등 인구 구성의 차이 등의 문제가 있다. 한국인도 점점 신장과 수명이 변화하고 있으나 기준치는 유럽과 미국인의 기준치와 비교해 볼 때 인종적 체형의 차이에 의해 폐활량에서 약 10~15%의 높은 값을 나타내고 있다. 국제적 기준인 신장과 연령의 일차식 y=a×신장(㎝)−b×연령+정수로부터 남녀별 호흡곡선 및 혈액가스의 값을 얻어 이용하고 있다.

1) 폐용량분획(lung capacity fraction)

피검자에게 안정호흡을 여러 번 반복 실시하여 **안정날숨위치(기준위치)가 안정하게 되어 호흡의 크기가 일정한 곳의 공기량이 일회호흡량(TV)**이다. 이어서 안정날숨위치에서 천천히 **최대들숨위치까지 충분히 흡입시킨 후 최대날숨위치까지 호출시킨 공기량이 폐활량(VC)**이다. 폐활량은 호흡 공기의 양을 나타낸 것으로 빨리 호출시킬 경우 감소할 수 있다.

폐용량분획에서는 일회호흡량(TV), 날숨예비량(ERV), 들숨예비량(IRV), 폐활량(VC), 호흡수(f), 분당환기량((minute ventilation, V_E), 들숨용적(IC), 레슬리지수(Leslie index) 등의 환기능력 평가지표가 얻어진다.

(1) 일회호흡량(1회환기량, tidal volume, TV)

① 측정 및 계산

호흡곡선의 **안정날숨위치에서 안정들숨위치까지 가장 안정된 펜의 움직임(㎜)을 원칙에 따라 계산**한다.

② **평가**

보통 일회호흡량은 500㎖ 전후로 되어 있으나 **코안(비강, nasal cavity)에서 종달세기관지(terminal bronchiole)까지, 즉 기도에 남아 있으나 가스교환(gas exchange)에는 관여하지 않는 부분에 출입하는 공기량을 해부학적죽은공간(해부학적 사강, anatomical dead space, V_D)이라고 한다.** 이 부분의 공기량은 대개 남자는 150㎖, 여자는 110㎖ 정도이므로 일회호흡량에서 이것을 빼면 허파꽈리(폐포, alveoli)에서 가스교환에 관계하는 유효폐포환기량(effective alveolar ventilation, $\dot{V}_A$)을 얻을 수 있으며 대개 250~350㎖ 정도이다. 보통 해부학적죽은공간의 공기량은 변동하지 않으므로 일회호흡량(TV)의 변동은 호흡수(f)와 함께 유효폐포환기량에 큰 영향을 준다. 따라서 유효폐포환기량($\dot{V}_A$)은 다음과 같이 계산된다.

$\dot{V}_A=(TV-V_D)\times f$이므로 $(500-150)\times 20=7,000$㎖가 된다(그림 I-42).

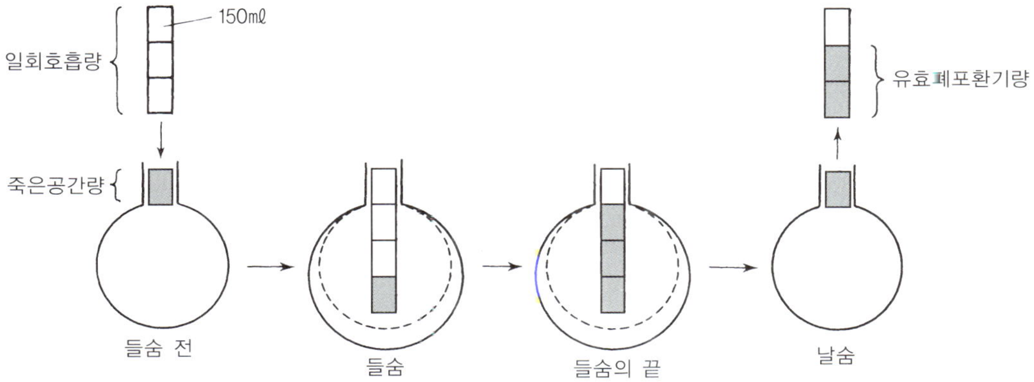

그림 I-42. 유효폐포환기량과 죽은공간을 나타내는 모델
죽은공간량=일회호흡량-유효폐포환기량이 된다.

③ **예제**

[예제 1] 일회호흡량(TV)을 구하시오. 단 측정 시의 온도는 18℃, 대기압은 760㎜Hg이다 (그림 I-43).

$TV_{ATPS}=10$㎜(TV의 높이)$\times 41.4$(bell factor)$=414$㎖

ATPS → BTPS로 환산하면

$$TV_{BTPS}=414\times\frac{(273+37)\times(760-15.5)}{(273+18)\times(760-47)}$$

계산에 의해 구한 18℃의 BTPS계수는 1.113이므로 $TV_{BTPS}=414\times 1.113=460.78$㎖

즉 일회호흡량(TV)=10㎜(TV의 높이)×41.4(bell factor)×1.113(BTPS factor)=460.78㎖가 된다.

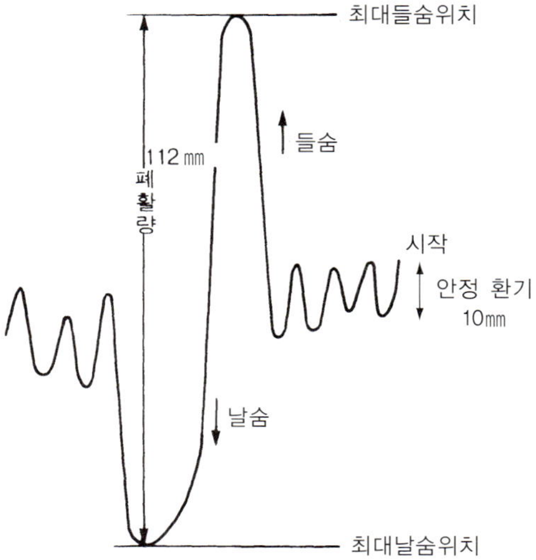

그림 Ⅰ-43. 일회호흡량 및 폐활량의 측정

(2) **폐활량**(vital capacity, VC)

학습목표

1. %폐활량의 의미, 평가법 및 정상치를 이해한다. (A)

① 측정 및 계산

폐용량분획의 호흡곡선에서 최대들숨위치에서 최대날숨위치까지 펜의 움직임(㎜)을 원칙에 따라 계산한다. VC의 평가에는 정상 예측치(predictive VC)와 비교하여 예측 VC에 대한 실측 VC의 비율을 폐활량비(%VC)로 나타낸다. VC의 정상 예측치는 바로누운자세에서 측정한 Baldwin 등의 계산식에서 피검자의 **성, 연령, 신장으로부터 구한다.** 환기기능의 기준범위(reference interval)에 해당하는 지표로서 예측식(predictive formular)이 있다. 예측 폐활량(pre VC)은 Baldwin 등에 의해서 남녀 각각 pre VC=(a−b×연령)×신장과 같이 산출된다. %VC를 산출하는 계산도표(nomogram)를 이용하여 구할 수도 있다(그림 Ⅰ-44).

피검자의 **실측치는 폐활량비(%VC)로서 실측 폐활량/예측 폐활량과 같이 산출하며 환기기능 장애를 평가한다. 만약 예측 VC가 5,000㎖, 실측 VC가 2,800㎖이면 %VC는 56%가 된다.**

%VC에서 예측치와의 비를 구할 경우 예측치는 BTPS양으로 나타내고 있으므로 실측치도 ATPS양을 BTPS양으로 환산해야 한다.

(남) pre VC(mℓ)=[27.63−(0.112×연령)]×신장(cm)

(여) pre VC(mℓ)=[21.78−(0.101×연령)]×신장(cm)

$$\%VC = \frac{\text{실측 VC}}{\text{예측 VC}} \times 100(\%)$$

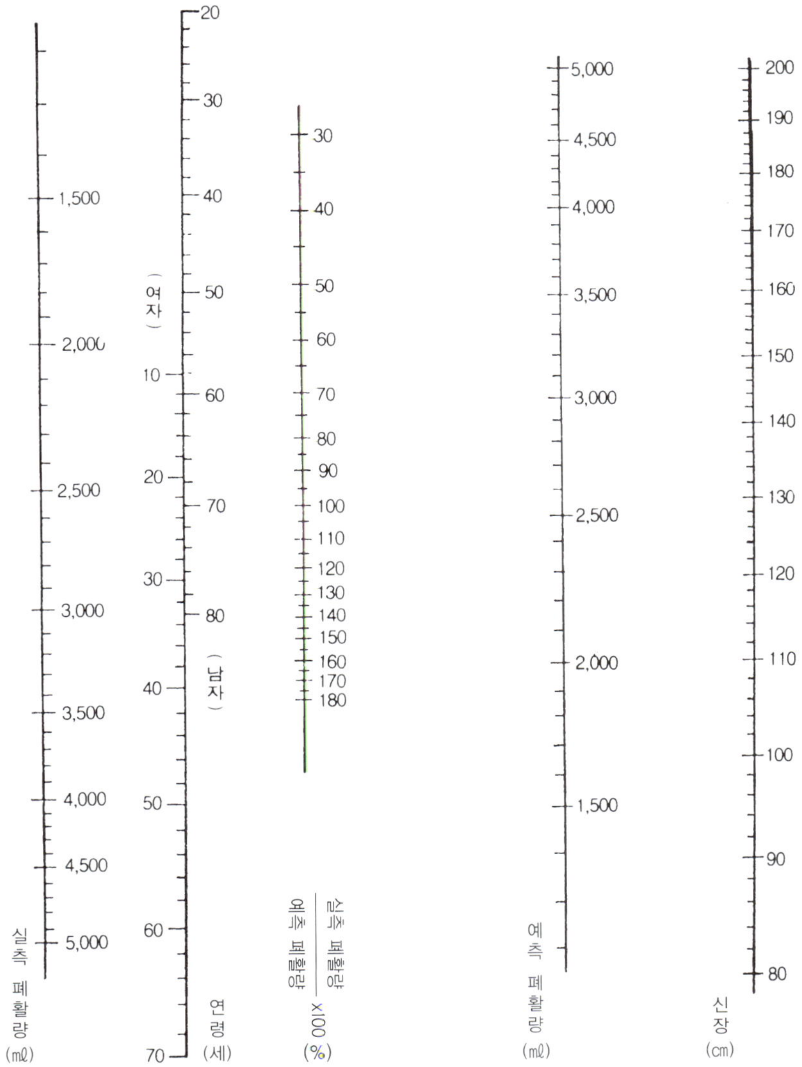

그림 I-44. 폐활량을 산출하는 계산도표

② 평가

%VC는 80% 이상을 정상으로 하며 그 이하인 경우는 구속성 환기장애를 나타내는 지표로 한다. VC의 측정은 보통 앉은자세에서 실시하나 일반적으로 이용되는 Baldwin의 예측치는 바로누운자세에서 측정한 것이다. 보통 바로누운자세의 VC와 비교하면 선자세, 앉은자세의 VC가 큰 값을 나타내므로 Baldwin의 예측치를 이용하는 경우 대부분의 정상인에서는 100% 이상의 VC가 얻어진다. 그러므로 VC는 Baldwin의 예측치를 이용한 건강인에서는 거의 같은 값을 얻을 수 있으나 동일인에 대해서 동일조건에서 경과를 추적하여 VC를 측정할 경우에는 200~250㎖ 이상의 변화가 있을 수 있다.

보통 **들숨폐활량(IVC)이 가장 크고, 내쉼폐활량(EVC)이 그 다음의 값이 얻어지며, 강제폐활량(FVC)은 이것보다 약간 작다(IVC>EVC>FVC). 폐쇄성 환기장애가 있으면 이 경향이 강하게 되나 반대로 될 때에는 피검자의 노력 부족이 의심된다. 만성폐공기증(만성폐기종, chronic emphysema)이나 만성기관지염에서 폐활량의 감소는 없거나 있어도 매우 작다.** 폐활량 측정 시 정상에서의 호출은 약 1.2배의 시간을 필요로 하는데 기도의 날숨 폐쇄 혹은 폐탄성의 소실 등의 경우에는 호출의 연장을 볼 수 있다.

폐활량은 성, 연령, 신장에 의해 차이가 있다. 성별에 따른 차이에서 여자는 남자 폐활량의 70~80%이다. **폐활량은 연령의 증가와 함께 감소하며** 연령별로는 25~35세가 최대치를 나타내나 그 전후에는 낮아진다(남자 3,500~4,500㎖, 여자 2,500~3,500㎖). 특히 **신장과 큰 상관관계가 있다.**

③ 예제

[예제 1] **폐활량(VC)을 구하시오. 단 측정 시의 온도는 18℃, 대기압은 760㎜Hg이다**(그림 Ⅰ-43).

VC_{ATPS}=112㎜(VC의 높이)×41.4(bell factor)=4,637㎖

ATPS → BTPS로 환산하면

$$VC_{BTPS} = 4,637 \times \frac{(273+37)\times(760-15.5)}{(273+18)\times(760-47)}$$

계산에 의해 구한 18℃의 BTPS계수는 1.113이므로 VC_{BTPS}=4,637×1.113=5,161㎖

즉 폐활량(VC)=112㎜(VC의 높이)×41.4(bell factor)×1.113(BTPS factor)=5,161㎖가 된다.

[예제 2] 폐활량(VC)과 폐활량비(%VC)를 구하시오. 단 측정 시의 온도는 18℃, 대기압은 760㎜Hg이다(그림 Ⅰ-45).

① 실측 VC=95×41.4×1.113=4,377㎖

예측 VC=[27.63-(0.112×20)]×170=4,316㎖

$$\%VC=\frac{4,377}{4,316}\times 100 \fallingdotseq 101\%$$

② 실측 VC=45×41.4×1.113=2,074㎖

예측 VC=[27.63-(0.112×65)]×160=3,256㎖

$$\%VC=\frac{2,074}{3,256}\times 100 \fallingdotseq 64\%$$

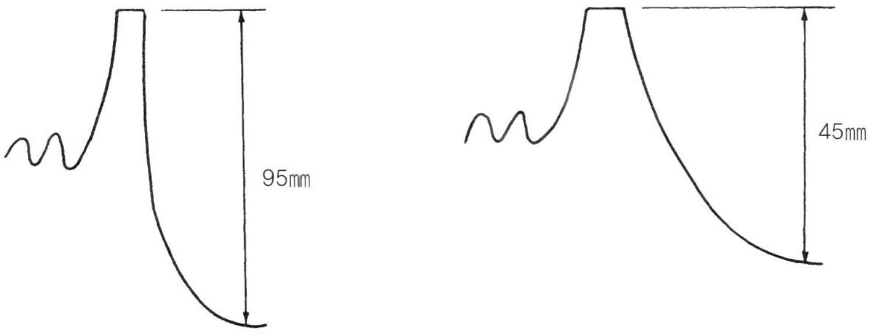

A. 20세, 남성, 신장 170㎝　　B. 65세, 남성, 신장 160㎝

그림 Ⅰ-45. 폐활량의 측정

[예제 3] 예측 VC 4,600㎖, 들숨용적(IC) 1,800㎖, 날숨예비량(ERV) 1,000㎖일 때 폐활량(VC), 폐활량비(%VC)를 구하시오.

* VC=IC+ERV이므로 1,800+1,000=2,800㎖

* %VC=(실측 VC/예측 VC)×100이므로 (2,800/4,600)×100=60.87%

[예제 4] 폐활량(VC)의 높이 65㎜, 예측 VC 3.0ℓ일 때 폐활량비(%VC)를 구하시오. 단 bell factor는 41.4, 측정 시의 온도, 기압에 의한 BTPS factor는 1.080이었다.

* VC=65×41.4×1.080=2.9ℓ이므로 %VC=(2.9/3.0)×100=97%이다.

(3) 공기잡이지수(air trapping index, ATI)

① 측정 및 계산

폐는 안정날숨위치가 일정하게 된 시점에서 최대날숨위치까지 호출하여 노력하지 않고도 폐의 탄성 수축력에 의해 자연스럽게 안정호흡으로 되돌아간다. 건강인은 대개 1회의 호출에 의해 안정날숨위치로 되돌아가나 **기관지 폐쇄 및 만성폐공기증(만성폐기종, chronic emp-hysema)에서는 공기가 완전히 호출되지 않기 때문에 기도나 허파꽈리(폐포, alveoli)에 공기가 남아 있게 된다(공기잡이현상, air trapping phenomenon).** 폐의 탄성저하와 기도의 협착에 의한 호출장애를 말하며, 여러 번 환기를 해야 계단형태로 처음과 같이 되돌아가거나 완전하게 되돌아가지 않고 과다팽창위치를 지속한다.

정상인에서 폐활량(VC)과 강제폐활량(FVC)의 차는 거의 없으나 고도의 폐쇄성 환기장애에서는 공기잡이현상 때문에 VC보다 FVC가 감소하므로 VC와 FVC의 차는 더욱 커진다. 즉 FVC가 감소하기 때문에 ATI는 증가한다(그림 Ⅰ-46, 47). 공기잡이지수는 폐용량간의 비율이므로 ATPS양대로 산출하며, BTPS로의 환산은 필요하지 않다.

$$ATI = \frac{VC - FVC}{VC} \times 100(\%)$$

② 평가

공기잡이지수는 +5% 이하를 정상으로 하며, 그 이상인 경우는 폐쇄성 환기장애를 나타내는 지표로 한다. 공기잡이지수는 폐쇄성 환기장애를 정량화한 것으로 10% 이상이면 주의해야 한다. 폐활량과 강제폐활량의 관계는 공기잡이지수에 의해 기도의 폐쇄 유무를 확인하는데 중요하다. 정상인에서 보통 폐활량은 강제폐활량보다 약간 크나 **기관지천식, 폐공기증, 기관지확장증 등 말초기도의 폐쇄성 환기장애가 있는 환자일수록 그 차는 더욱 커지므로 공기잡이지수는 증가한다.**

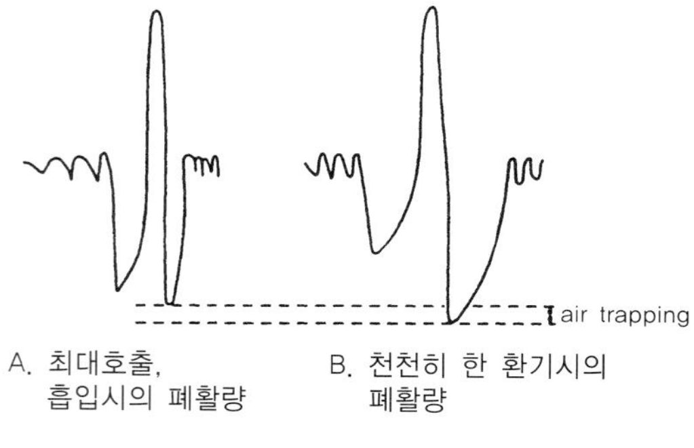

그림 Ⅰ-46. 공기잡이현상

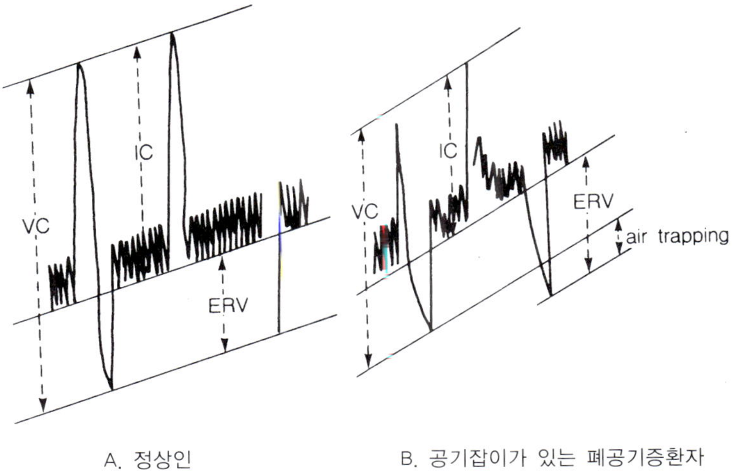

그림 Ⅰ-47. 호흡곡선과 들숨용적, 날숨예비량
최대들숨 후 최대호출을 하여 폐활량을 구해도 정상인에서는 들숨용적과 날숨예비량의 합으로서 구한 폐활량은 변하지 않으나 폐공기증에서는 공기잡이 값만큼 적어진다. 더욱더 곡선은 산소소모량에 상당하여 왼쪽에서 오른쪽을 향해 점차 상승하고 있다.

③ 예제

[예제 1] 공기잡이지수(ATI)를 구하시오(그림 Ⅰ-48).

* ATI=[(VC−FVC)/VC]×100이므로 [(6.5−5.9)/6.5]×100=9.2%이다.

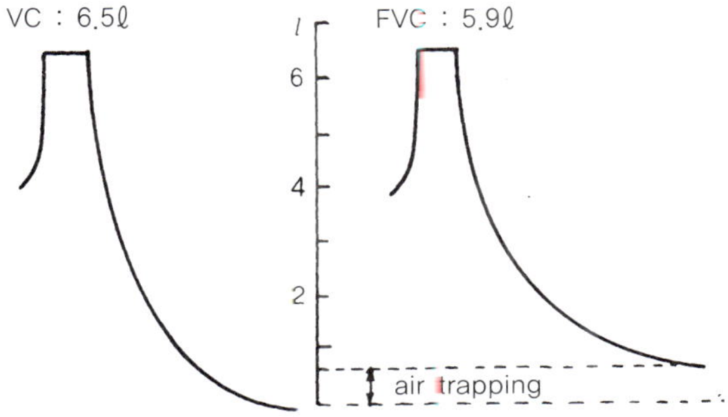

그림 Ⅰ-48. 공기잡이의 측정

[예제 2] 폐활량(VC)의 높이 65㎜, 강제폐활량(FVC)의 높이 55㎜일 때 공기잡이지수(ATI)를 구하시오. 단 bell factor는 41.4, 측정 시의 온도, 기압에 의한 BTPS factor는 1.080이었다.

* ATI=[(VC−FVC)/VC]×100이므로 [(65−55)/65]×100=15%이다.

(4) 레슬리지수(Leslie index)

① **측정 및 계산**

정상인에서 들숨폐활량(흡기폐활량, inspiratory vital capacity, IVC)과 내쉼폐활량(호기폐활량, expiratory vital capacity, EVC)은 같으나 **폐공기증에서는 폐 점성저항의 증가, 탄성 수축력의 감소에 의해 이미 폐가 과다팽창되어 수축되지 않는 상태이므로 호출시 폐에 공기가 잡혀있는(air trapping) 것을 지수로 나타낸 것**이다. 부분적인 기도의 불완전한 협착에 의한 공기잡이 양을 나타내는 지표로 보통 **공기잡이지수(ATI)와 같은 의미로 사용된다.**

기도계통, 특히 말초기도의 부분적인 불완전 폐쇄가 있는 경우 흡입 시에는 기관지 주위 압력보다 음압이 되기 때문에 열리나 호출 시에는 기관지 주위 압력이 양압으로 되기 때문에 닫힌다. 따라서 **최대 호흡으로 깊게 들이마신 공기를 다음 날숨 시에는 전부 불어내지 못하고 폐 내에 공기가 잡혀 있게 된다(공기잡이, air trapping).**

폐쇄성폐질환에서는 최대날숨위치까지 가능한 호출하여 구하는 내쉼폐활량은 남은공기량에서 가능한 흡입하여 구하는 들숨폐활량 또는 폐용적을 더한 폐활량에 비해 작아지는 수가 있다. 정상인에서 공기잡이는 없으므로 3종류의 폐활량간에는 차이가 없다. 이론적으로는 내쉼폐활량이 폐용적을 더한 폐활량보다 커지는 일은 없으므로 내쉼폐활량의 하나인 강제폐활량은 폐용적을 더한 폐활량보다 커지는 일은 없다.

실제로는 환자의 요령 부족이나 노력 부족 때문에 반대로 커지거나 작아지는 일도 적지 않다. 이와 같은 경우 폐에 출입할 수 있는 최대공기량이라는 폐활량의 정의로 보아 큰 쪽을 폐활량으로 해야 한다.

레슬리지수는 기도의 불완전한 폐쇄에 의해 생기는 공기잡이 양(들숨폐활량과 내쉼폐활량의 차)을 들숨폐활량에 대한 비율로 나타낸 것으로 1초율과 같다.

$$\text{Leslie index} = \frac{\text{IVC} - \text{EVC}}{\text{IVC}} \times 100(\%)$$

② **평가**

레슬리지수는 2.5% 이하를 정상으로 하며, 그 이상인 경우는 폐쇄성 환기장애를 나타내는 지표로 한다.

2) 강제날숨곡선(노력호기곡선, forced expiratory volume curve, FEV curve)

학습목표

1. 강제날숨곡선의 의미, 평가법 및 정상치를 이해한다. (A)

안정호흡을 여러 번 반복 실시하여 호흡이 안정되면 안정날숨위치에서 다시 크게 흡입하여 최대들숨위치까지 흡입시킨다. **강제날숨곡선은 최대들숨위치에서 1초 정도 숨을 참게 하여 가능한 최대로 신속하게 수평으로 될 때까지 호출시켜 얻어지는 곡선으로 최대노력날숨곡선이라고도 한다. 이 곡선은 티푸노(Tiffeneau)에 의해서 임상에 도입된 것으로 티푸노곡선이라고도 하며 가로축에는 시간, 세로축에는 공기량을 나타낸다. 날숨속도는 기도저항과 폐의 탄성압력에 의해 큰 영향을 받으며, 폐쇄성 장애의 유무와 관계없이 노력 호출은 3초간 실시하면 충분하다. 이 곡선에서 높이는 강제폐활량(FVC)이고, 호출시작부터 1초간의 높이는 1초량($FEV_{1.0}$)이다**(그림 Ⅰ-49). 1초량, 2초량 등의 시간 폐활량은 가능한 깊게 숨을 들이마신 후 단숨에 최대로 숨을 내쉬게 하는 노력 호출을 시키므로 환자의 협조가 필요하다.

강제날숨곡선에서는 강제폐활량(FVC), 1초량($FEV_{1.0}$), 2초량($FEV_{2.0}$), 3초량($FEV_{3.0}$) 등의 시간 폐활량, 겐슬러의 1초율($FEV_{1.0}$%), 강제중간날숨유량 25-75%(노력중간호기유량 25-75%, FEF_{25-75}%), 강제날숨유량(최대호기유량, $FEF_{200-1200㎖}$), 꺾임현상(check valve) 등의 환기능력 평가지표가 얻어진다.

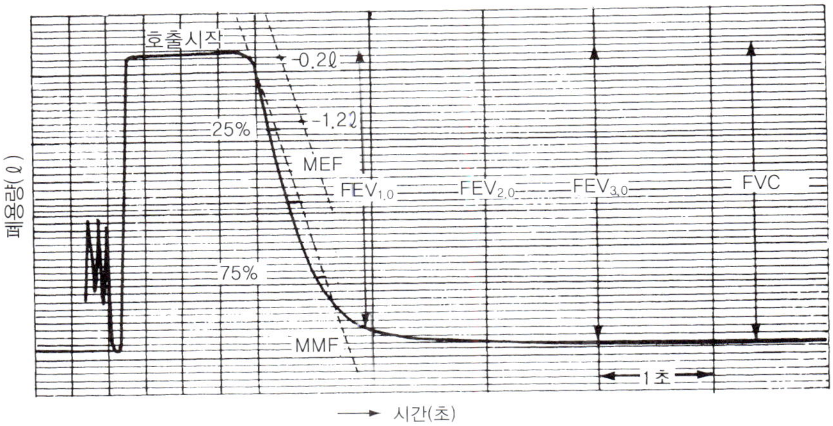

그림 Ⅰ-49. 강제날숨곡선

(1) 강제폐활량(노력폐활량, forced vital capacity, FVC)

① 측정 및 계산

강제날숨곡선(노력호기곡선)에서 자발적인 노력에 의해 가능한 빨리 최대로 호출하여 얻어지는 폐활량으로 최대들숨위치에서 최대날숨위치까지의 펜의 움직임(㎜)을 원칙에 따라 계산한다(그림 Ⅰ-49, 50). **FVC의 평가에는 정상 예측치(predictive FVC)와 비교하여 강제폐활량비(%FVC)로 나타낸다.** FVC의 정상 예측치는 선자세에서 측정한 Ferris 등의 계산식에서 피검자의 **성, 연령, 신장으로부터 구한다.**

(남) Pre FVC(㎖)=[(51.0×신장)−(25.0×연령)−3,550±590]
(여) Pre FVC(㎖)=[(33.0×신장)−(23.0×연령)−1,400±460]

$$\%FVC=\frac{\text{실측 FVC}}{\text{예측 FVC}}\times 100(\%)$$

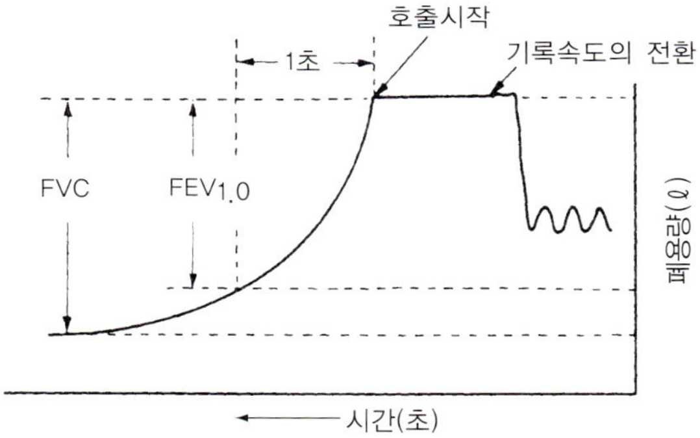

그림 Ⅰ-50. 강제폐활량과 1초량

② 평가

%FVC는 80% 이상을 정상으로 하며, 그 이하인 경우는 폐쇄성 환기장애를 나타내는 지표로 한다. 특히 말초기도에 장애가 있을수록 FVC는 감소하므로 만성폐쇄성폐질환(chronic obstructive pulmonary disease, COPD)의 진단에 유용하며 노인에서도 감소한다(그림 Ⅰ-51). COPD에서는 환기장애 때문에 숨을 천천히 내쉬는 경우 폐활량이 비교적 정상을 나타내는 경우도 있으므로 폐활량 측정만으로는 진단이 어려운 경우도 있다. 또한 **FVC는 너무 빨리 호출시킬 경우 유량이 저하하여 감소할 수 있으므로 시작하는 속도가 중요하다.**

폐활량(VC)과 강제폐활량(FVC)은 거의 같으나 약간의 차이가 있을 수 있으며, 보통 **FVC는 VC보다 작다(VC≧FVC).** FVC는 최대 노력하여 가능한 빨리 폐 내의 공기를 호출하기 때문에 VC에 비해 말초기도의 일부에 폐쇄가 일어난다. 따라서 말초에 공기를 흡입하기 어려워지므로 오히려 VC보다 작아진다. 만약 **VC보다 FVC가 크면 폐기능검사에서 검사자의 조작기술의 실수일 가능성이 있다.** 만약 폐쇄성 환기장애가 있으면 더욱 그 차이는 커진다.

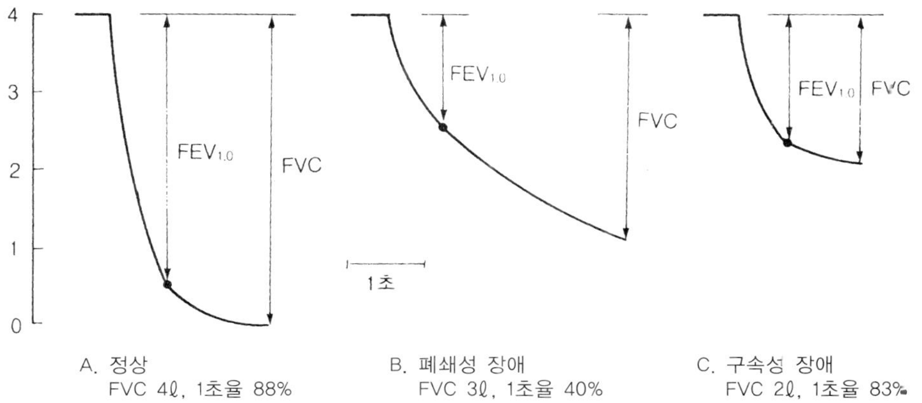

그림 Ⅰ-51. 강제날숨곡선의 전형적인 예

(2) 1초량(forced expiratory volume in one second, $FEV_{1.0}$)

① 측정 및 계산

강제날숨곡선(노력호기곡선)의 최대들숨위치에서 가능한 빨리 최대로 호출하여 얻어지는 시간 폐활량으로 1초간에 호출된 공기량을 1초량($FEV_{1.0}$)이라고 하며 펜의 움직임(㎜)을 원칙에 따라 계산한다(그림 Ⅰ-49, 50). 또한 2초간, 3초간에 호출한 공기량도 마찬가지로 각각 **2초량($FEV_{2.0}$), 3초량($FEV_{3.0}$) 등의 시간 폐활량으로 나타낸다.**

$FEV_{1.0}$의 평가에는 정상 예측치(predictive $FEV_{1.0}$)와 비교하여 1초량비(%$FEV_{1.0}$)로 나타낸다. 1초량의 정상 예측치는 Berglund 등의 계산식에서 피검자의 **성, 연령, 신장으로부터** 구한다.

(남) Pre $FEV_{1.0}$=[(3.44×신장)−0.033×연령)−1.00]×1,000

(여) Pre $FEV_{1.0}$=[(2.67×신장)−0.027×연령)−0.54]×1,000

$$\%FEV_{1.0}=\frac{\text{실측 } FVC_{1.0}}{\text{예측 } FVC_{1.0}}\times 100(\%)$$

② 평가

1초량은 기도의 협착을 반영하여 감소하나 폐활량이 작은 경우에도 감소한다. 따라서 1초량은 폐쇄성 장애나 폐활량에 의해서도 규제된다. **폐공기증이나 만성기관지염 등의 폐쇄성 폐질환은 1초량의 감소가 현저하나** 질환에 따라서는 강제폐활량과 1초량을 비교하면 1초량이 강제폐활량보다 클 수 있다. 1초량은 기관지천식환자에서 기관지확장제(bronchodilator) 흡입효과 판정에 이용되며 12% 이상을 양성으로 하나 1초량이 200㎖ 이상 증가되어야 한다.

$$개선률=\frac{흡입\ 후\ 1초량-흡입전\ 1초량}{흡입\ 전\ 1초량}\times 100(\%)$$

(3) 1초율(forced expiratory volume in one second over vital capacity, $FEV_{1.0}\%$)

① 측정 및 계산

1초율은 1초량을 폐활량에 대한 비율로 나타낸 것으로 강제폐활량을 분모로 한 겐슬러의 1초율과 폐활량을 분모로 한 티푸노의 1초율이 이용된다. 1초율은 폐용량간의 비율이므로 ATPS양대로 산출하며, BTPS로의 환산은 필요하지 않다. **겐슬러의 1초율은 1초량을 강제폐활량에 대한 비율로 나타낸 것으로 다음과 같다.**

$$FEV_{1.0}\%(G)=\frac{FEV_{1.0}}{FVC}\times 100(\%)FVC$$

티푸노의 1초율은 1초량을 폐활량에 대한 비율로 나타낸 것으로 다음과 같다.

$$FEV_{1.0}\%(T)=\frac{FEV_{1.0}}{VC}\times 100(\%)VC$$

일반적으로 **1초율은 겐슬러의 1초율이 많이 이용**되나 티푸노의 1초율도 이용된다. 정상인에서 이들 1초율은 거의 같으나 폐활량에 따라서 변화된다. **폐공기증이나 기관지천식, 만성기관지염 등과 같은 만성폐쇄성폐질환에서는 남은공기량의 증가에 의해 강제폐활량이 감소될 수 있기 때문에 겐슬러의 1초율은 커지나 티푸노의 1초율은 작아진다. 1초율은 연령의 증가에 의해 감소한다.** 1초율은 기도협착 등 기도폐쇄 정도를 나타내는 지표로 이용되나 젊은이에서는 연령에 관계없이 80% 이상을 정상으로 하며, Berglund의 예측식이 이용된다.

(남) $FEV_{1.0}\%=[(91.79-0.373)\times 연령]$

(여) $FEV_{1.0}\%=[(92.11-0.261)\times 연령]$

② 평가

$FEV_{1.0}\%$는 70% 이상을 정상으로 하며, 그 이하인 경우는 폐쇄성 환기장애를 나타내는 지표로 한다. 폐공기증이나 기관지천식, 만성기관지염 등과 같은 만성폐쇄성폐질환에서는 호출 시에 기도저항이 증가하기 때문에 1초율은 저하한다. 1초율은 폐쇄성폐질환에서는 감소하고, 구속성폐질환에서는 증가하거나 정상이며, 혼합형에서는 감소한다. 1초율은 폐쇄성 장애의 지표로서 폐활량의 변화에 의한 영향은 배제할 수 있으나 기능의 장애 정도는 1초량이 1초율보다 더 잘 반영한다. 최대들숨위치에서 최대날숨위치까지 호출하지 않으면 1초량은 감소되므로 주의해야 한다(그림 Ⅰ-51).

③ 예제

[예제 1] 50세, 160㎝, 남성이다. 강제폐활량(FVC), 1초량($FEV_{1.0}$), 1초량비($\%FEV_{1.0}$), 겐슬러의 1초율($FEV_{1.0}\%$)을 구하시오. 단 온도는 18℃, bell factor는 41.4, BTPS factor는 1.113이다(그림 Ⅰ-52).

* FVC=80×41.4×1.113=3,686㎖

* $FEV_{1.0}$=65×41.4×1.113=2,995㎖

* 예측 $FEV_{1.0}$=[(3.44×1.6)−(0.033×50)−1.00]×1,000=2,854㎖

$$\%FEV_{1.0}=\frac{2,995}{2,854}\times100=105\%$$

$$FEV_{1.0}\%=\frac{65}{80}\times100=81.3\% \text{ 또는 } FEV_{1.0}\%=\frac{2,995}{3,686}\times100=81.3\%$$

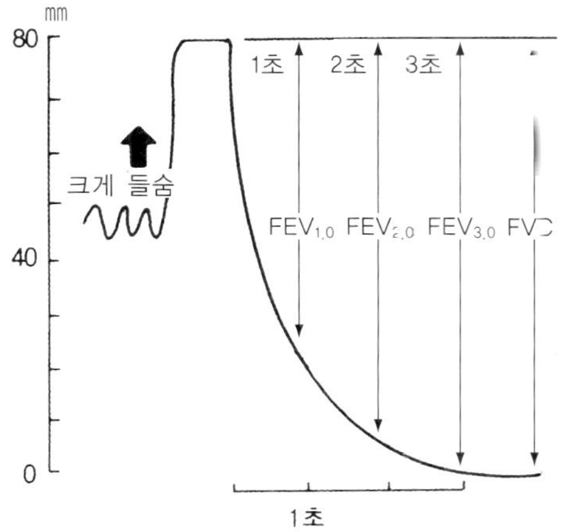

그림 Ⅰ-52. 강제날숨곡선

[예제 2] 예측 VC 3,000㎖, 강제폐활량(FVC) 2,500㎖, 1초량($FEV_{1.0}$) 1,500㎖, 들숨용적(IC) 2,000㎖, 날숨예비량(ERV) 1,000㎖일 때 폐활량(VC), Gaensler의 1초율($FEV_{1.0}$%), Tiffeneau의 1초율($FEV_{1.0}$%)을 구하시오.

* VC=IC+ERV이므로 2,000+1,000=3,000㎖

* $FEV_{1.0}$%(G)=($FEV_{1.0}$/FVC)×100이므로 (1,500/2,500)×100=60%

* $FEV_{1.0}$%(T)=($FEV_{1.0}$/VC)×100이므로 (1,500/3,000)×100=50% 또는
예측 VC 3,000㎖의 80%는 2,400㎖이므로 (1,500/2,400)×100=62.5%

[예제 3] 예측 VC 4,000㎖, %VC 80%, Tiffeneau의 1초율($FEV_{1.0}$%) 80%일 때 1초량($FEV_{1.0}$)을 구하시오.

* 실측 VC=4,000×0.8=3,200㎖

* $FEV_{1.0}$%(T)=($FEV_{1.0}$/VC)×100이므로 $FEV_{1.0}$%는 (폐활량×1초율)/100이므로
$FEV_{1.0}$=3,200×0.8=2,560㎖이다.

[예제 4] 기관지확장제 흡입 전후의 폐활량측정법(spirometry)의 결과이다.

	폐활량(ℓ) %	폐활량(%)	1초량(ℓ)
흡입 전	2.69	93	1.61
흡입 후	2.96	102	1.93

① 흡입 전후의 1초율을 구하시오.

* 흡입 전 : (1.61/2.69)×100=60%

* 흡입 후 : (1.93/2.96)×100=65%

② 기관지확장제의 효과를 판정하시오.

* 개선률=[(1.93−1.61)/1.61]×100=20%로 효과가 있다.

③ 예상되는 질환은?

* 기관지천식

[예제 5] 1초량($FEV_{1.0}$)의 높이 15㎜, 강제폐활량(FVC)의 높이 55㎜일 때 겐슬러의 1초율($FEV_{1.0}$%)을 구하시오. 단 bell factor는 41.4, 측정 시의 온도, 기압에 의한 BTPS factor는 1.080이었다.

* $FEV_{1.0}$ =15×41.4×1.080=670.68ℓ이고, FVC=55×41.4×1.080=2,459ℓ이므로
$FEV_{1.0}$%(G)=(15/55)×100=27%

(4) 강제날숨유량(노력호기유량, forced expiratory flow, FEF)

강제날숨곡선(노력호기곡선)에서 날숨시의 최대유량은 보통 중간부분에 있는 경우가 많으며 강제날숨곡선의 특정 공기량 구간의 평균유량을 나타낸다. 그러나 호출 직후에는 폐활량계의 관성(inertia) 때문에 불안정하고 호출 시작점을 정확하게 정하는 것이 곤란한 경우도 있다.

강제날숨곡선의 각 부분은 다른 진단적 의미를 가지며 곡선의 중간부분은 환자의 노력과 가장 관계없는 부분이나 말초 소기도의 초기병변이 있을 때에는 예민하게 이상소견을 나타낸다. 곡선 초반부는 노력에 많은 영향을 받는 부분으로 제대로 호출해내지 못하면 병변이 없더라도 비정상적으로 된다. 그러나 검사를 잘 실시한 경우에는 기관(trachea)의 종양이나 대기도(large airway)의 협착 등 중심성 대기도(central large airway)의 폐쇄 시 이상소견을 보인다. 강제날숨곡선에서 날숨 중간의 최대유량 부분의 해석을 위해서는 다음과 같은 지표가 얻어진다.

① 강제중간날숨유량 25−75%(forced expiratory flow 25−75%, FEF_{25-75}%) 또는 최대중간날숨유량(maximm midexpiratory flow, MMF)

㉮ 측정 및 계산

강제날숨곡선에서 강제폐활량을 4등분하여 처음의 1/4(25%)과 마지막의 1/4(25%)을 제외한 중간의 1/2(50%)량을 경과하는 시간을 1초 단위로 바꾸어 ℓ/s로 나타낸다. 즉 **강제폐활량의 1/4(25%)에서 3/4(75%)까지의 두 점을 잇는 직선의 경사에 해당하는 값으로 두 점사이에 호출된 공기의 평균유량을 나타낸다**(그림 Ⅰ−49, 53).

보통 다음 식으로부터 구한다.

$$FEF_{25-75}\% = \frac{\text{강제폐활량의 1/2량}}{\text{강제폐활량 1/2량의 시간경과}}$$

FEF_{25-75}%의 정상 예측치는 Birath의 계산식에서 피검자의 성, 연령으로부터 구한다.

(남) Pre $FEF_{25-75}\% = [(5.85-0.0523) \times \text{연령})]$

(여) Pre $FEF_{25-75}\% = [(5.63-0.0579) \times \text{연령})]$

$$\%FEF_{25-75}\% = \frac{\text{실측 } FEF_{25-75}\%}{\text{예측 } FEF_{25-75}\%} \times 100(\%)$$

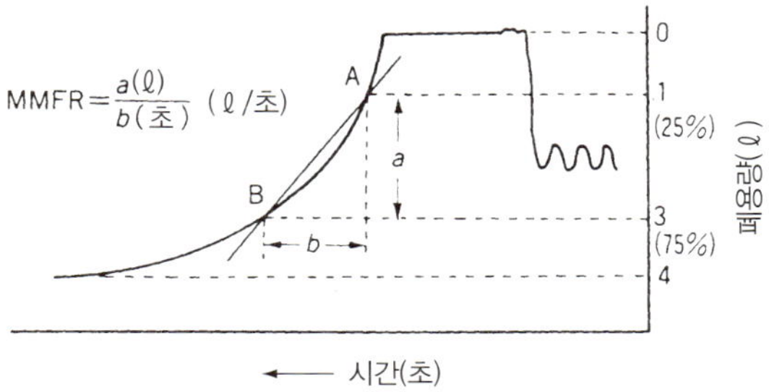

그림 Ⅰ-53. 강제중간날숨유량 25-75%

㉯ **평가**

FEF_{25-75}%는 3~5 ℓ/s를 정상으로 하며, 그 이하인 경우는 폐쇄성 환기장애를 나타내는 지표로 한다. FEF_{25-75}%는 폐공기증이나 만성기관지염 등과 같은 만성폐쇄성폐질환(COPD)에서 현저하게 감소한다. 그러나 말초기도 폐쇄 시 1초율은 정상이나 FEF_{25-75}%만이 감소하는 경우도 있다. FEF_{25-75}%는 강제날숨곡선에서 비교적 낮은 폐용량 수준에서의 유량을 구하므로 1초량, 1초율에 비해 말초기도의 폐쇄에 민감하다. 따라서 **폐쇄성 환기장애가 있는 경우 FEF_{25-75}%가 1초율보다 예민하게 이상을 나타낸다.**

1초율이 70% 이하로 감소되면 FEF_{25-75}%가 정상인 경우는 거의 없으나 강제날숨곡선에서 호출해내는 능력이 부족할 때에는 1초율이 저하되어도 FEF_{25-75}%는 정상일 수 있다. 그러나 폐쇄성 환기장애에서는 1초율, FEF_{25-75}% 모두 감소하고, 여기에 구속성 환기장애가 더해지면 FEF_{25-75}%는 더욱더 감소하므로 FEF_{25-75}%만 정상이라는 것은 있을 수 없다. 또한 정상인에서도 많은 변화를 나타낼 수 있으므로 주의해야 한다.

일반적으로 4~5초 정도 기록하나 더 많이 호출해낼 수 있는 경우에는 마지막까지 계속 노력하여 최대날숨위치까지 길게 불어낸다. 특히 고도의 폐쇄성 환기장애가 있는 경우에는 기록시간을 길게 하지 않으면 FEF_{25-75}%를 산출할 수 없으므로 주의해야 한다.

이 검사는 최대로 숨을 흡입하고 단숨에 숨을 호출해내는 검사이므로 불어내는 처음의 속도가 중요하다. 또한 도중에 숨을 멈추지 말고 호출하지 않아도 될 때까지 계속하는 것은 강제폐활량이나 FEF_{25-75}%를 산출하는데 매우 중요하다.

㉰ **예제**

[예제 1] 강제날숨곡선에서 강제폐활량은 4ℓ(BTPS), 그 가운데 1/2량을 호출하는 시간경과가 0.6초일 때 강제중간날숨유량 25-75%(FEF_{25-75}%)를 구하시오.

$$3.3\ell/s = \frac{2}{0.6}$$

② **강제날숨유량 200−1,200㎖(forced expiratory flow 200−1,200㎖, FEF$_{200-1200}$㎖) 또는 최대날숨유량(maximam midexpiratory flow, MEF)**(그림 Ⅰ−49, 54).

강제날숨곡선에서 호출을 시작하여 200㎖와 1,200㎖사이의 평균유량으로 거의 최대유량(peak flow)점을 중심으로 한다

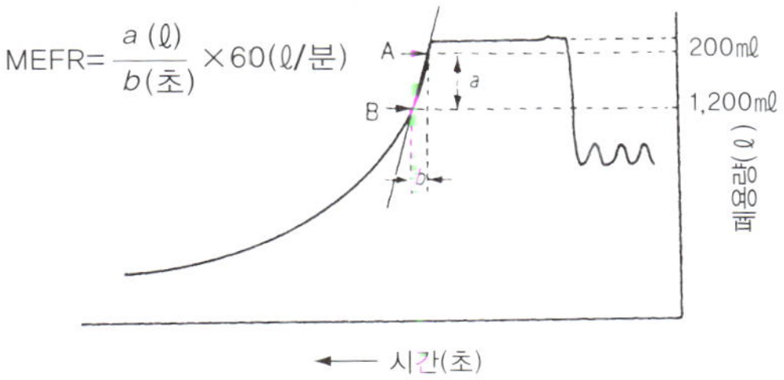

그림 Ⅰ−54. 강제날숨유량 200−1,200㎖

(5) **꺾임현상(check valve)**

강제날숨곡선의 호출 초기에 꺾여 보이는 현상으로 요철이 보인다. 이것은 **폐쇄성 환기장애**를 나타내는 지표로 된다(그림 Ⅰ−55).

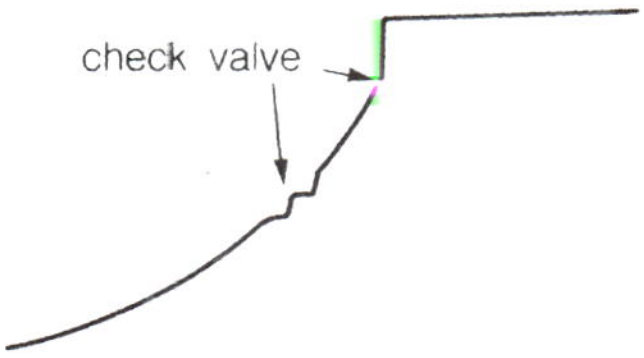

그림 Ⅰ−55. 꺾임현상

3) 최대노력호흡(최대환기량, maximal voluntary ventilation, MVV)

학습목표

1. 최대노력호흡의 의미, 평가법 및 정상치를 이해한다. (A)

(1) **최대노력호흡**

① **측정 및 계산**

최대노력호흡은 자발적 노력에 의해 가능한 깊고 빠르게 연속 호흡시켜 일정 시간 내에 최대로 몇 ℓ 환기할 수 있는가를 나타내는 공기량이다. 1분간 폐에 출입할 수 있는 최대공기량(실제로는 들숨량)이나 실제로는 12초간의 호흡을 얻어 이것에 5배를 하여 1분간의 공기량으

로 환산한다(그림 I-56). 1분간의 호흡수가 60회인 경우는 MVV 60으로 표시한다. **안정 시 1분간의 호흡량(ℓ/분)을 분당환기량(minute ventilation, V_E)이라고 하며, 폐용량분획의 일회호흡량(TV)에 1분간의 호흡수(f)를 곱하여 계산한다.** 최대노력호흡은 12초간 많이 환기하여 그 사이의 환기량으로부터 환산하여 구하므로 강제날숨곡선에서는 구할 수 없다.

최대노력호흡의 평가에는 정상 예측치(pre MVV)와 비교하여 예측 MVV에 대한 실측 MVV의 비율을 최대노력호흡비(%MVV)로 나타낸다. 최대노력호흡의 정상 예측치는 선자세에서 측정한 Baldwin 등의 계산식에서 피검자의 성, 연령, 체표면적(신장과 체중으로부터 구함)으로부터 구한다. 또한 %MVV를 산출하는 계산도표(nomogram)를 이용하여 구할 수도 있다(그림 I-57, 58). %MVV에서 예측치의 비를 구할 경우 예측치는 BTPS양으로 나타내므로 실측치는 ATPS양을 BTPS양으로 환산해야 한다.

(남) Pre MVV(ℓ/분)=[(86.5−0.522×연령)]×체표면적(m^2)

(여) Pre MVV(ℓ/분)=[(71.3−0.474×연령)]×체표면적(m^2)

$$\%MVV = \frac{\text{실측 MVV}}{\text{예측 MVV}} \times 100(\%)$$

실제 측정에서는 폐활량계에서 12초간의 들숨량을 측정하고 1분간의 최대노력호흡으로 계산하여 ℓ/분으로 나타낸다. 베네딕트-로스형 폐활량계에서는 아래와 같이 구하나 자동폐활량에서는 직접 값이 얻어진다. 최대노력호흡은 다음과 같이 계산된다.

MVV_{BTPS}(ℓ/분)=h×(5×11×41.4×1/1,000×BTPS factor)

즉 5는 12초간의 펜의 움직임을 1분으로 환산하기 위해 곱하는 수치이고, 11은 13.5ℓ형의 벨은 1/11로 축소(9ℓ형에서는 1/25로 축소)되어 있으므로 원래의 크기로 보정하기 위해 곱하는 수치이다. 41.4는 13.5ℓ형의 bell factor는 41.4(9ℓ형은 20.73)이므로 ATPS상태의 공기량을 구하기 위해 곱하는 수치이고, 1/1000은 mℓ를 ℓ로 바꾸기 위한 수치이다. BTPS factor는 BTPS상태의 공기량으로 바꾸기 위한 계수이다. 실제 계산에서는 계측치(mm)에 표 I-5의 온도에 해당하는 E란의 계수를 곱하면 MVV(ℓ/분)가 얻어진다. 표 I-5의 F란의 계수는 분당환기량을 구할 때 1분간의 펜의 움직임(mm)에 이 계수를 곱하면 산출된다.

최대노력호흡에서는 최대노력호흡비(%MVV), 기류속도지수(기속지수, air velocity index, AVI), 운동지수(exercise index, EI), 환기예비력(환기예비율, ventilation reserve, VR) 등의 환기능력 평가지표가 얻어진다.

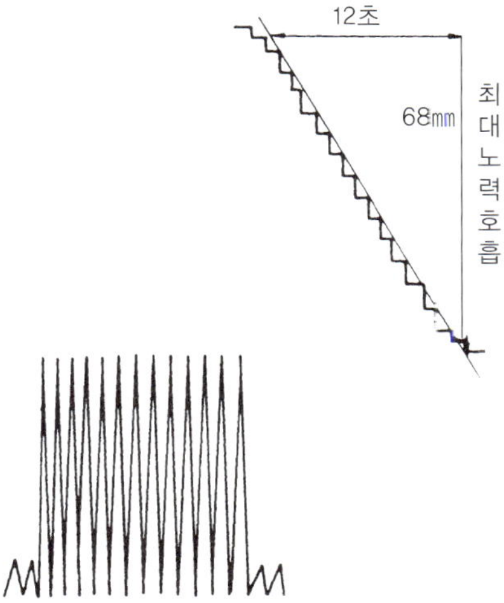

그림 Ⅰ-56. 최대노력호흡곡선

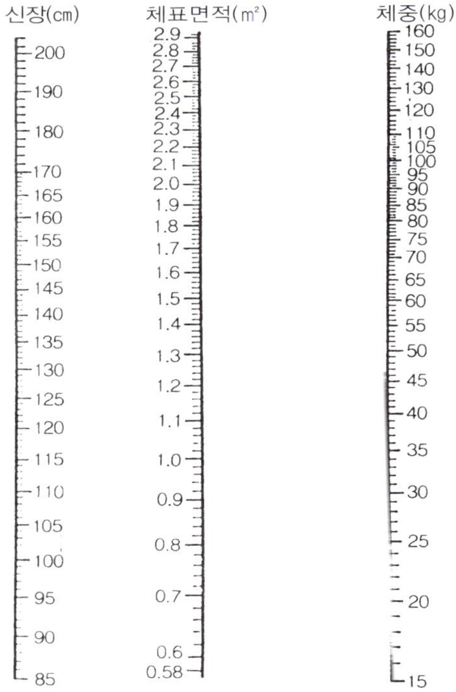

그림 Ⅰ-57. 체표면적을 계산하는 계산도표

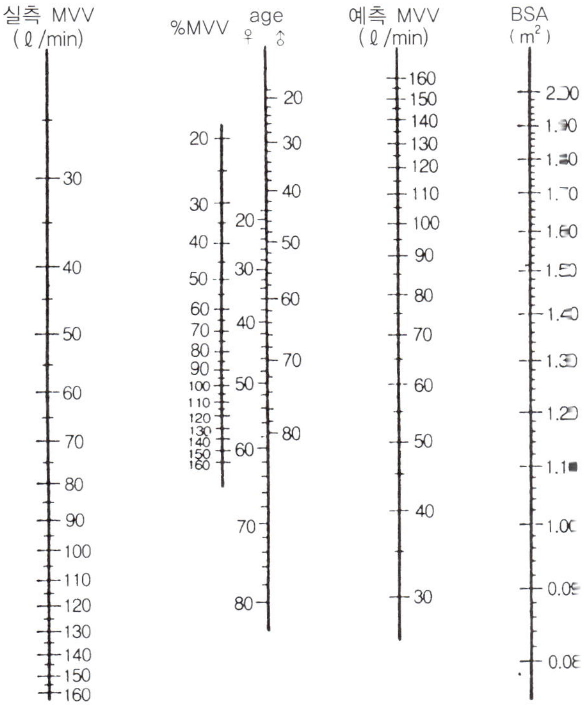

그림 Ⅰ-58. 최대노력호흡을 계산하는 계산도표

② **평가**

%MVV는 80% 이상을 정상으로 하며, 그 이하인 경우는 폐쇄성 환기장애를 나타내는 지표로 한다. 상부호흡기도 폐쇄에서는 현저하게 감소하며, **폐쇄성 환기장애에서는 최대노력호흡이 적어질 가능성이 많으므로 %MVV는 감소한다.** %MVV의 60~80%는 경도 장애, 60% 이하는 중증도 장애로 평가한다. 정상치는 성인에서 80~ 120 ℓ/분으로 폐활량의 20~30배, 분당환기량의 10~20배이다.

최대노력호흡은 구속성 환기장애의 영향을 많이 받고 있으며, 호흡근육의 마비나 근력 저하도 민감하게 반영한다. 근육의 이상, 가슴(흉곽, thorax)의 근육, 골격질환 및 신경질환에 의한 호흡 이상의 진단에 유용하다. 호흡곤란의 정도와 유의한 상관관계를 나타내며 운동능력 및 수술 전 평가에도 이용된다. 최대노력호흡은 허파먼지증(진폐증, pneumoconiosis)에서 폐기능 장애의 지표에 이용되나 피검자의 검사에 대한 이해도나 노력 정도에 의해서 재현성이 부족하므로 유량-용량검사로 지표가 바뀌고 있다.

최대노력호흡은 환기능력을 종합적으로 잘 나타내므로 체력검사나 건강관리의 스크리닝에 이용되나 중증환자나 질환에 의한 어려움이 있고 위험을 동반하므로 환자에 대한 부담이 크고, 측정오차도 크기 때문에 재현성이 어려운 단점도 있다. 따라서 같은 환기능력검사인 1초량의 측정이 많이 이용된다. 건강인에서 최대노력호흡과 1초량간에는 양(+)의 상관관계가 있으므로 1초량의 43배 값을 대신 사용할 수 있다($MVV = FEV_{1.0} \times 43$). **폐활량(VC)보다 최대노력호흡(MVV)이 현저하게 감소하는 경우에는 폐쇄성 환기장애(폐공기증, 기관지천식 등)를 나타내나 반대로 최대노력호흡보다 폐활량이 현저하게 감소하는 경우에는 구속성 환기장애(가슴막유착, 폐섬유증 등)를 나타낸다.**

폐쇄성 환기장애가 강한 경우에는 호흡수의 빈도를 약간 줄여서 천천히 깊은 호흡을 하는 것이 보다 좋은 값을 얻을 수 있다. 또한 공기잡이가 있으면 안정시의 환기량보다 오히려 적어지는 경우도 있다(그림 Ⅰ-59).

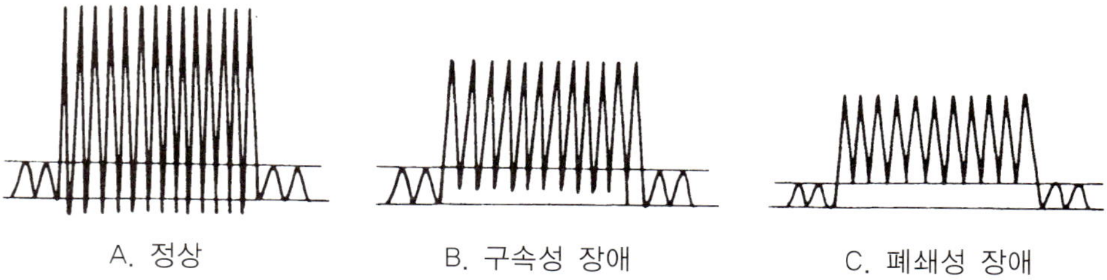

그림 Ⅰ-59. 최대노력호흡곡선의 전형적인 예

③ **예제**

[예제 1] 최대노력호흡(MVV)을 구하시오(그림 I −56).

$MVV_{BTPS}=68\times5\times11\times41.4\times1/1,000\times1.113$

$=172.4\ell/$분

68 : 12초간의 흡기가산펜의 높이

5 : 12초를 1분으로 환산하기 위함

11 : 13.5ℓ형은 들숨량의 1/11로 축소되어 기록되므로 원래의 값으로 환산

41.4 : 13.5ℓ형의 bell factor

1/1,000 : mℓ를 1ℓ로 환산하기 의함

1.113 : 18℃에서의 BTPS factor

(2) 기류속도지수(기속지수, air velocity index, AVI)

구속성 환기장애를 나타내는 %폐활량에 비해 어느 쪽의 장애가 보다 큰가를 나타낸다. 기류속도지수만으로는 구속성인지 폐쇄성인지 감별할 수 없으나 폐쇄성 환기장애에서 이상으로 될 가능성이 있다. 기류속도지수의 정상치는 1이다.

$$AVI=\frac{\%MVV}{\%VC}\times100(\%)$$

(3) 운동지수(exercise index, EI)

1보다 크든지 작은지에 따라 폐쇄성과 구속성 어느 쪽의 장애가 큰가를 나타낸다.

$$\text{운동지수}=\frac{\text{운동시 환기량}}{\text{최대노력호흡}}\times100(\%)$$

(4) 환기예비력(환기예비율, ventilation reserve, VR)

$$\text{환기예비력}=\frac{\text{최대노력호흡}-\text{안정시 환기량}}{\text{최대노력호흡}}\times100(\%)$$

4. 폐용량의 결정인자와 영향 요인

학습목표

1. 폐용량에 영향을 주는 요인들을 이해한다. (A)
2. 연령에 따른 폐용량분획의 변화를 이해한다. (A)

1) 폐용량의 결정인자

호흡운동은 가슴(흉곽, thorax)의 호흡근육의 수축과 이완의 반복운동에 의한다. 예를 들면 폐는 얇은 고무풍선과 같은 탄성체이므로 입을 벌린 채 방치하면 폐 내의 공기가 없어질 때까지 수축하려는 경향이 있다. 폐 내에 공기가 존재하는 것은 가슴을 넓히려는 힘이 작용하여 가슴 내에 압력이 가해지지 않으므로 흉강내압이 음압이 되어 폐를 유지하고 있기 때문이다. 체적변동기록법에서는 폐용량분획과 폐 및 가슴의 호흡운동에 따른 압력과의 관계인 압력-용적 관계도를 기록할 수 있다(그림 Ⅰ-60). 폐용량분획에서는 항상 안정호흡을 하고 있는 일회호흡량(TV)이 어떤 상태에서 실시되고 있는지 혹은 어떤 인자로부터 영향을 받고 있는지가 임상적으로 중요하다.

안정날숨위치(기준위치)에서 폐의 내압은 외부공기 압력(외기압)과 같다. 그것은 **폐를 수축하려고 하는 폐의 탄성 수축압력(P_L)과 가슴 바깥쪽으로 확장하려고 하는 가슴의 확장압력(P_W)에 의해 흉강내압의 음압이 정확히 균형 잡혀있는 상태($P_W=P_L$)로 TV의 안정날숨위치(기능적잔기용량, FRC)의 결정인자가 된다.** 건강인에서 FRC는 폐활량(VC)의 36% 정도이며 전폐용량(TLC)의 50% 정도를 차지한다.

폐공기증 등과 같이 폐의 수축력이 저하하는 경우에는 폐의 압력-용적 관계도는 왼쪽으로 편위하므로 $P_W=P_L$의 위치에 있는 FRC수준은 건강인보다 윗쪽으로 편위하며 FRC는 증가한다. 반대로 폐섬유증 등과 같이 폐가 단단한 경우에는 폐의 수축력이 여분으로 필요하게 되어 폐의 압력-용적 관계도는 오른쪽으로 편위하므로 $P_W=P_L$의 위치에 있는 FRC수준은 건강인보다 아랫쪽으로 편위하며 FRC는 감소한다.

또 오목가슴(누두흉, funnel breast)이나 근육퇴행위축(근이영양증, muscular dystrophy)과 같이 호흡근육의 근력저하를 가져오는 질환에서는 가슴의 압력-용적 관계도는 오른쪽으로 편위하므로 FRC는 감소한다. 안정날숨위치(기능적잔기용량, FRC)의 또 하나의 결정인자는 기도저항이다. 안정날숨위치는 가슴의 확장압력(P_W)이 $P_W=0$의 위치이므로 폐의 수축력에만 의존한다. 더욱더 최대들숨위치(전폐용량, TLC)나 최대날숨위치(남은공기량, RV)의 결정인자도 임상적으로 중요하다.

최대들숨위치의 결정인자는 그 위치에서 폐도 가슴도 수축하나 폐의 탄성 수축압력(P_L)이 가슴의 수축압력(P_W)보다 크므로 $P_L > P_W$로 되며 폐의 탄성 수축압력이 TLC수준의 주된 결정인자가 된다. 이 위치에서 폐의 탄성 수축압력에는 교원섬유(collagen fiber)가 중요하다.

최대날숨위치(남은공기량, RV)의 결정인자는 가슴의 확장압력(P_W)이 최대로 되어 폐의 탄성 수축압력(P_L)이 최소로 된 위치이다($P_L \fallingdotseq 0$).

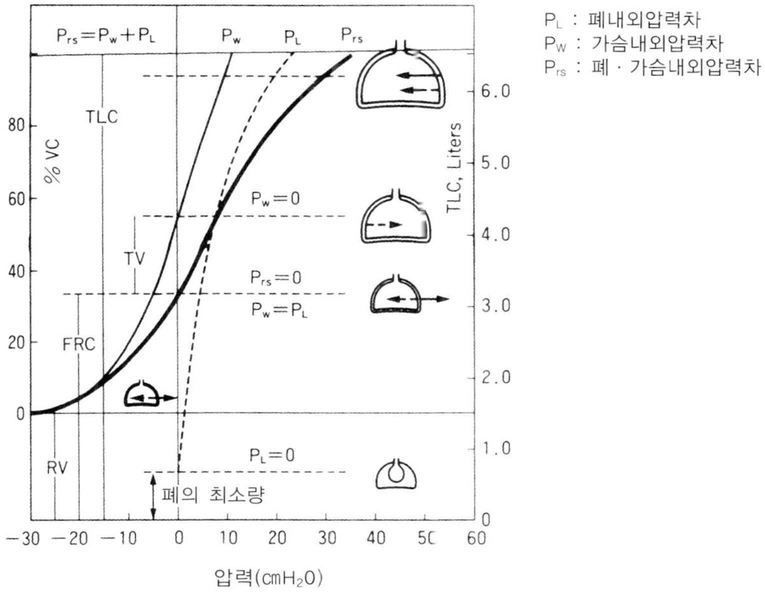

그림 I-60. 폐 · 가슴과 압력-용적 관계도

남은공기량(RV)은 날숨근육(expiratory muscle)의 수축에 의해 가슴이 축소하려는 힘에 의존하고 있으나 또 소기도의 폐쇄에 의해 갇혀있는 공기량 및 기도저항에 의해서 정해진다. **폐조직이 파괴(폐공기증)되면 폐의 탄성이 감소되어 같은 가슴안(흉강, thoracic cavity)의 음압에서도 폐는 팽창하므로 기능적잔기용량(FRC)은 증가하며, 전폐용량(TLC)도 증가한다. 반대로 병변에 의해 폐조직이 경화(폐섬유증)되면 폐의 탄성이 증가되어 FRC는 감소하며, TLC도 감소한다**(그림 I-61).

전형적인 폐섬유증에서 RV는 TLC의 감소에 비례하여 감소하므로 남은공기율(RV%)은 증가하지 않으나 RV의 불변 또는 증가하는 대부분의 구속성 폐질환(가슴성형수술 후, 폐울혈, 감염증 후, 폐섬유증 등)에서는 RV%가 증가한다.

호흡근육의 마비, 위축 시 TLC수준에서는 폐탄성, 가슴(흉곽, thorax) 탄성의 수축력이 대항하여 매우 큰 들숨근육(inspiratory muscle)의 근력이 필요하나 RV수준에서는 가슴 탄성에 의한 강한 확장력과 약간의 폐의 탄성 수축력의 차로서 생기는 확장력에 대항하는 날숨근육의 근력이 필요하므로 **RV는 증가하고 TLC는 감소한다.**

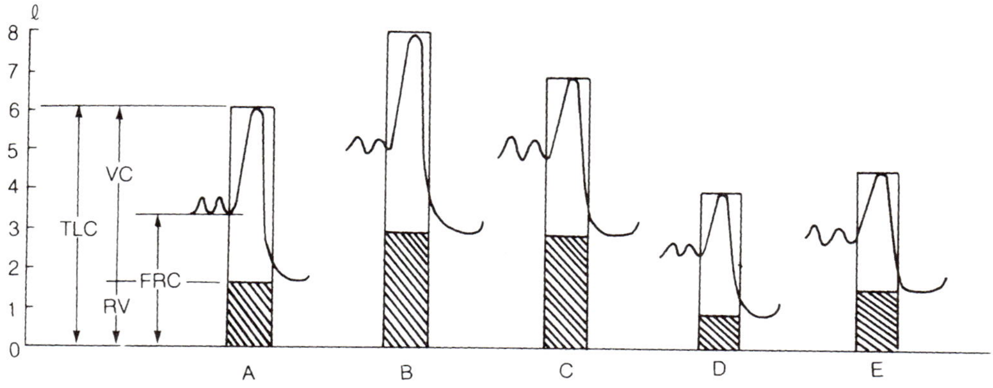

그림 Ⅰ-61. 폐용량의 변화

A : 정상
B : TLC⬆, VC↑, RV⬆, FRC⬆(과다팽창, 폐공기증)
C : TLC↑, VC↓, RV⬆, FRC⬆(과다팽창, 폐공기증)
D : TLC⬇, VC⬇, RV⬇, FRC⬇(폐의 수축, 폐섬유증)
E : TLC⬇, VC⬇, RV→, FRC⬇(과다팽창없이 남은공기율의 증대)
(⬆ 증가, ↑ 경도 증가, → 정상, ⬇ 감소, ↓ 경도 감소)

2) 폐용량의 영향 요인

폐용량은 병적 변화를 제외하더라도 다음과 같은 여러 가지 요인에 의해 영향을 받는다. 체위, 성, 연령, 체격(신장, 체중) 등에 의해 큰 차이가 있으므로 예측치에 의해 결정된다.

(1) 체위(body position)

체위의 변환에 의한 가로막(diaphragm)의 움직임이나 환기, 기류동태의 변화에 의한 영향은 크다. 체위를 바꾸는 것에 의해 가로막의 위치, 가슴의 형태(가로 직경, 앞뒤 직경), 폐내 혈액량 등이 변화하기 때문에 **폐용량은 측정시의 체위에 의해 여러 가지로 변화한다.**

선자세에서는 폐활량(VC), 전폐용량(TLC), 기능적잔기용량(FRC), 남은공기량(RV) 모두 최대이나 앉은자세에서는 복압이 증가하기 때문에 10~20% 저하한다. 그리고 바로누운자세에서는 가로막의 위치와 가슴의 크기가 변화하고 또 다리(하지, lower limb)에서 혈액이 폐내로 유입되기 때문에 분획에 따라 10~30% 저하한다. 앉은자세에서는 폐의 윗부분이 심장과 같은 높이가 되므로 폐혈류량이 선자세보다도 400㎖ 정도 증가한다.

따라서 증가한 혈액 때문에 바로누운자세에서는 선자세보다도 폐용량이 감소한다. 또 앉은 자세에서 바로누운자세로 하면 폐활량, 전폐용량, 기능적잔기용량, 날숨예비량, 남은공기량이 감소한다. 특히 **기능적잔기용량과 날숨예비량의 감소가 현저하다**(그림 Ⅰ-62, 표 Ⅰ-8). **폐활량만 생각한다면 선자세와 앉은자세의 차이는 적다.** 선자세에서의 수치를 100으로 했을 때 앉은자세 및 바로누운자세에서의 감소 정도를 표 Ⅰ-8에 나타냈다.

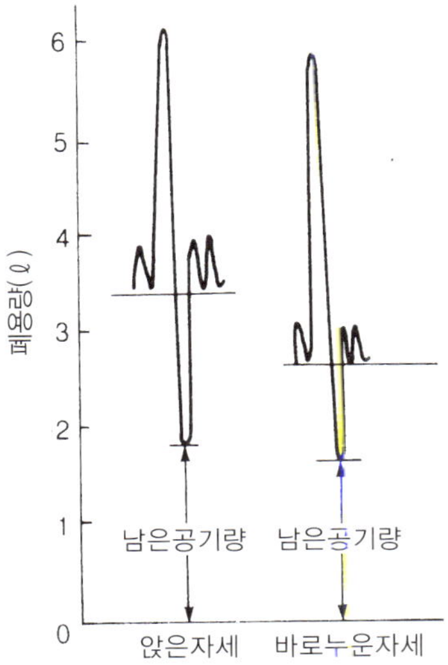

그림 Ⅰ-62. 체위에 의한 폐용량의 변화

표 Ⅰ-8. 체위변환에 의한 폐용량의 영향

	선자세	앉은자세	바로누운자세
VC	100	100	93.5
FRC	100	87.1	69.1
RV	100	77.3	87.3
TLC	100	93.9	91.7
RV/TLC	100	81.5	92.6

(2) 성(gender)

폐용량은 남녀 성별에 의한 차이가 있다. 폐활량을 포함하는 폐용량의 대부분은 소아에서 성별의 차이는 작으나 성인에서는 같은 연령, 같은 신장을 비교하면 **남자는 여자보다 폐활량이 크다.** 피검자의 폐용량의 크고 작음을 비교하기 위해서 정상 예측치는 마지막에 정리해서 기재하나 대부분 **성, 연령 및 신장에서 산출**하도록 되어 있다. Baldwin 등의 폐활량 예측치에도 성, 연령, 신장이 이용되나 바로누운자세에서의 예측치인 것에 주의해야 한다. 1초율의 성차는 그다지 크지 않다.

(3) 연령(age)

폐용량은 연령에 의해 영향을 받는다. 폐활량(VC)은 성장과 더불어 증가하며 20~30대(남자 20세 전후, 여자 17세 전후)까지는 체격과 호흡근육의 근력 증가에 의해 최대로 증가하나 그 후에는 연령의 증가와 함께 감소하여 10년에 약 200㎖ 정도의 비율로 감소한다. **연령이 증가하면 강제폐활량(FVC), 1초량, 1초율은 감소한다. 성인에서는 연령의 증가와 함께 남은공기량(잔기량, RV), 기능적잔기용량(FRC)은 가늘고 작은 기도저항의 증가에 의해 10년에 약 200㎖씩 증가하며, 남은공기율(RV%)도 증가한다.** 그러나 전폐용량(TLC), 날숨예비량(ERV), 들숨용적(IC)은 비교적 연령의 영향을 받지 않으나 감소하는 편이다(그림 Ⅰ-63).

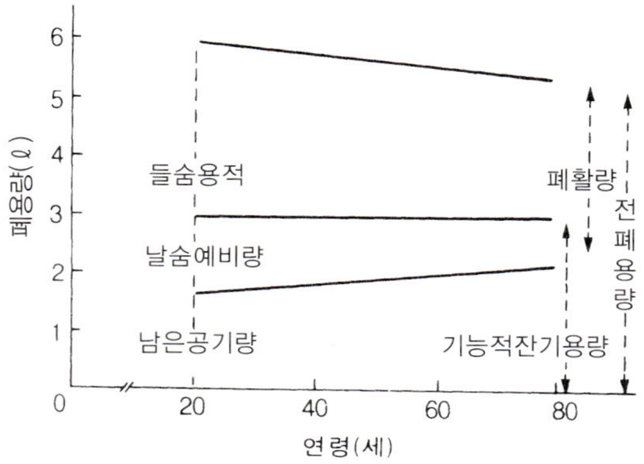

그림 Ⅰ-63. 연령에 의한 폐용량의 변화

(4) 체격(physical constitution)

폐용량은 체격의 크기에 의해 다르다. 체격을 나타내는 여러 지표 중 신장과 상관성이 가장 높고 체중이나 가슴둘레의 상관성은 비교적 낮다. **폐활량은 일반적으로 신장과 가장 양(+)의 상관관계**를 나타내므로 예측식(predictive formular)은 신장과 연령으로부터 구한다.

전폐용량, 기능적잔기용량, 강제폐활량, 1초량 등의 폐용량도 신장과 상관성이 높다. 그 외에 신장 또는 체중의 영향을 받는 폐용량에는 유량-용량곡선, 최대노력호흡, 기초대사량 등이 있으며, 비만자에서 남은공기량(RV)은 변하지 않으나 기능적잔기용량(FRC)은 감소한다.

3) 측정치의 벗어남

환기기능의 기준범위(reference interval)를 정하는 지표에는 예측식이 있다. 실측치/예측치는 100%를 예측치로 하고 있고 기준범위의 평균치에 해당하나 ±2SD(2배의 표준편차)에 해당하는 범위는 80~120%와 같이 100%를 중심으로 표현된다. 그러나 이 범위는 각 지표에 따라 다르며, 남은공기량이나 전폐용량은 분산(±2SD)이 크기 때문에 주의해야 한다.

폐활량 등 폐용량의 측정에는 피검자의 협조가 무엇보다도 중요하다. 폐활량의 측정은 시간 간격을 두고 적어도 3회 이상 측정하여 그중 최대치를 얻는 것이 바람직하다. 측정치의 변이계수(coefficient of variance, CV)는 일내변동에서 5% 이내, 일간변동에서 10% 이내가 되도록 노력해야 한다. 측정치가 유의하게 변동하는 것을 판정하기 위해서는 폐용량의 영향요인을 고려하여 ±15% 이내에서는 거의 정상, ±20% 이내에서는 확실하게 정상으로 한다. 이와 같은 것은 비슷한 신체조건을 가진 정상인의 95%가 이 범위에 포함되기 때문이다.

5. 환기장애의 평가와 질환

학습목표

1. 환기장애 유형 및 질환을 이해한다. (A)

폐활량측정법(spirometry)에서 얻은 지표 중 1초량($FEV_{1.0}$) 등의 시간 폐활량은 폐의 크기에 의해 영향을 받는다. 그러나 1초율($FEV_{1.0}$%)은 자신의 폐활량과의 비율이므로 폐의 크고 작음에는 영향을 받지 않고 기도를 통하는 공기의 흐르기 쉬움이나 기도저항에 의해서 크게 영향을 받는다. **기도협착이나 폐쇄가 있으면 1초율은 감소하나 폐활량은 보통 감소하지 않거나 가벼운 감소에 그치는 경우가 많다. 폐가 경화한 폐섬유증 등에서는 폐활량은 감소하나 기도에 장애가 없다면 1초율은 감소하지 않는다.**

환기장애 유형을 평가하기 위해서는 폐활량비(%VC)와 1초율($FEV_{1.0}$%) 2개의 지표를 기준으로 한다. 이것으로부터 4개로 분류하여 진단에 의미 있는 폐질환을 감별하는데 유용하다(그림 I-64).

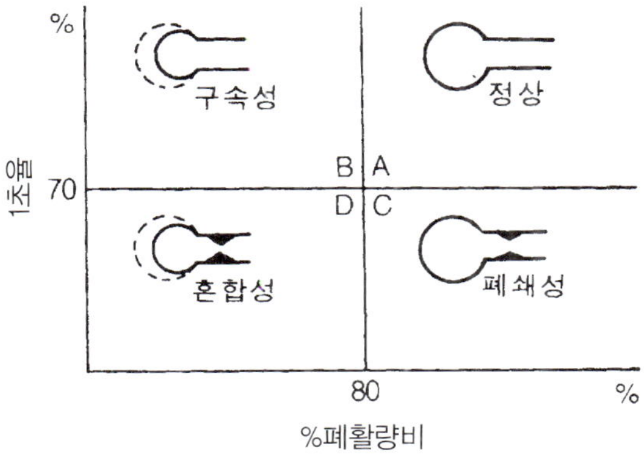

그림 I-64. 환기장애 패턴

1) 정상 환기

폐활량비(%VC)가 80% 이상, 1초율($FEV_{1.0}$%)이 70% 이상인 경우이다.

2) 구속성 환기장애(제한성 환기장애, restrictive impairment)

폐활량비(%VC)가 80% 이하, 1초율($FEV_{1.0}$%)이 70% 이상인 경우이다. 구속성 환기장애는 폐와 가슴(흉곽, thorax)의 탄성 저하나 폐의 팽창장애 때문에 폐용적의 감소 혹은 폐나 흉부의 움직임의 제한에 의해 환기장애 소견을 보이는 경우로 호흡운동에 부담이 많아져 얕고 빠른 호흡을 하게 된다. 따라서 **폐활량은 감소하고 남은공기량이 감소하므로 기능적잔기용량, 전폐용량도 감소하고, 남은공기율(RV%)도 감소한다.**

폐활량(VC)의 감소는 간질성폐질환(interstitial pulmonary disease)과 같은 구속성 환기장애가 있는 경우에는 전폐용량이 감소하여 폐활량이 감소한다. 폐공기증, 만성기관지염 및 기관지천식(bronchial asthma)과 같은 폐쇄성 환기장애가 있으면 남은공기량이 증가하여 폐활량이 감소하는 경우가 있으나 1초율의 현저한 감소는 없고, 최대노력호흡은 정상이다.

구속성 환기장애를 나타내는 지표로는 %VC가 있으며 질환에는 다음과 같은 것이 있다.

(1) 폐자체가 단단하게 되는 질환(폐자체)

허파꽈리(폐포, alveoli) 간질의 섬유화에 의해 호흡근육이 위축되어 폐조직의 경화를 초래하는 **폐섬유증(pulmonary fibrosis), 미만성간질성폐렴**, 폐의 사르코이도시스, **폐울혈, 광범위한 폐암**, 출산 시 폐의 기능상실, 확장에 의한 **무기폐(atelectasis), 폐결핵**, 허파먼지증(진폐증, pneumoconiosis), **폐부종**, 간질성 섬유조직의 증식, 간질성육아종 등의 간질성폐질환(interstitial pulmonary disease)에서 볼 수 있다.

폐섬유증, 간질성폐렴에서는 폐의 탄성이 저하되어 있으므로 오그라든 폐가 부풀어지기 어려운 상태로 되어 구속성 환기장애가 된다. 폐렴은 단락 혈류의 증가에 의한 저산소혈증이 특징이나 침윤부에 폐의 환기가 저하되거나 기도의 폐쇄 병변은 생기지 않는다. 폐절제의 경우는 남은공기량의 증감은 일정한 기능을 가지고 있으나 폐조직량의 감소에 의해 폐활량이 감소한다.

(2) 가슴계통이 단단하게 되는 질환(폐외성)

결핵성이나 암성가슴막염(carcinomatous pleurisy)에 의한 가슴막삼출액저류, 가슴막염 후유증에 의한 가슴막질환, 가슴막유착(pleura synechia), 가슴막비대, 공기가슴증(기흉, pneumothorax) 등의 가슴막질환, 복수나 복부종양, 임신에 의한 가로막 하강운동의 제한 등에서 볼 수 있다.

삼출성가슴막염은 가슴막안(흉막강)에 삼출액이 저류되는 것으로 폐의 팽창에 방해를 받는 외에 부분적인 폐의 압축에 의해 환기 혈류비 장애가 생길 수 있다. 또한 척추후증만증(kyphoscoliosis), 강직성척추염 등과 같은 **흉부 변형에 의한 가슴의 확장 장애**에서 볼 수 있다.

(3) 신경 · 호흡근육의 장애(폐외성)

중증근육무력증(myasthenia gravis, MG), **소아마비**(polio) **등의 호흡근육 마비**, 가로막신경마비, 뇌졸중 등에 의한 호흡중추 마비 등에서 볼 수 있다. 그 외에도 **길랑 · 바레증후군**(Guillain–Barré syndrome, **급성열성다발성신경염**), **근육퇴행위축**(**근이영양증**, muscular dystrophy), **목부위(경부) 척추손상 등의 신경 · 근육질환에서 볼 수 있다.** 또한 호흡근육의 근력이 저하하는 측색경화증 등에서 감소한다. 신경 · 근육질환에서 호흡근육의 움직임이 제한된 경우 폐의 탄성은 정상이나 최대들숨위치와 최대날숨위치가 충분하게 얻어지지 않기 때문에 구속성 환기장애가 된다.

3) 폐쇄성 환기장애(obstructive impairment)

폐활량비(%VC)**가** 80% **이상,** 1**초율**($FEV_{1.0}$%)**이** 70% **이하인 경우이다. 폐쇄성 환기장애는 가슴계통의 호출력 감소나 기도폐쇄에 의한 기도저항의 증가로 환기장애 소견을 보이며, 최대 날숨시의 호출장애 때문에 호출속도가 저하된 상태이다. 따라서** 1**초량이 감소하여** 1**초율이 감소하며, 남은공기량이 증가하므로 기능적잔기용량, 전폐용량이 증가하며 남은공기율**(RV%)**도 증가한다. 최대노력호흡**(MVV)**은 폐쇄성 장애의 영향을 받기 쉬우므로 감소**하나 폐활량의 현저한 감소는 없다.

폐쇄성 환기장애가 심하면 남은공기량의 증가에 의해 폐활량의 감소가 일어날 수 있다. **폐쇄성 환기장애를 나타내는 지표로는 강제폐활량비**(%FVC), **겐슬러의** 1**초율, 강제중간날숨유량** 25–75%(FEF_{25-75}%), **꺾임현상, 공기잡이지수, 최대노력호흡비**(%MVV), **기도저항에 관여하는 유량–용량곡선의 최대유량**(peak flow) **등이 있다.**

질환에는 다음과 같은 것이 있다.

(1) 만성폐쇄성폐질환(chronic obstructive pulmonary disease, COPD)

만성폐공기증(**만성폐기종**, chronic emphysema), **기관지천식**(bronchial asthma), **만성기관지염**(chronic bronchitis) 등 민무늬근(평활근, smooth muscle)의 연축이나 소기관지의 협착에 의해 기관지 폐쇄를 일으키는 질환이 포함된다(그림 I –65).

완전하게 가역적이지 않은 공기 흐름의 제한을 특징으로 하는 질환으로 폐활량측정법에 의해 가장 정확하게 측정할 수 있는 생리학적 변화이다(1초율은 70% 이하 동시에 기관지확장제(bronchodilator) 투여 후 1초량($FEV_{1.0}$)은 예측치의 80% 이하). 이 공기 흐름의 제한은 보통 진행성이며 유해한 입자 또는 가스에 대한 이상한 염증 반응과 관련되어 있다. 병리학적으로는 말초의 기도폐쇄, 폐자체의 파괴, 폐혈관 이상 등이 발견된다. 이러한 것에 의한 만성 기침, 객담이나 이상하게 숨이 참, 강제호출시간의 연장 등 임상적인 증상과 징후는 보조적 진단이 된다.

폐공기증은 허파꽈리(폐포, alveoli)의 파괴 때문에 강제호출 시 기도가 허탈하기 쉬우며, 폐의 탄성 수축력의 저하에 의해 기도저항이 증가하여 기도가 폐쇄되는 질환으로 **남은공기량이 증가하거나 남은공기량의 증가가 보다 현저해지므로 남은공기율(RV%)이 증가된다.** 또한 **폐공기증에서는 1초량이 감소하기 때문에 유량-용량곡선에서 노력호출 시작 직후부터 급격하게 날숨유량이 감소하는 특징적인 패턴이 된다.** **기관지천식**은 기관지 점막의 부어오름(종창), 분비물의 저류, 기관지 민무늬근의 연축에 의해 병소 부위에 있는 연골에 둘러싸인 기관지 부분이 폐쇄되는 질환으로 **폐활량은 정상인데도 불구하고 1초량이 감소하기 때문에 폐쇄성 환기장애로 된다.** 만성기관지염, 미만성범세기관지염은 만성 염증에 의해 병소 부위에 있는 연골에 둘러싸인 기관지 부분의 폐쇄에 의해 기도협착을 일으켜 기도저항이 증가하는 질환이다.

(2) 종양, 흉터, 이물질의 흡인 등에 의한 기도, 기관(trachea), 굵은 기관지(bronchi)의 협착이 있는 경우 볼 수 있다. 폐공기증이나 만성기관지염에서는 폐활량의 감소는 없거나 있어도 매우 적다.

4) 혼합성 환기장애(combined impairment)

폐활량비(%VC)가 80% 이하, 1초율($FEV_{1.0}$%)이 70% 이하인 경우이다. 구속성과 폐쇄성 환기장애 질환이 동시에 존재하여 중증으로 되는 경우에 볼 수 있다. 2개의 장애가 혼합되었기 때문에 **폐활량과 1초량이 동시에 감소하며, 최대노력호흡(MVV)도 감소한다. 폐공기증 등 폐쇄성 환기장애가 고도로 진행된 경우, 폐결핵 후유증, 허파먼지증(진폐증, pneumoconiosis) 등에서 폐섬유증을 초래한 경우, 기관지확장증, 미만성범만성기관지염 등에서 볼 수 있다.** 혼합성 환기장애는 질환 초기에는 거의 볼 수 없으나 구속성 및 폐쇄성 환기장애가 더욱 진행되어 악화된 경우에 볼 수 있다. 대부분의 경우 폐활량과 1초량이 동시에 감소하는 경우보다는 폐활량과 1초량 중 어느 하나가 보다 감소하거나 증가한다.

만약 실측치/예측치를 구하여 두 지표 중 폐활량이 15% 이상 더 감소하면 구속성 환기장애라고 할 수 있으나 1초량이 15% 이상 더 감소하면 폐쇄성 환기장애라고 할 수 있다. 건강인에서도 충분하게 호흡하지 않거나 호흡근육이 약한 경우에는 혼합성 환기장애를 나타낼 수 있으므로 주의해야 한다.

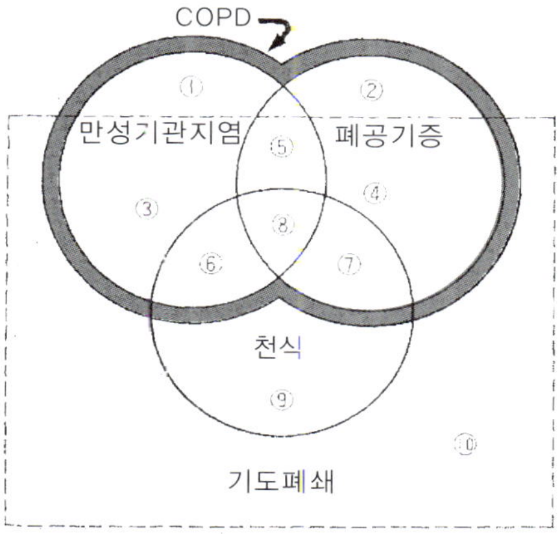

그림 Ⅰ-65. 만성폐쇄성폐질환(COPD)의 개념과 만성기관지염, 폐공기증, 천식의 관계

①, ② : 만성기관지염 소견, 폐공기증 병변은 존재하나 1초량을 지표로 한 기도폐쇄(airways obstructive) 소견은 보이지 않는다.

③ : 만성 기침, 가래가 있으나 폐공기증 소견은 없다.

④ : 폐공기증 병변만의 증례로 많지는 않다. 폐공기증 병변을 가지는 대부분의 증례는 ⑤ 또는 ⑧로 되며 의료대상이 된다.

⑥, ⑦, ⑧ : 천식 소견이 나타나는 군이나 천식 증례에서 보이는 천식 소견이 만성기관지염이나 폐공기증에 동반하는 기도과민성인지의 감별은 쉽지 않다. 순수한 천식은 COPD에 포함되지 않는다.

6. 유량-용량곡선(유량-기량곡선, flow-volume curve, F-V curve)

학습목표

1. 유량-용량곡선의 의미, 패턴 및 평가법을 이해한다. (A)

강제날숨곡선(노력호기곡선)은 최대 노력 호출 시의 날숨량을 시간과의 관계에서 본 것이나 날숨량을 기류속도와의 관계에서 본 것이 유량-용량곡선(flow-volume curve)이다. 유량-용량곡선은 정확하게 말하면 **최대호기속도용량곡선**(maximal expiratory flow volume curve, MEFV곡선)이나 **최대노력호출곡선**(forced expirogram)이라고도 한다(그림 Ⅰ-66).

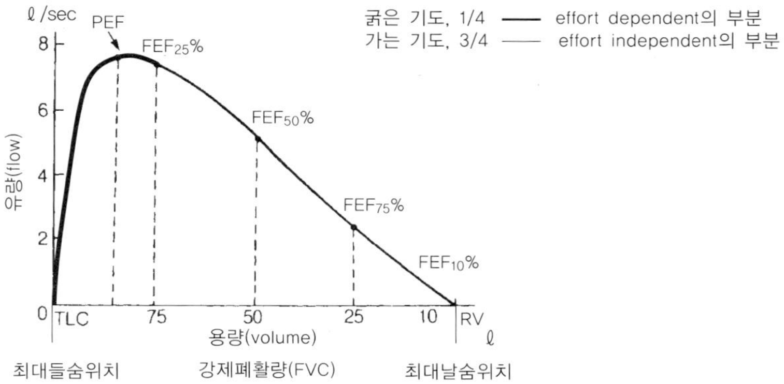

그림 Ⅰ-66. 유량-용량곡선(flow-volume curve)

폐활량계(spirometer)에서 얻은 강제날숨곡선(티푸노곡선)은 노력 호출을 시켰을 때의 양적변화와 시간과의 관계를 해석하기 위해 호출된 폐용량(volume)을 세로축에, 시간(time)을 가로축에 기록한 것이다(그림 Ⅰ-67, 68). **유량-용량곡선은 최대들숨위치(전폐용량, TLC)에서 최대날숨위치(남은공기량, RV)까지 노력 호출을 시켰을 때의 최대 날숨속도(유량)와 양적변화의 관계를 해석하기 위해 유량(flow)을 세로축에, 용량(volume)을 가로축에 기록**한 것이다. 두 곡선은 노력 호출 상태를 각각 다른 면에서 해석하는 것에 지나지 않으며 의미는 약간 다르다.

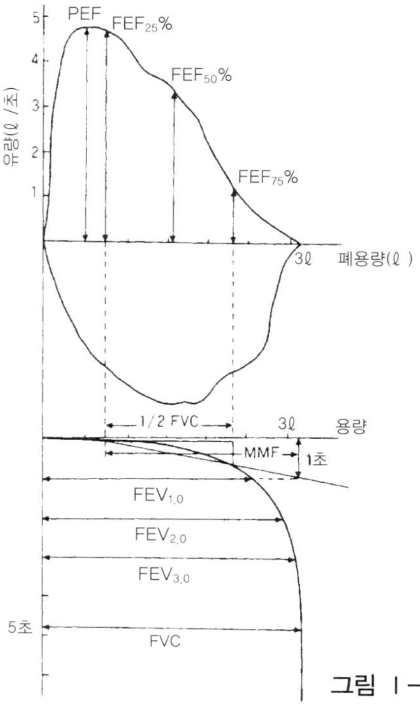

그림 Ⅰ-67. 유량-용량곡선과 강제날숨곡선의 관계

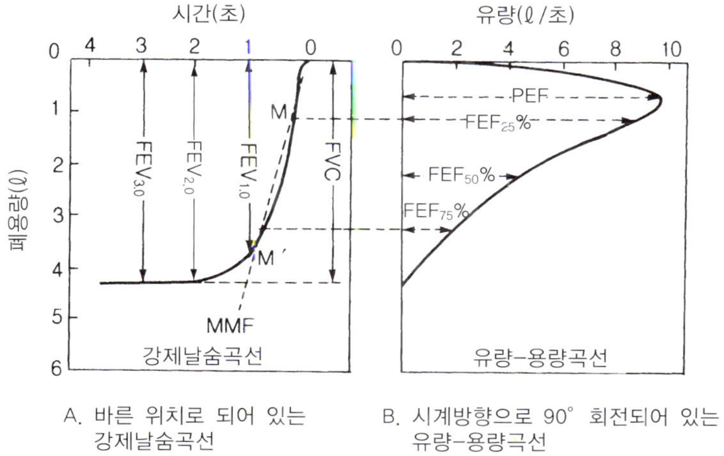

그림 Ⅰ-68. 강제날숨곡선과 유량-용량곡선의 관계

FVC : 강제폐활량, $FEV_{1.0}$: 1초량, $FEV_{3.0}$: 3초량, MMF : 강제중간날숨유량 25-75%(사선 MM′의 경사), PEF : 곡선 정점에서의 최대날숨유량, FEF_{25}% : FVC_{25}% 수준에서의 강제날숨유량, FEF_{50}% : FVC_{50}% 수준에서의 강제날숨유량, FEF_{75}% : FVC_{75}% 수준에서의 강제날숨유량

유량-용량곡선에서 **최대날숨유량(peak expiratory flow, PEF) 등이 포함되는 호출 전반부, 즉 최대들숨위치에서 약 1/4(폐활량의 75% 이하) 정도까지의 공기량은 피검자의 노력 호출 정도나 검사에 대한 이해도에 의존하여 날숨속도(유량)의 크기가 변동한다(노력의존부분, effort dependent).** 호출 전반부는 노력을 하면 PEF에 도달하나 노력하지 않으면 유량이 낮아지므로 실제로 유량 감소가 있는 경우 환기장애인지 또는 노력 부족인지 감별하기 어렵기 때문에 진단적 가치가 매우 적다. 따라서 객관적인 PEF의 평가에는 피검자가 최대로 노력했는지 확인할 필요가 있다. 노력에 의한 날숨속도의 변동이 작으므로 PEF는 FEF_{75}%보다 노력 정도에 따라 변화하기 쉽다. 그러나 PEF 이후의 하행각으로 **FEF_{75}% 등이 포함되는 호출 후반부, 즉 FEF_{25}%에서 최대날숨위치까지는 폐의 물리 역학적 특성에 의해 결정되므로 피검자의 노력과는 그다지 관계가 없다(노력비의존부분, effort independent).**

정점 이후 폐활량의 약 30%가 호출되어 70% 이후의 저폐용량 상태까지의 완만한 경사는 폐의 역학적 인자, 특히 말초기도 상태와 폐의 탄력성의 변화를 알 수 있고, 피검자의 노력이나 검사에 대한 이해도와 관계없이 재현성이 높다. 유량-용량곡선에서는 노력에 의존하는 최대호출 유량뿐만 아니라 저폐용량 위치의 용량은 노력에 의존하지 않는 말초기도의 병변을 반영하므로 중요시 된다. 이 현상은 기도 내외의 압력차가 기도를 압박하는(dynamic compression) 상태, 즉 기도의 망가지기 쉬움을 나타내는 지표로서 중요하다. **노력의존부분은 비교적 굵은 기도저항을 반영하고, 노력비의존부분은 비교적 말초의 가는 기도저항을 반영하는 것을 의미한다.** 따라서 FEF_{75}%는 PEF보다 가는 기도 상태를 반영한다(그림 Ⅰ-68).

1초량이나 1초율은 호출 시작 시 피검자의 노력이 영향을 주는 부분에서의 측정이나 저폐용량 영역에서의 유량-용량곡선은 폐의 역학적 인자를 직접적으로 표시한다는 점에서 우수하다. 또 곡선의 형태를 분석함으로서 부분적인 경도의 병변이나 병변의 불균등한 분포를 알 수 있다. 또한 안정 환기와 노력 환기의 유량-용량곡선을 동시에 측정함으로서 피검자의 환기능력이나 예비능력을 시간적으로 파악할 수도 있다.

유량-용량곡선(flow-volume curve) 각 시점의 날숨속도는 폐의 탄성 수축력과 기도저항에 의해 결정되나 호출력은 가슴(thorax) 호흡근육의 수축에 의해 흉강내압이 상승하고 폐를 압축하려고 하는 것에 의한다. 흉강내압이 상승하면 기도를 눌러 오그라들게 하여 협착을 일으키기 때문에 저항이 높아지고 노력에 관계없이 날숨속도는 상승하지 않고 거의 일정하며, 각 폐용량 시점에서의 최대날숨속도(최대호기속도, $\dot{V}max$)라고 한다. 이론적으로는 **호출을 시작하여 폐용량이 커졌을 때의 최대날숨속도는 주로 상부기도의 저항에 의해 규제되나 호출이 진행되어 폐용량이 작아졌을 때의 최대날숨속도는 말초기도의 저항에 의해 결정된다.**

따라서 **유량-용량곡선은 그 형태로부터 기도저항의 존재부위를 추정할 수 있으므로 폐쇄성 환기장애 검사에 이용된다. 특히 말초기도의 병변을 민감하게 반영하는 지표로는 ① 유량-용량곡선($FEF_{50}\%$, $FEF_{75}\%$), ② He-O_2 flow volume($\Delta FEF_{50}\%$, FEFiso)이 있다.**

1) 기도폐쇄의 이론

유량-용량곡선(유량-기량곡선, flow-volume curve) 후반부의 노력비의존부분에 재현성이 있는 것은 Mead의 등전점(equal pressure point, EPP) 이론이나 Pride 등의 Water fall 설 등의 기도폐쇄 이론이 있다. Mead의 등전점 이론(그림 Ⅰ-69)에 의하면 유량-용량곡선에서 노력 호출을 일으키는 구동압력은 폐포내압(alveolar pressure, Palv)이며, 이 폐포내압은 허파꽈리(alveoli)의 단단함 등의 특성에서 유래하는 정적 폐탄성 수축압력(Pst)과 흉강내압(pleural pressure, Ppl)으로부터 되며(Palv=Pst+Ppl) 기관내의 압력을 줄여가면서 입까지 전파된다. 또 노력비의존부분의 저폐용량 위치에서는 구동압력인 폐포내압을 어느 정도 올려도 날숨속도가 증가한다.

최대날숨속도(최대호기속도, $\dot{V}max$)는 기도 내외의 압력차(Ptm)가 같아지는(Palv=Ppl, Ptm=0) 등전점보다 허파꽈리측의 기관지(bronchi) 폐쇄 등의 특성을 나타내는 기도저항(Raw)과 허파꽈리의 특성을 나타내는 정적 폐탄성 수축압력(Pst)에 의해서 $\dot{V}max=Pst/Raw$와 같이 허파꽈리 혹은 기관지의 특성에 의해 규정된다. 즉 기도폐쇄를 일으키는 기관의 협착은 기도 내외의 압력차(Ptm=Palv−Ppl)가 기관을 압박하기 때문이며 최대날숨속도의 감소는 정적 폐탄성 수축압력의 저하나 기도폐쇄에 의한 기도저항이 상승하고 있는 것으로 추측된다.

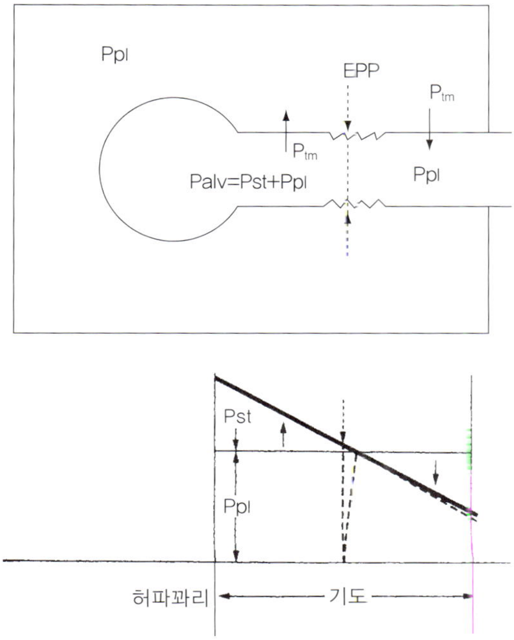

그림 I-69. 강제호출 시의 기도폐쇄 이론 (Mead의 등전점 이론)
EPP : equal pressure point

2) 측정방법

폐활량측정법(spirometry)은 시간에 따른 용량의 변화를 측정하나 유량-용량검사는 폐활량측정법에서 측정한 폐활량(VC)을 어떻게 빠르게 호출할 수 있는지 시간적 요소를 가한 것으로 용량에 따른 유량의 변화를 측정한다(그림 I-70).

최근의 **자동폐활량계에서는 폐활량측정법에서 노력 호출을 하여 강제날숨곡선(노력호기곡선)을 얻는 것과 동시에 유량-용량곡선을 기록하는 것이 가능하다.** 유량-용량검사는 안정환기, 강제환기 등 모든 환기의 유량(flow)과 용량(volume)의 변화 관계를 측정하는 것이 가능하나 임상검사에서는 1초량의 측정과 같이 최대들숨위치에서 최대날숨위치까지 강제호출한 유량-용량곡선의 측정이 일반적으로 실시되고 있다.

유량-용량검사에 필요한 피검자의 호흡방법은 기본적으로 폐활량측정법과 거의 같다. 실제 측정에서는 폐활량측정법과 마찬가지로 **강제폐활량을 얻는 것과 같은 순서로 안정 환기를 하다가 최대들숨위치까지 흡입을 하고 이어서 최대날숨위치까지 강제호출을 실시한다. 이 곡선의 위쪽은 날숨이고 아래쪽은 들숨이며, 6초 이상 호출해내도록 한다**(그림 I-70).

이 곡선은 호출을 시작하여 최대 정점에 이르렀다가 급경사를 이루며 그 후 서서히 하강하는 곡선의 형태로 기록되므로 **노력 호출시 중요한 것은 최대들숨위치에서 최대날숨위치까지의 호출의 시작에서 끝까지이다**(그림 I-71).

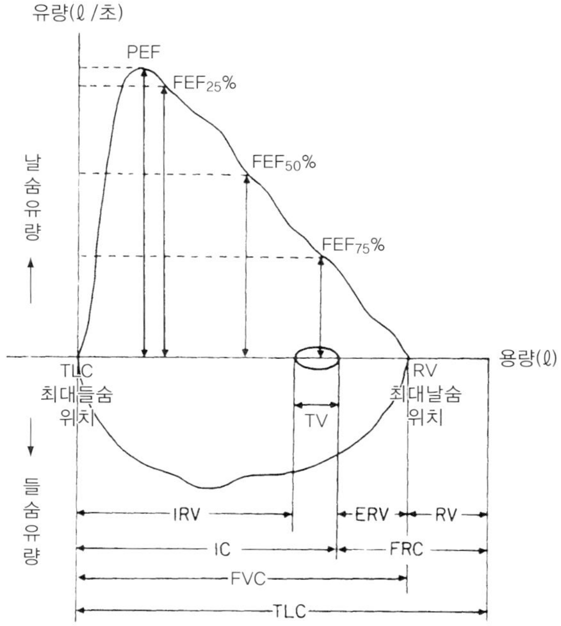

그림 Ⅰ-70. 유량-용량곡선과 폐용량

환자가 최대들숨위치에 이르기 전에 호출하거나 최대날숨 종료 전에 검사를 끝내버리면 안 되므로 호출을 시작하여 이 부분이 많고 빠르게 정점에 이르고 있는지 확인해야 한다(그림 Ⅰ-72). 충분한 노력에서는 폐쇄성 장애가 있어도 시작부분은 정상인과 마찬가지로 급격하기 때문이다. 곡선의 정점(peak)은 폐활량의 15%가 호출되기 전에 이르러야 되며 처음부분은 강제폐활량의 처음 1/3에 해당된다.

이 곡선의 시작부분의 지연, 완만한 상승, 정점이 둥글고 또는 평탄한 것은 일반적으로 호출 노력 부족의 소견으로 해석된다. 그러나 호흡근육의 마비, 위축, 상부호흡기도(상기도, upper airway, 기관지)의 폐쇄 등에서도 비슷한 소견을 나타내므로 언제나 같은 패턴을 나타내는 경우에는 이들 질환일 수도 있다. 또한 호출 노력이 마지막까지 계속되지 않고 날숨이 중단되는 경우에는 끝부분이 움푹 들어간 것과 같이 된다.

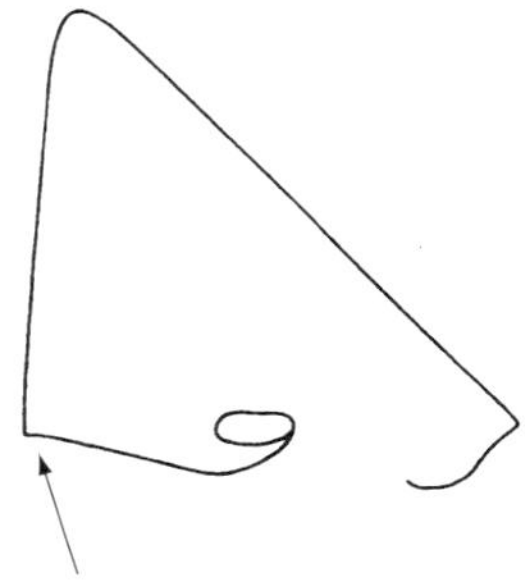

그림 Ⅰ-71. 유량-용량곡선에서 최대들숨위치의 판정

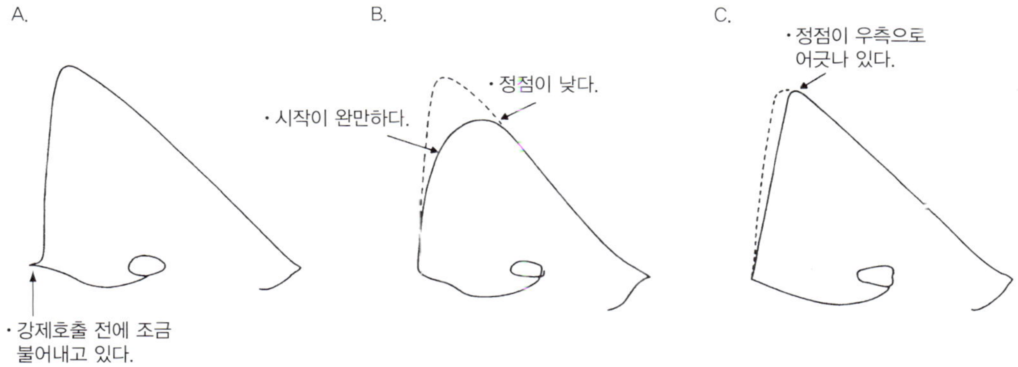

그림 I-72. 유량-용량곡선에서 노력호출이 불량한 경우

이 곡선에서는 좋은 호출곡선이 3회 정도는 필요하며, 그중에서도 강제폐활량과 1초량의 합이 최대가 되는 곡선을 얻는다(그림 I-73). 재현성도 충분한 노력의 증거가 되기 때문에 가장 좋은 2개의 곡선에서 강제폐활량, 1초량과도 ±5% 또는 150㎖ 이내에서 일치해야 한다.

이 곡선은 들숨 시에도 최대노력을 시키면 들숨과 날숨 시 기도의 상태를 비교할 수 있다.

유량-용량곡선에서는 유량(날숨속도)과 용량(폐용량)을 동시에 측정해야 한다. 따라서 호출공기량은 폐활량계 또는 호흡기류계(pneumotachograph)나 열선유량계에서 유량($\dot{V}$)을 구하여 전기적으로 적분하고, 용량(V)을 구하여 각각을 X, Y축으로 얻는다. 최근에는 측정 시 곡선의 형태를 브라운관 오실로스코프에서 관찰하면서 실시하고, 데이터는 별도로 출력시키는 장치도 많이 이용된다. 또한 데이터를 기억장치에 비축해 저장한 후 천천히 기억시키는 장치도 있으며 X-Y기록계와 같이 주파수 특성에 영향을 받지 않는 이점이 있다. 어떤 방법이든 유량(날숨속도)을 세로축에 얻고, 폐용량의 변화를 가로축에 얻는 것은 같다.

유량-용량곡선의 측정과 동시에 1초량 등의 인자가 포함되는 지표를 자동적으로 직접 얻어 표시하는 장치나 시간-용량(time-volume)곡선을 동시에 기록할 수 있는 장치(직접 기록식 유량-용량 기록계)를 사용하면 피검자에게 여러 번 강제호출을 반복하지 않고 많은 정보를 얻을 수 있다.

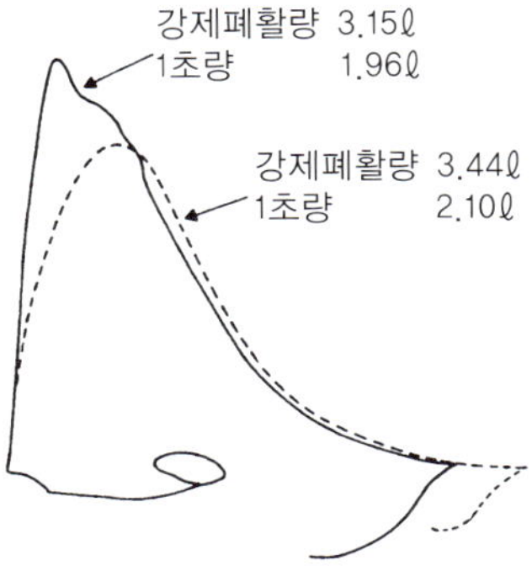

그림 I-73. 유량-용량곡선에서 측정 결과의 선택
호출노력이 부족한 쪽(점선)이 강제폐활량, 1초량 모두 크나 노력이 충분한 쪽(실선)의 파형을 선택한다.

3) 평가 지표

유량−용량곡선(유량−기량곡선, flow−volume curve)은 강제날숨곡선에 비해 ① **환기기능 장애의 전체적인 패턴 인식이 좋고,** ② **각 폐용량 위치에서 호출장애의 정도가 민감하게 검출**되며(PEF, FEF_{25}%, FEF_{50}%, FEF_{75}%, FEF_{50}%/FEF_{75}%비), ③ **저폐용량 위치에서 폐쇄성 장애의 검출이 쉽다.** 따라서 **말초 소기도 질환(small airway disease)의 검출에 유용하다.**

폐쇄성 장애 정도의 판정지표로는 유량−용량곡선의 정점에서의 유량(최대날숨유량, peak expiratory flow rate, PEF), **강제폐활량의 25%, 50%, 75% 폐용량 위치에서의 최대날숨속도(FEF_{25}%, FEF_{50}%, FEF_{75}%)나 저폐용량 위치에서 곡선 아래쪽으로 볼록한 정도를 나타내는 FEF_{50}%/FEF_{75}%비 등이 이용된다.** 유량−용량곡선에서는 강제폐활량 등을 알 수 있을 뿐만 아니라 곡선의 패턴 변화로부터 장애 상태나 병변 부위를 진단하는 것이 가능하다.

환기기능의 기준범위에 해당하는 지표로서 예측식이 있으며, 유량−용량검사의 지표에 대해서도 성, 연령 및 신장으로부터 예측식이 산출된다.

실측치와 예측치의 비(%FEF_{75}% 등)나 FEF_{75}%/신장과 연령의 관계, FEF_{50}%/FEF_{75}%비 등이 얻어지며, 세기관지의 폐쇄성 장애를 판정할 수 있다. 이때 유량−용량검사의 지표와 함께 곡선의 형태도 참고해야 한다.

유량−용량곡선에서는 다음과 같은 환기능력 평가지표가 얻어진다.

(1) PEF(**최대날숨유량,** peak expiratory flow, $\dot{V}$peak) : **최대 노력호출 시 최대들숨위치에서 날숨시작 직후의 최대유량으로 곡선의 가장 높은 값을 나타내며, 피검자의 호출 노력의 크기에 의해 좌우된다. 천식의 질병상태(기도의 협착 정도)를 객관적으로 파악하는 지표로서 최대날숨유량(ℓ/분)은 유용성이 높다.** 강하고 빠르게 호출해야 하며 긴 시간의 호출은 필요하지 않으나 최대노력은 1~2초 정도가 좋다. PEF는 1초량 등과 같은 의미를 가지며, 호출노력 정도의 목표가 된다. 대개 PEF가 4ℓ/s 이상이면 정상이나 4ℓ/s 이하이면 이상이다.

(2) FEF_{25}%(**강제날숨유량** 25%, forced expiratory flow 25%, $\dot{V}$75) : **강제폐활량의 25%를 호출한 때의 유량**이다.

(3) FEF_{50}%(**강제날숨유량** 50%, forced expiratory flow 50%, $\dot{V}$50) : **강제폐활량의 50%를 호출한 때의 유량**으로 대개 3ℓ/s 이상이면 정상이나 3ℓ/s 이하이면 이상이다.

(4) FEF_{75}%(**강제날숨유량** 75%, forced expiratory flow 75%, $\dot{V}$25) : **강제폐활량의 75%를 호출한 때의 유량으로 노력 호출에는 거의 영향을 받지 않는다.** 대개 1ℓ/s 이상이면 정상이나 1ℓ/s이하이면 이상이다. **PEF보다 말초기도의 저항을 반영하며, FEF_{50}%보다 작다(FEF_{50}% > FEF_{75}%).**

(5) $FEF_{50}\%/FEF_{75}\%$비 : **강제폐활량의 50%와 75%를 호출한 때의 유량의 비로 곡선성을 나타내는 지표로 이용된다. 유량이 PEF에서 폐용량의 감소와 함께 직선적으로 감소하면 $FEF_{50}\%/FEF_{75}\%$비가 2가 되나 아랫방향으로 볼록하면 2 이상이 된다.** 보통 **3 이하이면 정상이나 3 이상이면 이상으로 판정한다.** 저폐용량 위치에서 날숨유량의 심한 저하가 있으면 3 이상으로 되는 경우가 많다.

$FEF_{50}\%/FEF_{75}\%$비는 성별에 의한 차는 거의 없고, 젊은이에서 2.2 정도이면 정상이나 70대에서는 3 이상이다. 유량–용량곡선의 하강각은 연령에 따라서 아래쪽으로 심한 볼록이 생기므로 **$FEF_{50}\%/FEF_{75}\%$비는 연령의 증가와 함께 증가한다.**

(6) $FEF_{25}\%/Ht$, $FEF_{50}\%/Ht$, $FEF_{75}\%/Ht$: **$FEF_{25}\%$, $FEF_{50}\%$, $FEF_{75}\%$를 신장으로 나눈 값으로 연령의 증가와 함께 감소한다**(표 I–9, 10).

유량–용량곡선은 정상인에서 성, 연령 및 신장에 따라 유량(날숨속도) 및 용량의 절대치는 다르다. 따라서 이들 값을 평가하기 위해서는 성, 연령, 신장 및 강제폐활량 등에 의해 영향을 받으나 체중은 영향은 받지 않으므로 충분히 고려해야 한다. 때로는 측정 장치나 목적에 따라서 판정한계를 고려할 필요가 있다. 특히 **유량–용량곡선의 가로축은 강제폐활량을 가진 곡선으로 신장과 관련**이 있다.

표 I–9. 유량–용량곡선 지표의 참고치(성인 남성)

지표	20대	30대	40대	50대
$FEF_{25}\%$/신장(m)(ℓ/s)	4.47±0.32	4.16±0.77	3.55±0.91	3.41±0.81
$FEF_{50}\%$/신장(m)(ℓ/s)	3.28±0.45	3.30±0.77	2.68±0.49	2.27±0.79
$FEF_{75}\%$/신장(m)(ℓ/s)	1.49±0.30	1.38±0.35	0.91±0.20	0.73±0.33
$FEF_{50}\%/FEF_{75}\%$비	2.20±0.33	2.51±0.19	2.98±0.38	3.33±0.83

표 I–10. 유량–용량곡선 지표의 정상범위(정상치에 대한 %)

지표	정상범위
%VC	86.5% 이상
%PEF	78.1% 이상
$\%FEF_{25}\%$	75.0% 이상
$\%FEF_{50}\%$	54.2% 이상
$\%FEF_{75}\%$	38.8% 이상
$FEF_{50}\%/FEF_{75}\%$비	57.7~142.1%

유량-용량곡선의 정상 예측치는 Cherniack 등의 계산식에서 피검자의 성, 연령, 신장으로부터 구하며, 단위는 ℓ/s이다.

(남) PEF=0.05667×신장(㎝)-0.02403×연령+0.22544

FEF_{25}%=0.03555×신장(㎝)-0.01987×연령+2.72544

FEF_{50}%=0.02569×신장(㎝)-0.03049×연령+2.40337

FEF_{75}%=0.01411×신장(㎝)-0.04142×연령+1.98361

FEF_{50}%/FEF_{75}%비=0.05667×신장(㎝)-0.02403+0.22544

(여) PEF=0.03594×신장(㎝)-0.01776×연령+1.13160

FEF_{25}%=0.02707×신장(㎝)-0.01926×연령+2.14653

FEF_{50}%=0.02449×신장(㎝)-0.02344×연령+1.42640

FEF_{75}%=0.00919×신장(㎝)-0.03450×연령+2.21596

4) 예제

[예제 1] 최대날숨유량(PEF), FEF_{50}%, FEF_{75}%, 강제폐활량(FVC), 1초량($FEV_{1.0}$), 1초율($FEV_{1.0}$%)을 구하시오. 단 측정 시의 온도는 29℃, BTPS factor는 1.051이었다(그림 Ⅰ-74).

* PEF=5.25㎝×2ℓ/s=10.5ℓ/s
* FEF_{50}%=2.95㎝×2ℓ/s=5.9ℓ/s
* FEF_{75}%=1.3㎝×2ℓ/s=2.6ℓ/s
* FVC=13.5㎝×0.4ℓ×1.051=5.68ℓ
* $FEV_{1.0}$=11.6㎝×0.4ℓ×1.051=4.88ℓ
* $FEV_{1.0}\% = \frac{FEV_{1.0}\ 11.6}{FVC\ 13.5} \times 100 = 85.93\%$ 또는 $\frac{4.88}{5.68} \times 100 = 85.9\%$

5) 환기장애와 곡선의 형태

정상인은 유량-용량곡선의 형태가 비슷하나 **폐질환이 있으면 정상과는 다른 곡선의 크기, 형태 변화에 의해 패턴을 식별할 수 있으므로 환기장애 패턴의 대략적인 감별과 정도를 시각적으로 파악할 수 있다. 또 폐쇄성 환기장애 중에서도 상부호흡기도(상기도, upper airway, 기관지) 폐쇄와 말초기도 폐쇄를 검출할 수 있는 점도 큰 특징**이다. PEF, **FEF_{25}% 등 고폐용량에서의 유량 감소는 상부호흡기도에서 중심대기도의 폐쇄를 나타내며, FEF_{50}%, FEF_{75}% 등 저폐용량에서의 유량 감소는 말초소기도 폐쇄를 나타낸다.**

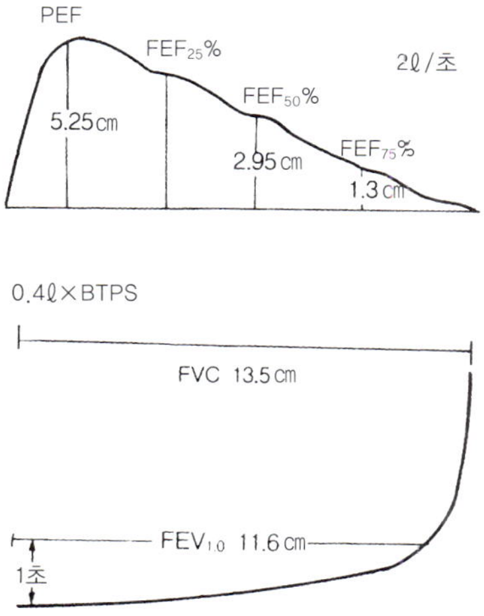

그림 I-74. 유량-용량곡선과 강제날숨곡선

정상인과 각종 환기장애에 의한 폐용량의 변화와 주된 호흡기질환에서 보이는 전형적인 유량-용량곡선의 패턴을 호출시작 수준을 포함하여 모식적으로 나타냈다(그림 I-75, 76, 77).

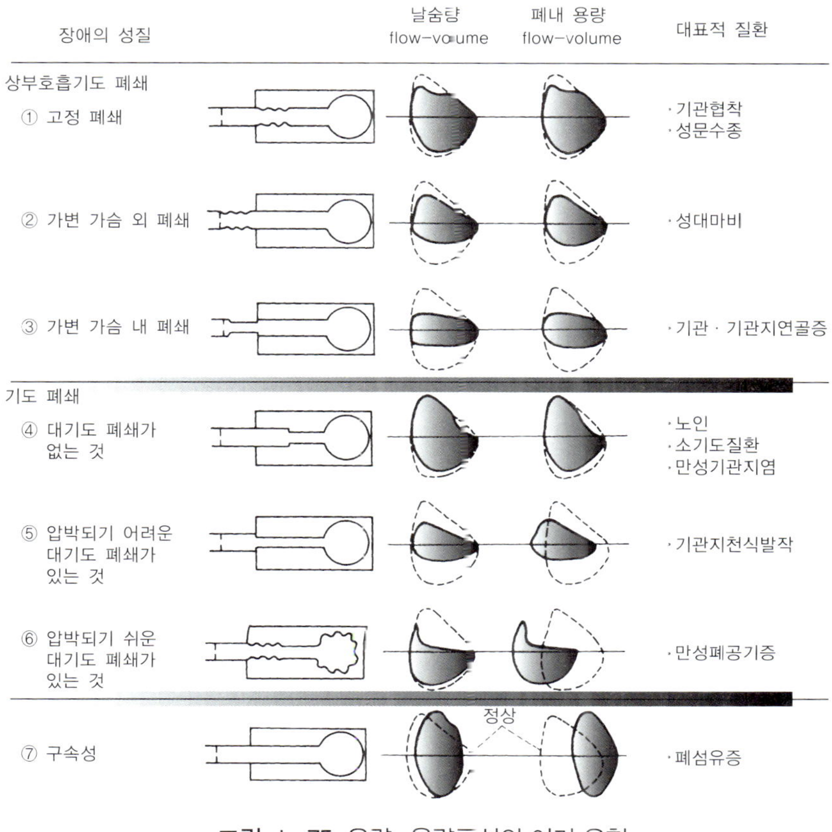

그림 I-75. 유량-용량곡선의 여러 유형

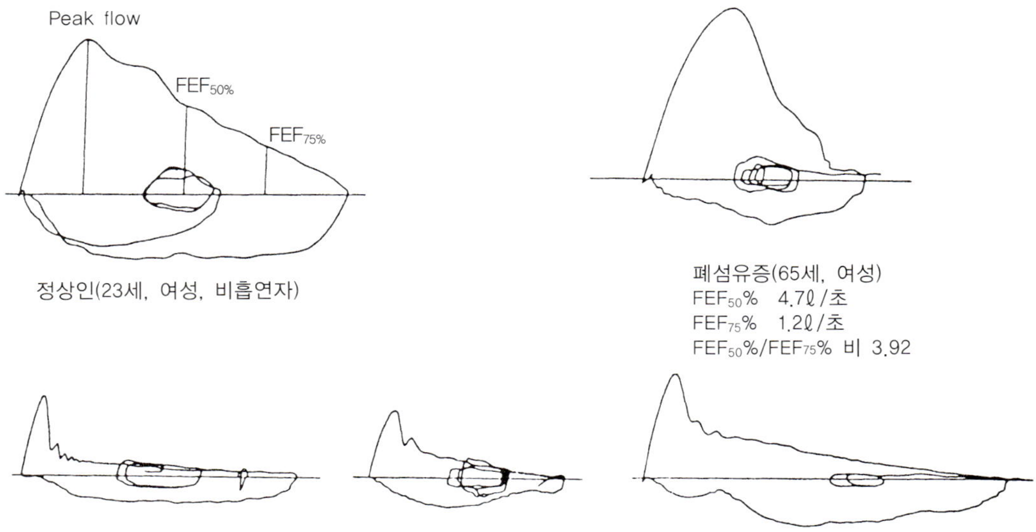

정상인(23세, 여성, 비흡연자)

폐섬유증(65세, 여성)
FEF_{50}% 4.7ℓ/초
FEF_{75}% 1.2ℓ/초
FEF_{50}%/FEF_{75}% 비 3.92

심한 폐공기증(60세, 남성)
FEF_{50}% 0.5ℓ/초
FEF_{75}% 0.3ℓ/초
FEF_{50}%/FEF_{75}%비 1.67

만성기관지염(경도, 58세, 남성)
FEF_{50}% 0.9ℓ/초
FEF_{75}% 0.3ℓ/초
FEF_{50}%/FEF_{75}%비 3.0

기관지천식(비발작시, 25세, 남성)
FEF_{50}% 1.2ℓ/초
FEF_{75}% 0.5ℓ/초
FEF_{50}%/FEF_{75}%비 2.4

그림 Ⅰ-76. 각 질환의 유량-용량곡선의 형태

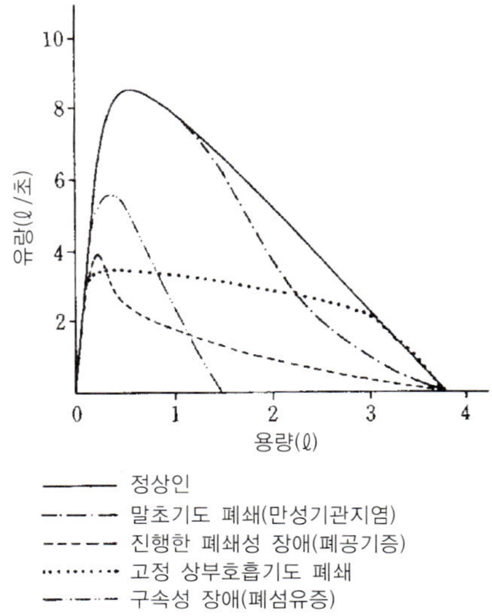

그림 Ⅰ-77. 정상인과 각종 환기장애 시의 유량-용량곡선

(1) 정상인

유량-용량곡선은 최대들숨위치에서 최대날숨유량(PEF)에 이른 후 폐용량의 감소와 함께 날숨 끝의 유량은 하강곡선이 직선으로 경사져 최대날숨위치까지 저하하거나 위로 약간 볼록한 형태가 된다(그림 I-78A).

노인에서는 가볍게 가운데가 아래로 움푹 들어간 형태로 되는 것이 많다(그림 I-78B). 흡연자에서는 강제폐활량이나 1초율이 정상이라도 가운데가 아래로 움푹 들어가 있는 것은 말초기도의 변화가 많이 진행되고 있다고 추정된다(그림 I-78C).

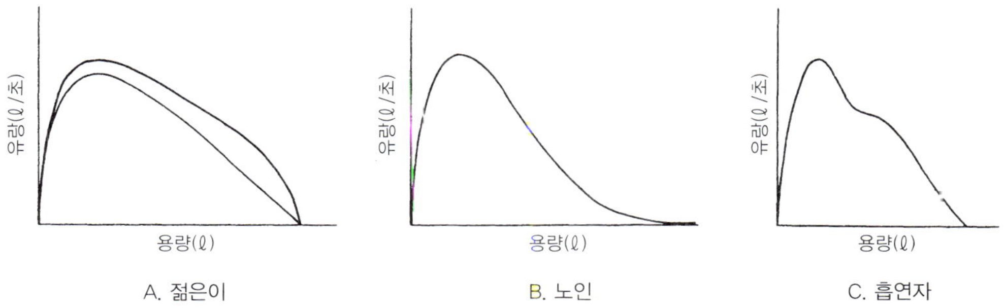

그림 I-78. 정상인의 유량-용량곡선

(2) 제한성폐질환(구속성폐질환, restrictive lung disease)

제한성 환기장애에서는 주로 폐활량(VC)이 감소하나 유량은 그다지 감소하지 않는다. 따라서 **유량-용량곡선에서 밑변의 폭은 좁아지나 최대날숨유량(PEF)은 비교적 잘 유지되므로 하강곡선은 급격한 경사를 이루며 전체적으로 높이가 높고 뾰족한 비대칭적인 삼각형의 형태가 된다.** 즉 날숨 시작의 처음에서 정점(peak)까지의 시간은 그다지 변하지 않기 때문에 정점이 왼쪽에 치우쳐 있는 것이 아니라 대칭형의 삼각형과 비슷해진다.

제한성 환기장애에서는 오히려 최대날숨유량이 증가하여 위로 볼록한 곡선으로 되는 경우가 많다. 폐가 단단한 폐섬유증(lung fibrosis)에서는 폐활량이 감소하고, 최대날숨유량(PEF)이 증가하므로 급격한 직선적인 유량 저하가 보인다. 때로는 저폐용량 위치에서 유량이 급속하게 저하하여 아래로 볼록한 패턴을 나타내는 일이 있다(그림 I-79).

(3) 폐쇄성폐질환(obstructive lung disease)

폐쇄성 환기장애에서는 주로 유량이 감소하나 폐활량(VC)은 그다지 감소하지 않는다. 따라서 **폐내 호흡단위의 시정수가 불균등하여 환기가 나쁜 부분에서 유래하는 허파꽈리공기가 늦게 출현하기 때문에 하강각은 아래쪽으로 볼록한 형태가 된다.**

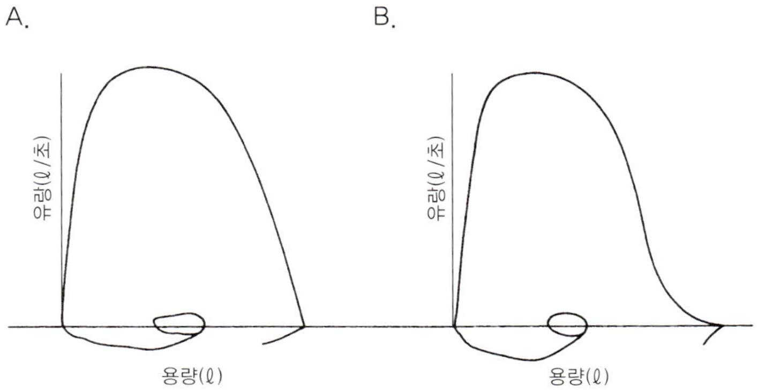

그림 Ⅰ-79. 구속성 장애의 유량-용량곡선

폐쇄성 환기장애에서는 일반적으로 정상인과 같은 직선성은 없어지고 최대날숨유량(PEF)은 감소한다. 폐쇄성 환기장애에서는 PEF에서 호출방향으로 저폐용량의 유량이 더욱 감소하여 곡선의 형태는 아래쪽으로 급격하게 낮아진다.

따라서 **처음은 스파이크(spike) 모양과 같이 뾰족하게 되나 뒤쪽은 하강각의 아래쪽으로 급격하게 하강하여 평탄하게 되며, 곡선은 길게 꼬리를 끌어당기는 형태가 된다. 폐쇄성 환기장애에서는 $FEF_{50}\%$, $FEF_{75}\%$는 노력 호출과 관계없는 노력비의존부분의 유량이 저하하는 것으로 간주된다.**

말초기도 폐쇄 등 경도의 폐쇄성 장애에서는 노력 호출 시 최대공기량은 호출 끝에 가까운 부분만이 움푹 들어가 보인다(그림 Ⅰ-80). 그러나 **고도의 폐쇄성 장애에서는 PEF, $FEF_{50}\%$, $FEF_{75}\%$ 등 어떤 유량도 전체적으로 현저하게 감소하며 호출 초기의 경우 하강각의 경사도 완만하게 되어 날숨종말에 이른다.** 이 경우 $FEF_{50}\%/FEF_{75}\%$비는 오히려 정상범위가 될 수 있으므로 해석에 주의해야 한다. 특히 **폐활량 50% 이하의 $FEF_{50}\%$, $FEF_{75}\%$의 감소는 말초기도의 병변을 나타내며 $FEF_{50}\%/FEF_{75}\%$비는 증가한다.**

상부호흡기도(상기도, upper airway)에 협착이 있으면 고폐용량에서 유량(날숨속도)이 저하하여 평탄한 패턴이 되나 말초기도에 병변이 있으면 날숨 시에 협착을 만들기 쉬우므로 저폐용량에서 유량이 현저하게 저하하여 아래로 볼록한 형태가 된다.

이러한 것은 **$FEF_{50}\%$/ $FEF_{75}\%$비로 표현하며 2 이상이 되면 아래로 볼록한 형태의 곡선이 되며, 보통 3 이상을 이상(abnormal)으로 한다. 고도의 폐쇄성 장애에서는 $FEF_{50}\%$ /$FEF_{75}\%$비는 3 이하인 것도 많으므로 하나의 지표만으로 판정하지 말고 곡선의 형태를 보고 판정하는 것이 중요하다.**

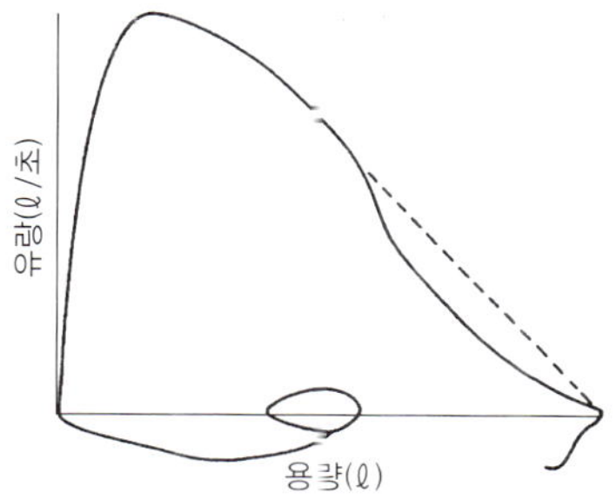

그림 Ⅰ-80. 말초기도 폐쇄의 유량-용량곡선

만성폐공기증(emphysema)에서는 허파꽈리(폐포, alveoli) 파괴에 의해 탄성이 감소하고, 기도가 압축되기 쉬우므로 폐쇄성 날숨 장애가 있는 상태로 된다. 따라서 **전체적으로 유량이 감소하며 처음의 최대날숨유량(PEF)은 감소하여 스파이크(spike) 모양을 나타낸다.** 그리고 PEF를 **넘으면 급격하게 유량이 감소하므로** FEF$_{50}$%와 FEF$_{75}$%는 **모두 감소하여 아래로 볼록한 형태의 곡선이 되고, 안정 환기시의 유량보다 적어져 곡선이 평탄하게 되므로 FEF$_{50}$%/FEF$_{75}$%비는 낮아진다. 만성기관지염(chronic bronchitis)에서는 FEF$_{50}$%에서 최대날숨위치(남은공기량, RV)까지의 최대날숨속도(최대호기속도, V̇max)가 적어지고 전체적으로 아래로 볼록한 곡선이 된다.** 특히 FEF$_{75}$%는 세기관지염의 조기 진단에 유용하다. **기관지천식(bronchial asthma)에서는 들숨이나 날숨에서 모두 전반적으로 유량이 감소한다**(그림 Ⅰ-81).

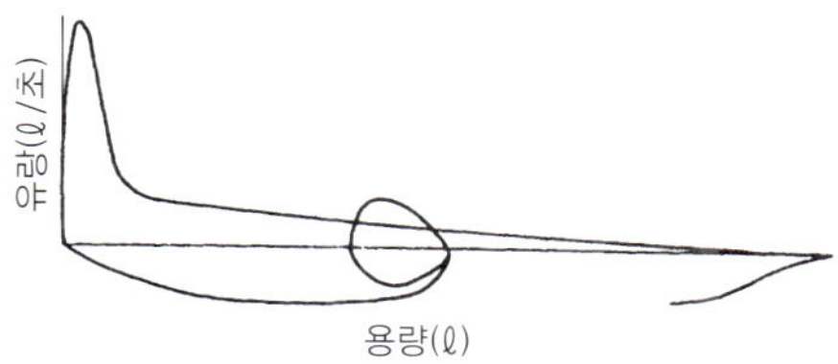

그림 Ⅰ-81. 고도 폐쇄성 장애의 유량-용량곡선

(4) 상부호흡기도 폐쇄(상기도 폐쇄, upper airway obstruction)

상부호흡기도 폐쇄에 의한 유량의 감소는 들숨, 날숨이라도 유량-용량곡선은 평탄한 사다리꼴로 되는 것이 특징이다. 성문협착 등 상부호흡기도 폐쇄가 있으면 호출 시작의 경사가 완만해져서 편평부(plateau)를 형성하고 호흡곡선에서는 직선형의 호출곡선이 되나 아래로 볼록하게 되지는 않는다. 강제날숨곡선을 가한 유량-용량곡선은 기관이나 상부호흡기도 폐쇄를 진단하는데 유용하며, 최대날숨유량(PEF)은 폐쇄성 환기장애의 중요한 지표가 된다.

상부호흡기도의 폐쇄는 다음의 4가지로 나누어지며, 특이한 형태의 유량-용량곡선을 나타낸다(그림 Ⅰ-82). 상부호흡기도 협착이 있으면 유량-용량곡선의 전반부는 이상이 보이나 후반부는 정상 패턴이 된다. 세기도 폐쇄가 있으면 호출 끝부분이 완만한데 세기도 폐쇄(직경 2㎜ 이하)나 말초 기관지폐쇄가 있으면 호흡곡선의 호출 끝부분의 유량이 감소하기 때문이다.

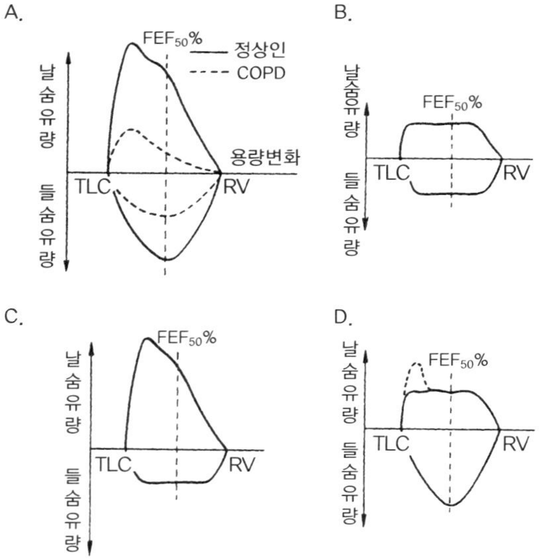

그림 Ⅰ-82. 상부호흡기도 폐쇄의 유량-용량곡선

A. 정상인(실선)과 만성폐쇄성폐질환(점선)

B. 고정 폐쇄 : 들숨상, 날숨상은 모두 곡선을 잘라낸 것과 같은 평탄한 편평부(plateau)를 형성하며 들숨시의 FEF$_{50}$%는 날숨시보다 감소한다.

C. 가변 가슴 외 폐쇄 : 들숨상은 편평부를 형성하나 날숨상은 정상인과 같이 변하지 않는다.

D. 가변 가슴 내 폐쇄 : 점선으로 나타낸 날숨시의 작은 정점은 가끔 보인다. 날숨상은 전반적으로 편평부를 형성하고 있으나 들숨상은 정상인과 같이 변하지 않는다.

① **고정 폐쇄(fixed obstruction)** : 가슴(thorax) 내외의 폐쇄와 관계없이 폐쇄부위나 그 전후의 기관 내강의 직경이 관벽을 통한 압력차에 영향을 받지 않고 협착처럼 흉터로 굳어진다. 날숨 및 들숨의 유량이 감소되기 때문에 날숨 및 들숨 시 곡선에 편평부가 나타난다.

② **가변 가슴 외 폐쇄**(variable extrathoracic obstruction) : 가슴 외의 폐쇄된 상부호흡기도 부위가 고정되어 있지 않기 때문에 날숨 시에는 기관 내경이 확장되나 들숨 시에는 대기압에 비해 압력이 낮아지기 때문에 상부호흡기도가 함몰(collapse)되어 내경이 좁아진다. 따라서 유량이 더욱 감소되기 때문에 들숨 시에만 곡선에 편평부가 나타난다.

③ **가변 가슴 내 폐쇄(variable intrathoracic obstruction)** : 가슴내의 기관지 폐쇄 시 호흡에 따른 가슴내의 압력변화에 따라 들숨시에는 폐쇄부위의 기관 내경이 확장되나 날숨시에는 기관 내경이 수축되어 흉강의 압력, 즉 가슴내의 압력이 증가되어 기관지벽이 압축하므로 폐쇄가 더욱 심해진다. 더욱 폐쇄를 일으켜 날숨 시 날숨곡선의 정점 이후의 곡선에 편평부가 나타난다.

④ **소기도 폐쇄**(small airway obstruction, SAO) : 저폐용량의 날숨유량은 말초 소기도의 저항 증가에 예민하게 감소하므로 유량-용량곡선의 마지막 직선 부위에 윗방향으로 오목함이 나타난다.

6) volume of isoflow의 측정

유량-용량(flow-volume)검사는 최대 노력 호출을 시켜 용량의 감소에 대하여 유량을 기록하는 검사이나 volume of isoflow는 유량-용량검사를 변형한 것이다. 공기에 의한 유량-용량검사를 한 후에 공기대신 He-O_2 혼합가스를 흡입시키고 최대 노력호출을 시켜 유량-용량을 측정한다. 두 유량-용량곡선을 겹치면 기도폐쇄가 있는 경우 노력비의존부분의 저폐용량 위치에서 유량의 증가가 생기지 않고 같아지는 폐용량이 생긴다(volume of isoflow, FEFiso, $\dot{V}iso_{\dot{V}}$)(그림 I-83). 이 경우 헬륨가스를 사용하나 분석은 필요하지 않다. **volume of isoflow와 폐활량의 비(FEFiso, $Viso_{\dot{V}}$/VC)가 지표로 사용되며, 이 값이 클수록 기관지의 폐쇄부분이 넓어진다.** 따라서 He-O_2 flow-volume($\Delta FEF_{50}\%$, FEFiso)은 **말초기도 폐쇄의 병변이 민감하게 반영되는 검사**이다.

공기와 He-O_2 혼합가스는 기체의 성상이 다르므로 유량이 같아지지 않으나 기도에 폐쇄가 있는 경우 최대호기속도(최대날숨속도, $\dot{V}max$)를 규정하는 기도저항(Raw)은 공기와 He-O_2 혼합가스의 기체 차이보다도 기도폐쇄에 의한 기관지 반경의 감소에 의해서 He-O_2 혼합가스도 최대날숨속도(max)가 저하하여 공기의 경우와 같이 유량이 같아진다.

유량-용량검사는 보통 호흡곡선과 같이 공기를 들이마시나 상부호흡기도 폐쇄, 대기도(large airway) 폐쇄, 말초기도 폐쇄 등 기도폐쇄 수준을 결정할 목적으로 공기 중의 질소를 헬륨으로 치환한 혼합가스를 흡입하여 최대 노력 호출을 하고, $FEF_{50}\%$의 증가율이나 volume of isoflow를 측정한다.

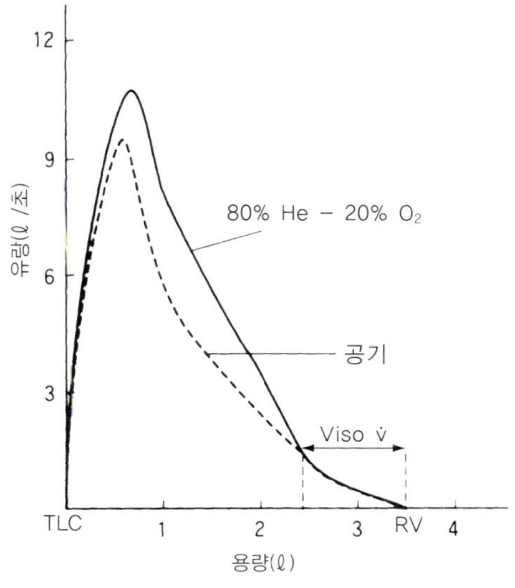

그림 I-83. volume of isoflow($\dot{V}iso_{\dot{V}}$)의 측정
점선은 공기호흡 시, 실선은 He-O_2 혼합가스 치환 시의 유량-용량곡선. 날숨의 처음은 He의 치환에 의해서 유량은 현저하게 증가하나 호출이 끝나면 증가하지 않거나 오히려 감소한다. 그 때문에 어떤 점에서 공기호흡 시와 He-O_2 혼합가스 호흡 시의 유량이 같아진다. 이 점이 volume of isoflow에 해당하며 두 곡선의 교점으로서 구해진다.

7. 기능적잔기용량(기능적잔기량, functional residual capacity, FRC), 남은공기량(잔기량, residual volume, RV)

학습목표

1. 기능적잔기용량의 의미, 측정법 및 평가법을 이해한다. (A)
2. %RV의 의미, 평가법 및 정상치를 이해한다. (A)

기능적잔기용량(FRC)은 안정호흡을 하고 있을 때 안정날숨위치(기준위치) 상태, 즉 폐의 탄성 수축력과 가슴(흉곽, thorax)의 확장력이 균형 잡혀 있을 때의 기도 및 폐 내에 남아있는 공기량이다. 그리고 **폐용량분획 중 최대호출을 하여 최대날숨위치에서 폐 내에 남아있는 공기량이 남은공기량(RV)이다.** 그러나 폐활량과 같이 날숨량을 측정해도 **남은공기량을 포함하는 기능적잔기용량과 전폐용량(TLC)은 폐활량측정법(spirometry)에서는 직접 측정할 수 없다.** 따라서 안정날숨위치에서 폐 내에 남아있는 기능적잔기용량을 구하면 최대날숨위치에서 폐 내에 남아있는 남은공기량이나 최대들숨위치에서 폐 내에 남아있는 전폐용량을 구할 수 있다.

일반적으로 **남은공기량을 구하기 위해서는 먼저 기능적잔기용량을 측정하고, 이것에서 폐활량측정법에서 측정한 날숨예비량(ERV)을 빼어 구한다.** 그 이유는 **호흡의 깊이를 나타내는 위치 중 기준위치인 안정날숨위치가 가장 안정한 것에 비해 최대날숨위치는 불안정해지기 쉽기 때문이다.** 폐활량측정법에서 구한 호흡곡선에 남은공기량(RV)을 더하면 처음의 폐용량분획은 완성된다. **TLC=IRV+TV+ERV+RV, FRC+IC, VC+RV이다. 따라서 FRC=ERV+RV이므로 FRC−ERV=RV, RV+VC=TLC가 된다.** 따라서 기능적잔기용량을 측정하면 남은공기량, 전폐용량 등을 구하는 것이 가능하다.

기능적잔기용량의 측정방법으로서 많이 이용되고 있는 방법은 다음과 같다.

① **가스희석법(gas dilution method)**

㉮ 폐쇄회로법(closed circuit method) : He을 지시가스로 하는 He희석법(helium dilution method)

㉯ 개방회로법(open circuit method) : N_2를 지시가스로 하는 N_2세출법(nitrogen washout method)

② **체적변동기록법(body plethysmography)**

③ **흉부 X선 사진법** : 흉부 X선 사진을 계측하여 폐내 가스량을 구하는 방법이다.

폐용량분획 측정방법에는 가스희석법과 체적변동기록법에 의한 2종류가 있다. 일반적으로 체적변동기록법이 많이 이용되고 있으나 가스희석법은 폐쇄회로법이 많이 보급되어 있다.

1) 가스희석법(gas dilution method)

가스희석법은 지시가스의 희석농도를 측정하는 것에 의해 기능적잔기용량을 구하는 방법으로 일반적으로 He과 N_2를 지시가스로 이용하는 2종류가 있다.

(1) He을 지시가스로 하는 폐쇄회로법(closed-circuit helium dilution method)

① 측정원리

He가스는 혈액이나 폐조직에 쉽게 흡수되거나 배설되지 않고 생체에 대해서 불활성가스(inert gas)이기 때문에 측정 중 He가스량이 변화되지 않는다는 전제로 사용된다. 아울러 He가스는 자극성, 독성이 없고 폐 내에서 확산되기 쉽기 때문에 측정이 쉽다. 폐 내에 존재하지 않는 He가스를 이용하여 폐쇄회로 내에서 양과 농도를 알고 있는 He가스를 반복호흡시켜 He가스가 폐 내에서 균등하게 분포되면 평형상태(equilibration)에 이른다.

검사시작 전의 용기 내의 He가스량은 검사종료 후의 폐와 용기 내의 He가스량이 같아지므로 이 He가스의 농도로부터 폐 내의 용적인 기능적잔기용량(FRC)을 구할 수 있다. 따라서 폐 내의 용적만큼 He가스가 희석되기 때문에 **FRC가 많으면 He가스의 희석이 많아지므로 He가스의 농도는 낮아지고 He가스의 평형시간은 연장된다**(그림 I-84). 호흡계와 접속하고 안정호흡 상태에서 폐와 호흡계의 가스의 평형농도를 측정하는 검사이다. 따라서 **노력 환기는 필요하지 않으므로 환자에 대한 부담이 적으나** He가스분석장치가 필요하다. 가스의 종류에 의해서 열전도가 다른 것을 사용할 수 있으나 He가스는 다른 가스에 비해 특히 열전도가 높다.

폐쇄회로법은 산소의 공급방식에 의해 항량식과 변량식이 있으나 변량식은 현재 거의 사용되지 않고 주로 항량식이 사용된다. 항량식은 폐에서의 산소(O_2) 소모에 의해 장치 내의 가스량이 감소된다. 따라서 소모된 산소량의 감소 부분만큼 균형 잡힌 산소를 외부에서 일정 유량으로 보충하여 장치 내의 가스량의 기준위치가 항상 일정하게 유지되도록 하는 방식이다. 그리고 항량식은 추가하는 O_2량을 한번뿐만 아니라 피검자의 일회호흡량에 따른 산소소모량에 해당하는 양을 수시로 보충하여 산소결핍 상태가 되지 않도록 개량한 방법으로 피검자에게는 편안한 검사방법이다.

또한 **항량식은 측정방법이나 계산이 변량식보다 간단하며, 회로 내의 O_2 농도가 일정하기 때문에 He미터의 감도가 안정하다는 장점이 있으나 안정날숨위치를 일정하게 유지하는 것이 복잡하고, 반복호흡 중 안정날숨위치 수준의 변동을 점검할 수 없으며, 장치의 사강량을 측정하지 않으면 안되는 단점이 있다.**

변량식은 처음부터 피검자의 산소소모량에 균형 잡힌 산소를 장치 내에 가득 넣어 두어 도중에 산소를 보충하지 않아도 산소소모량에 따라 장치 내의 가스량이 감소하는 방식이다. 그러나 변량식은 폐병변이 심한 피검자에서는 폐 내의 He가스농도가 평형상태에 이르기까지 시간이 걸리고 그 사이에 필요한 O_2량을 미리 부족하지 않도록 충분하게 공급하는 것이 곤란하므로 오차를 일으키기 쉽다. 변량식은 안정날숨위치 수준의 변동을 점검할 수 있으나 O_2를 지속적으로 보급할 필요가 없다는 장점이 있으나 측정 중에 O_2 농도가 변화하기 때문에 He미터의 감도가 불안정하게 되므로 감도가 변화하며, 장치의 죽은공간량(사강량)을 측정할 필요가 있다는 단점이 있다.

어떤 방식에서도 탄산가스(CO_2)의 축적을 방지하고 측정회로 중에는 CO_2를 제거하기 위해서 soda lime(CO_2 흡수제)을 넣어 두어야 한다.

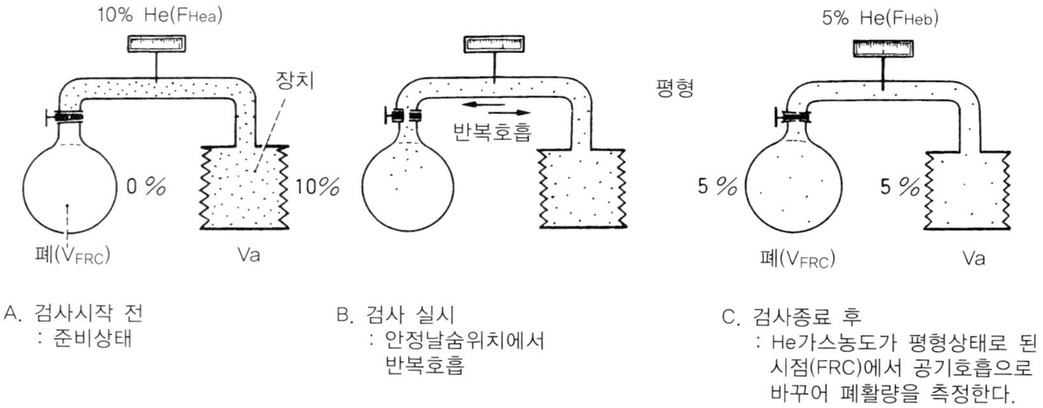

그림 Ⅰ-84. He을 지시가스로 하는 폐쇄회로법(항량식)의 측정원리

② **검사 방법**

He가스를 지표로 하는 폐쇄회로법에는 항량식이 많이 이용되므로 이것에 대해서 설명한다. 측정 장치는 He가스농도를 측정하는 He미터, O_2 공급장치, 회로 내의 가스를 혼합하는 송풍기, 날숨 중의 CO_2가스를 흡수하는 소다라임관으로 되어 있다.

㉮ 소다라임관이 착색되어 있지 않은 것 확인한 후 장치를 신선하게 하여 회로 내의 He 가스농도를 0으로 한다.

㉯ 우선 일정량의 순수한 He가스를 장치 내에 넣어 폐쇄회로 내의 He가스농도가 일정하게 될 때까지 송풍기로 충분히 혼합한다. 즉 He가스를 포함한 혼합가스를 만들어 폐쇄회로 내의 가스량(Va) 중 알고 있는 He가스농도(F_{Hea})를 일정량 장치에 채워둔다. 초기상태의 회로에는 농도 약 10%의 헬륨(He)가스와 산소(O_2) 21%, 나머지는 질소(N_2)의 혼합가스가 충전되어 있다. He가스의 절대량은 $F_{Hea} \times Va$에서 구할 수 있으며, 회로에서 He가스가 새지 않으면 1분 정도에서 일정한 평형농도를 얻을 수 있다.

㉰ 피검자를 약간 큰 의자에 앉히고 안정시켜 마우스피스, 노즈클립을 부착한다. 공기가 새고 있는지를 확인한 후 몇 분간 안정호흡을 계속시켜 호흡의 리듬이나 안정날숨위치가 안정되어 있는지를 확인한다.

㉱ 안정날숨위치에서 폐와 회로를 접속하여 그대로 안정호흡이 계속되도록 지시한다. **안정날숨위치(FRC)의 끝에서 마개를 열어 회로를 외부공기와 차단하고 폐쇄회로 내에서 He 혼합가스를 7분 정도 균등하게 될 때까지 반복호흡 시킨다. 반복하여 안정호흡을 시키면 폐쇄회로 내의 He가스는 호흡의 시작과 함께 서서히 퍼져 폐 내의 공기량(FRC)에 의해 희석되며, 일정 시간 후에 폐 내의 He가스농도와 회로 내의 He가스농도가 평형상태에 이른다(F_{Heb}).** 여기에서 피검자의 가슴, 배, 어깨 등의 움직임을 주의 깊게 관찰하면서 마개를 돌려 회로와 피검자의 기도(air way)를 연결하여 **안정날숨위치(기준위치)의 끝인 기능적잔기용량(FRC)에서 폐용적을 정확하게 측정해야 한다.** 피검자에게는 과다호흡이 되지 않도록 주의를 주면서 20초 간격으로 He미터에 나타나는 농도를 기록한다.

㉲ 측정시간은 7분이 기본이나 환자에 따라 길게 하는 경우도 있으며, 측정 종료의 판정은 He가스가 폐와 회로 내에서 농도가 평행하게 된 때이다.

㉳ He가스는 폐에서 흡수되거나 분비되지 않기 때문에 검사시작 전이나 종료 후의 He가스의 절대량은 같으므로 폐와 회로 내의 He가스농도는 같아진다. 따라서 **혼합 전후의 He가스농도가 같은 것을 사용하면 He가스농도의 변화로부터 기능적잔기용량(V_{FRC})을 구할 수 있다.**

㉴ 마지막에 폐활량측정법으로 바꾸어 보통의 공기호흡으로 되돌려 여러 번 안정호흡을 하게 한 후 폐활량(VC)을 구하기 위한 환기를 한다. 여기에서 **일회호흡량(TV)이나 날숨예비량(ERV)을 측정하면 남은공기량(RV)도 측정할 수 있으므로 전폐용량(TLC)도 측정할 수 있다.** 일반적으로 가스농도가 평형상태에 이른다는 목표는 환기량의 He가스농도의 변동이 ±0.05% 이내에서 30초 이상 지속된 경우이다. 최근의 자동화된 장치에서는 자체적으로 평형시의 가스농도 값을 읽어 자동적으로 정지신호에 걸리게 되어 있는 것이 많다.

㉵ 반복호흡에 의해서 폐에서 배출된 CO_2는 소다라임(CO_2 흡수제) 등에 의해 흡수되며, 회로 내의 가스량은 폐에서 흡수된 산소량만큼 감소하므로 이에 해당하는 양의 산소를 순서대로 회로에서 보충하는 것에 의해 회로의 용적을 일정하게 유지한다. **FRC는 다른 호흡곡선 지표와 마찬가지로 BTPS로 나타내므로 회로내의 온도를 측정하여 BTPS로 환산해야 한다. 남은공기량의 측정도 BTPS로 표현되며,** 단위는 ℓ 혹은 mℓ이다.

기능적잔기용량(FRC)은 다음과 같은 식이 성립되므로 다음과 같이 계산된다.

F_{Hea} : 검사시작 전 회로 내의 He가스농도

F_{Heb} : He가스를 흡입하여 평형상태에 이른 때의 He가스농도

Va : 혼합 전 회로 내의 가스량

V_{FRC} : 안정날숨위치에서의 기능적잔기용량(FRC)

$$F_{Hea} \times Va = F_{Heb} \times (V_{FRC} + Va)$$

$$V_{FRC} = (F_{Hea} - F_{Heb}) \times Va / F_{Heb}$$

③ **결과의 평가**

헬륨희석법의 측정시간은 표준에서 7분, 폐공기증 등 폐쇄성이 심한 환자에서 15분 이상의 시간이 필요하다. 최근의 측정 장치는 날숨종말 시 회로의 체적이 일정하게 되도록 순수한 산소가 자동 공급되므로 만약 측정 중에 FRC가 변화하면 농도가 평형하게 얻어지지 않으며 정확한 계측을 할 수 없다. 또 폐용량 위치가 FRC보다 매우 높은 위치에서 회로와 접속하여 그 후 보통의 안정날숨위치(기능적잔기용량, FRC)에서 호흡한 경우에는 회로 내의 산소농도가 저하하여 위험한 상태로 될 가능성이 있다. 이 경우는 수동으로 산소를 추가로 보충하여 검사를 계속 실시할 수 있다. 또한 폐쇄회로법은 회로 내의 가스를 장기간에 걸쳐서 반복 호흡하기 때문에 회로 내부는 고온다습하여 세균이 번식하는데 좋은 조건이 되므로 감염방지에 주의해야 한다.

④ **예제**

[예제 1] He을 지시가스로 하는 항량식 폐쇄회로법에 의해 기능적잔기용량(FRC)을 측정하여 최초의 He가스농도는 10%, 평형 후의 He가스농도는 6.4%이었다. 기능적잔기용량을 구하시오. 단 호흡계의 죽은공간량(사강량, V_D)을 3ℓ(ATPS), 가해진 He가스와 공기량을 4ℓ(ATPS)로 한다.

＊ (3+4)×0.1=0.064×(3+4+x)이므로 FRC=x=(0.1×7)/0.064−7=3.94ℓ

＊ FRC(BTPS)=3.94×1.086(BTPS factor)=4.28ℓ

[예제 2] He을 지시가스로 하는 항량식 폐쇄회로법에 의해 기능적잔기용량(FRC)을 측정하여 다음과 같은 결과가 얻어졌다.

① 최초의 He가스농도 6%, 호흡계의 죽은공간(사강, VD) 5.00ℓ(ATPS), 가해진 He 가스와공기량 3.00ℓ(ATPS), 평형 후의 He가스농도 4%, 호흡계의 온도 26℃, 이때의 포화수증기압 25.2torr, 대기압 760torr일 때 기능적잔기용량을 구하시오.

* (5.00+3.00)×0.06=(5.00+3.00+FRC)×0.04

* FRC=(5.00+3.00)×(0.06−0.04)/0.04=4.00(ATPS)

* $FRC(BTPS)=4.00\times\frac{273+37}{273+26}\times\frac{760-25.2}{760-47}=4.27\ell$

② 체적변동기록법에서 구한 FRC가 5.30ℓ이었다. 두 값을 비교하여 평가하시오.

*5.30−4.27=1.03ℓ이므로 거의 외부공기(외계)와 교통이 없는 낭포 등이 존재한다.

[예제 3] He을 지시가스로 하는 항량식 폐쇄회로법에 의해 기능적잔기용량(FRC)을 측정하여 다음과 같은 결과가 얻어졌다.

① 회로 내를 공기로 충분히 씻은 후 벨을 완전히 내린다. 이때 회로의 용적이 죽은공간(사강, V_D)이다. 다음에 He가스를 가하여 충분히 혼합한 후 벨을 완전히 내려 He가스농도를 측정했다면 15%이었다. 더욱이 공기를 5ℓ(ATPS) 가하여 He가스농도를 측정했다면 10%이었다.

* V_D×0.15=(V_D+5)×0.1이므로 V_D=10ℓ이다.

② 측정을 시작하여 평형 후의 He가스농드를 측정한 경우 8%로 되었다. 이때의 호흡계의 온도는 26℃, 이때의 포화수증기압 25.2torr, 대기압 760torr이다. 호흡계의 죽은공간량(V_D)과 기능적잔기용량(FRC)을 구하시오. 단 호흡계의 죽은공간량을 알 수 없을 때는 8ℓ로 계산하시오.

* V_D×0.15=(V_D+5)×0.1이므로 V_D=10ℓ(ATPS)이다.

* (10+5)×0.1=(10+5+FRC)×0.08

* FRC=(10+5)×(0.1−0.08)/0.08=3.75ℓ(ATPS)

* $FRC(BTPS)=3.75\times\frac{273+37}{273+26}\times\frac{760-25.2}{760-47}=4.01\ell$

(2) N_2를 지시가스로 하는 개방회로법(open-circuit nitrogen washout method)

① **측정 원리**

폐 내에는 질소(N_2)가 공기 중에 포함되어 있는 것과 같은 농도로 있다. 따라서 회로에서 J밸브를 이용하여 **일정량의 순수한 산소(100% O_2)를 흡입시켜 폐 내의 N_2가스가 날숨 중에 완전하게 씻겨 나올 때까지의 N_2가스량에 의해 기능적잔기용량(FRC)을 계산하는 N_2세출법이 일반적이다. 즉 폐 내에 있던 N_2가스가 많이 배출되면 폐가 팽창되어 있으므로 FRC는 증가한다.**

이 방법은 안정호흡의 날숨의 끝인 안정날숨위치(기능적잔기용량, FRC)에서 회로와 접속하고 보통의 호흡을 계속하여 FRC를 측정할 수 있다. 들숨 시에는 O_2주머니에서 순수한 산소가 폐 내에 흡입되며, 날숨 시에는 폐 내에서 CO_2, N_2가스가 회로의 개방 끝에서 호출된다. 흡입공기에는 N_2가스가 포함되어 있지 않으므로 호흡마다 폐 내의 N_2가스농도는 저하한다(그림 Ⅰ-85).

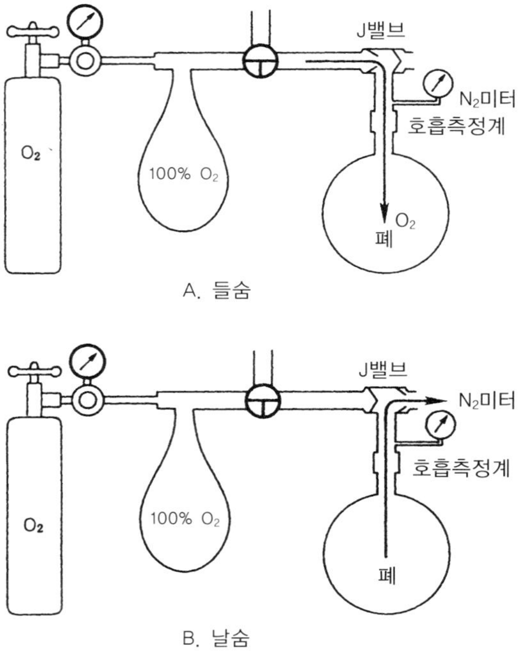

그림 Ⅰ-85. N_2를 지시가스로 하는 개방회로법의 측정 원리
폐 내에 있던 N_2가스 분자는 순수한 산소의 흡입으로 완전하게 씻겨나가며, O_2로 농도가 희석된 N_2가스가 호흡측정계에 모아진다.

② **검사 방법**

㉮ **호흡은 안정환기에서 약 7분간 반복호흡시켜 N_2가스를 씻어 내거나 혹은 날숨 N_2가스농도가 1% 될 때까지 산소를 흡입시키면 N_2가스는 서서히 폐 내에서 씻겨 나오고 날숨 N_2가스농도는 저하된다.**

허파꽈리(폐포, alveoli) 내에는 질소가 남아있기 때문에 완전 폐쇄회로를 통해 호출한 가스를 호흡가스측정용주머니(Douglas bag)나 호흡측정계(respirometer) 등에 모아 가스용적과 세출된 N_2가스농도의 전체량으로부터 FRC를 구할 수 있다.

㉯ 씻어낸 N_2가스의 전체량은 회로의 개방 끝에서 호흡가스측정용주머니를 접속하고 날숨가스를 모두 채취(50~100ℓ)하여 주머니 내의 N_2가스농도를 측정한다. 그러나 이 방법은 N_2가스농도의 약간의 측정 오차가 결과에 큰 영향을 줄 수 있기 때문에 날숨가스를 호흡가스측정용주머니에 모아 N_2가스농도나 날숨 유량의 측정은 현재는 실시되지 않는다.

㉰ 최근의 자동화된 장치에서는 주파수 특성이 좋은 N_2미터와 유량계를 입언저리에 부착하여 연속적으로 N_2가스농도와 날숨 유량을 측정한다.

컴퓨터에서 1호흡마다 날숨 중의 평균 N_2가스농도와 일회호흡량을 측정한 것을 곱하여 7분간 적산하고 자동적으로 계산되어 출력된다. 이 방법은 호흡가스측정용주머니에 비해 각 날숨의 N_2가스농도가 높고, 동시에 양이 작으므로 오차를 최소한으로 억제하는 것이 가능하다. 또 유량계에서 BTPS센서(열선유량계 등)를 이용하면 온도보정은 필요없다.

㉱ 공기 중의 질소농도는 약 78%로 일정하므로 공기호흡을 계속하고 있는 사람의 폐 내에는 일정 농도의 N_2가스가 존재한다. 폐 내의 N_2가스농도는 공기 중보다 약간 높아 81%로 간주한다.

순수한 산소의 흡입시작 전의 날숨 중 N_2가스의 평균농도는 0.81로 가정해도 좋다. 세출된 날숨가스용적(V)과 질소농도(F_2)를 측정하여 곱하면 폐 내의 질소량이 되고, 이것은 폐 내에 있던 질소농도(81%)와 폐용적의 곱과 같기 때문에 FRC를 계산할 수 있다.

㉲ N_2가스를 O_2로 씻어내어 그 N_2 가스량으로부터 폐용량을 역산하는 방법으로 **날숨 중의 N_2가스는 2번 들이마시는 일이 없으므로 개방회로법이라고 한다. 피검자에게 안정호흡을 계속하게 하여 호흡의 리듬이나 안정날숨위치가 안정하게 되어 있는 것을 확인한 후 안정날숨위치에서 회로와 접속하여 그대로 안정호흡을 계속하도록 지시한다.**

측정시간은 7분이 기본이나 환자에 따라 길게 하는 경우도 있다. 측정 종료의 판정은 개방회로법에서는 날숨종말의 N_2가스농도가 일정한 값(2%)보다 낮아지면 측정을 종료한다.

㉳ 회로와 접속하기 직전(공기호흡 시)의 폐 내의 N_2가스농도는 0.81이며, 씻어 낸 전체량을 V_{N_2}로 하면 V_{N_2}=FRC · 0.81로 되며, FRC=V_{N_2}/0.81로 산출된다. 즉 세출된 날숨가스량(FRC)과 질소농도(0.81)를 측정하여 곱하면 폐 내의 질소량(V_{N_2})이 되고, 이것은 원래 폐 내에 있던 질소농도(81%)와 폐용적의 곱과 같기 때문에 FRC를 계산할 수 있다.

세출된 N_2가스량을 측정하여 FRC는 다음과 같이 계산된다.

F_1 : 순수한 산소흡입 직전(공기호흡 시)의 날숨 중 폐 내의 N_2가스농도(0.81)

F_2 : 7분간 세출종료 시 폐 내의 N_2가스농도

V_E : 호흡가스측정용주머니 내의 날숨량

$\bar{F}_{N_2}$: 호흡가스측정용주머니 내의 평균 N_2가스농도로 하면 다음과 같이 계산된다.

$$FRC \times (F_1 - F_2) = V_E \times \bar{F}_{N_2} \text{에 의해 } FRC = \frac{V_E \times \bar{F}_{N_2}}{0.81 - F_2}$$

실제로는 7분간의 O_2 흡입 중에 폐를 흐르는 혈액 및 조직에 의해 허파꽈리(폐포, alveoli) 내에 확산해가는 N_2가스량(V_{N_2})은 폐 내에 35㎖/분 배출되기 때문에 보정하여 측정해야 한다. 따라서 V_{N_2}≒[체표면적(m^2)×96.5+35]㎖로 되며, 또 순수 O_2 중에는 약 0.3%의 N_2가스가 포함되어 있으므로 그것도 보정을 해야 한다. 원래 O_2 내에 포함된 N_2가스농도를 F_3로 하면 결국에는 다음과 같이 계산된다.

$$FRC = \frac{V_E \times (\bar{F}_{N_2} - F_3) - V_{N_2}}{0.81 - F_2}$$

㉮ 이 방법은 회로와 접속한 시점에서 폐 내의 N_2가스량에 의해 FRC를 측정하므로 측정 중에 FRC수준이 변동해도 접속 시의 FRC는 정확하게 측정할 수 있다. 그리고 **측정방법이 간단하고, N_2세출곡선과 동시에 폐내 가스분포를 측정할 수 있으며, N_2가스를 세출하는 것을 목적으로 하기 때문에 폐쇄회로법과 같이 검사 중 날숨수준의 변동에 신경쓸 필요가 없다는 장점이 있다.** 그러나 측정 중 순수한 산소의 흡입에 의해 폐조직에 미치는 영향이나 시작 때의 N_2가스농도를 어떻게 가정하는가에 의해서 측정치가 크게 영향을 받으며, N_2미터의 정밀도에 의해 큰 영향을 받는다.

따라서 N_2가스농도의 작은 측정 오차(0.05%)가 FRC에 큰(10%) 영향을 주며, 순수한 산소를 흡입하므로 고탄산가스혈증 환자에서는 분당환기량(minute ventilation, V_E)이 저하하며, 동맥혈액 탄산가스 분압이 상승하는 일이 있으므로 실시할 수 없다는 단점이 있다. 이 경우는 환기량을 모니터하여 향상시켜 유지하는 것에서 검사가 가능하다. 이 때문에 FRC의 측정은 He폐쇄회로법이 보다 표준으로 되어 있다.

③ 결과의 평가

가스희석법은 환기에 관여하고 있는 폐용량을 직접 측정하기 때문에 다른 환기 분포검사와 비교하면 체적변동기록법보다 우수하다. **가스희석법은 측정시간이 7~10분으로 길지만 안정 환기 상태에서 검사하기 때문에 환자에 대한 부담이 적다.** 그러나 가스분포 장애가 있으면 평형상태에 이르는데 시간이 걸리고, 7분에 종료하면 FRC가 과소평가되는 일이 있다. 7분간의 한정된 시간에 이루어지기 때문에 기도폐쇄나 폐내 가스분포의 불균등이 심할수록 지시가스가 평형에 이르기 어렵다. 특히 폐내 낭포 등과 같이 기도의 흐름이 거의 없는 부분의 공기량은 측정되지 않으므로 측정치의 정확성에 문제가 있다는 단점이 있다. 가스희석법에서 RV는 FRC의 한 구분으로서 간접적으로 구하기 때문에 안정날숨위치(날숨예비량)를 정확하게 측정해야 한다. 가스희석법에 의한 FRC의 피검자간의 표준편차는 100~300㎖이나 임상검사에서는 변동계수(coefficient of variance, CV)로서 4~8% 이내에서 억제하는 것이 바람직하다.

④ 주의사항

㉮ FRC의 측정은 컴퓨터에 의한 폐기능 측정 장치에서 실시하는 것이 일반적이며, 장치의 설명서에 따라서 검사 시작 전에 점검한다. 특히 가스 Bombe나 각종 배관(산소, 진공, 가습기 등)과 본체의 접속 및 가스량은 반드시 확인한다.

㉯ 각종 센서의 교정은 He미터나 N_2미터에서는 측정 전에 자동적으로 교정되는 기기의 종류가 많아지고 있으나 호흡기류계나 열선유량계는 업무시작 전에 반드시 교정한다.

㉰ 측정 시 피검자의 옷이 가슴이나 배를 필요 이상 지나치게 조이고 있지 않은지를 점검하여 호흡운동이 충분하게 되도록 한다.

㉱ FRC는 피검자의 자세에 의해서 변화하므로 의자의 높이나 마우스피스의 높이를 피검자에게 무리가 되지 않도록 조절한다.

㉲ 가스희석법에서 가장 주의해야 하는 것은 누설로 대부분은 검사 중에 기침이 나오거나 혹은 침을 삼킬 경우에 일어난다. 누설은 모니터의 환기곡선을 보고 있으면 안정날숨위치가 편위(shift)하는 것을 알 수 있다. 또 개방회로법에서는 날숨종말의 N_2가스농도가 급격하게 상승하므로 간단하게 알 수 있다. 누설이 일어난 경우에는 다시 측정하면 되나 가스희석법의 경우는 즉시 다시 검사한다는 것은 쉽지 않다.

㉳ 폐 내의 가스상태가 원래로 되돌아올 때까지 최저 측정시간이 필요하나 여유를 보아 15분 이상, 폐쇄성 장애가 강한 환자에서는 30분 이상의 간격이 필요하다.

㉴ 개방회로법은 환자간에 공통으로 사용하는 부분이 많으므로 정기적인 소독을 하고, 객담이나 침이 튀지 않도록 환자마다 새로운 필터를 장착해야 한다.

2) 체적변동기록법(body plethysmography)

① 측정 원리

피검자의 몸 전체를 **공기가 완전히 밀폐된 상자(body box) 속에 넣어 폐포내압의 변화에 의한 폐용량의 변화를 호흡에 따른 상자 내의 압력 또는 용적변동으로서 측정하는 방법**이다. 몸의 용적변동은 폐 · 가슴계통(흉곽계, thorax system)이 가장 크며, 이것을 얻는 방법은 여러 가지가 있으나 가스분석은 필요하지 않다.

② 검사방법

체적변동기록법에서는 입언저리의 유량을 측정하는 유량계, 구강내압을 측정하는 압력계 및 상자 내의 용적변동 3종류의 신호가 있으며, 업무시작 시에는 이러한 것을 교정할 필요가 있다. 유량계는 교정용 실린즈(syringe)로, 구강내압은 물기둥 압력계(manometer)로 교정한다. 상자 내의 용적변동은 상자를 닫고 상자 내에 설치한 교정용 실린즈(100~200㎖)를 1 ㎐ 정도로 움직여 교정한다. 최근의 체적변동기록기에서는 구강내압과 상자 내의 용적변동의 교정은 자동으로 할 수 있는 것도 있다(그림 Ⅰ-86).

㉮ 피검자는 온도, 습도가 일정하게 유지되고 공기가 밀폐된 큰 상자(용량 약 600ℓ) 속에 들어가 앉힌 후 앉은 자세에서 측정한다. 그리고 의자의 높이를 조절하여 편안한 자세가 되도록 하고 노즈클립으로 코를 막는다.

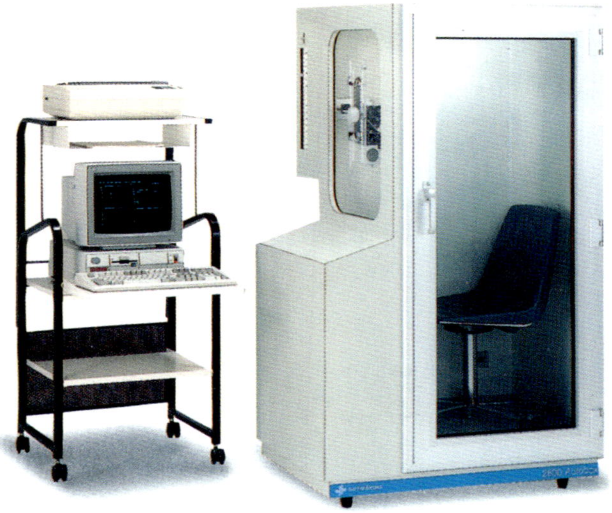

그림 Ⅰ-86. 체적변동기록기

피검자가 들어갈 수 있는 밀폐된 상자이다. 최근에는 컴퓨터의 도입에 의해 폐기능을 측정할 수 있는 장치가 도입되고 있다. 간단하게 폐용량, 기도저항 등의 측정이 가능하다.

㉯ 체적변동기록기의 문을 닫고 상자내의 온도가 안정하게 될 때까지 약 3~5분 정도 기다린 후 마이크를 통해 마우스피스(mouthpiece)를 입에 물도록 한다.

㉰ 피검자는 상자 내에서 상자 밖과의 안정호흡(tidal breathing)을 5~6회 정도 실시하도록 한다. **호흡이 안정되면 안정날숨위치(기능적잔기용량, FRC)의 끝에서 마우스피스 부분에 있는 구강부분의 셔터(shutter)를 닫아 외부와 연락하고 있는 환기용관을 일시적으로 차단한다. 그리고 그 사이에 셔터의 반대방향으로 거슬러 나아가는 1~3㎐의 얕고 빠르며 헐떡이는 것과 같은 호흡(panting)을 여러 번 시킨다.** 필요한 호흡수가 얻어지면 셔터를 열어 보통의 호흡을 하도록 한다.

㉱ 피검자는 panting을 하게 되면 폐 내의 가스를 압축, 팽창시키므로 폐포내압의 변화에 따라 폐용적이 증감한다. 따라서 구강내압과 상자내압을 측정하여 상자 내의 압력변화로부터 상자 내의 용적변동을 알 수 있다. 최근의 장치에서는 panting을 시키지 않고 안정호흡에서 기능적잔기용량(FRC)을 측정할 수 있는 것도 있다.

㉲ **안정날숨위치(기능적잔기용량, FRC)에서 입을 다물고 성문을 연 상태에서 배에 힘을 주어 가슴(흉곽, thorax)을 줄이는 노력을 하게 한다.** 그러면 개방 시 폐 내의 기압은 대기압(P_B)이나 기도폐쇄 시 panting 중 날숨 시 **폐내의 가스용적(FRC)은 압축(−⊿Vb) 되어 감소하며 구강내압(폐포내압과 같다고 가정, ⊿Pm)은 증가한다.** 가슴이 줄어들므로 반대로 **상자 내에서는 panting을 하면 폐내 가스의 압축에 의해 폐용량(FRC)의 감소부분(⊿Vb)만큼 공기량이 증가하고, 구강내압(압력)은 ⊿Pm만큼 감소된다**(그림 Ⅰ-87). 이때의 체용적의 변동을 측정하는 방법으로 폐용적의 감소량과 상자 내의 용적 증가량은 같아진다.

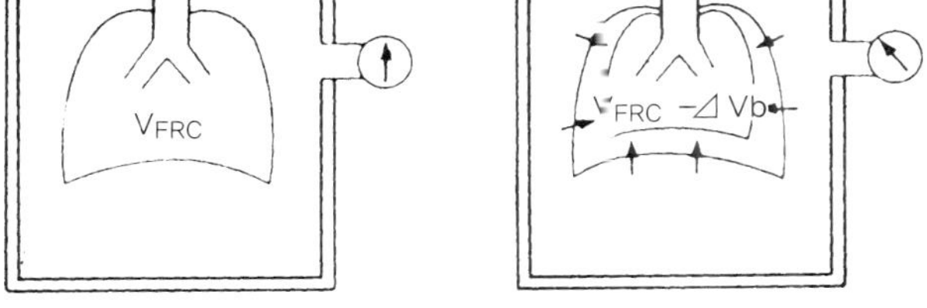

A. $V_{FRC}=V_L$

B. 입을 다물고 panting을 하여 상자 내의 압력변화를 상자 내의 용적변동(⊿Vb)에서 환산한다.

그림 Ⅰ-87. 체적변동기록법에 의한 기능적잔기용량의 측정원리

㉶ panting 중의 구강내압과 상자 내의 용적변동량의 도형이 1개의 직선으로 그려지고 재현성이 좋은 것을 확인한다. 실제로는 가로축에 $\varDelta$Vb를, 세로축에 $\varDelta$Pm을 얻어 도형을 그리면 그 경사로부터 가슴(흉곽, thorax) 내의 공기량(V_{FRC})을 산출할 수 있다(그림 Ⅰ-88). 만약 도형이 직선적이지 않고 고리(loop)를 형성하거나 구부러져 있는 경우에는 다시 검사한다(그림 Ⅰ-89).

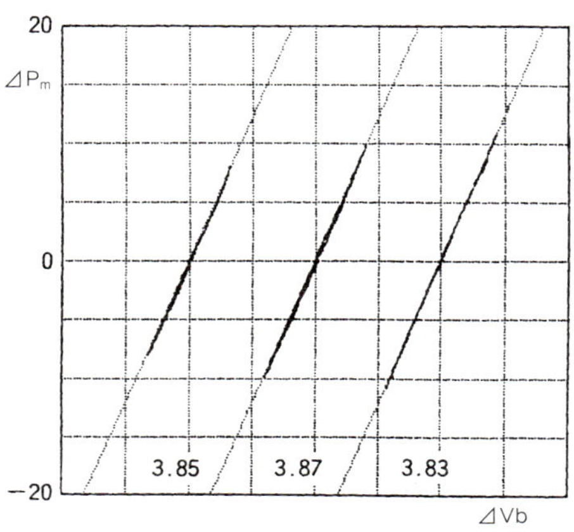

그림 Ⅰ-88. $\varDelta$Pm-$\varDelta$Vb 도형(직선 편위의 경사에 의해 V_{FRC}를 산출)

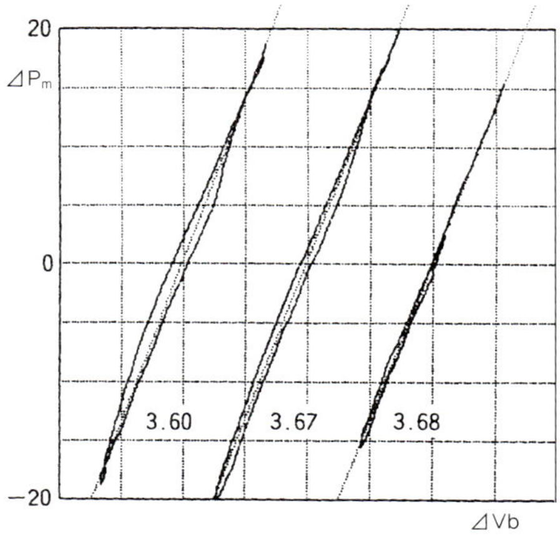

그림 Ⅰ-89. $\varDelta$Pm-$\varDelta$Vb 도형(고리가 형성된 예)

㉷ 폐 내의 압력변화를 구강내압 변동($\varDelta$Pm)에 의해 측정하며 동시에 폐 내의 용적변화를 상자 내의 용적변동($\varDelta$Vb)에 의해 측정한다. 따라서 구강내압(Pm)을 측정하여 그때의 폐용량(V_L)은 기능적잔기용량(FRC)이므로 마우스피스와 상자 내를 폐쇄하여 피검자에게 숨을 들이켜 배에 힘을 줄 때의 기도 · 폐포내압($P_B+\varDelta$Pm)과 폐내 가스량($V_L-\varDelta$Vb)을 측정할 수 있다. **Body plethysmography에 의해 기능적잔기용량(FRC)을 측정하기 위한 원리는 일정 온도에서 기체의 용적은 압력에 반비례하는 보일의 법칙(law of Boyle)에 기인한다.** 즉 **밀폐된 공간내의 온도가 일정하면 압력과 용적의 곱은 항상 일정하다. 온도가 일정하면 폐포내압(대기압, P_B), 폐용량(V_L), 상자 내의 용적변동($\varDelta$Vb), 구강내압 변동($\varDelta$Pm)사이에는 보일의 법칙에 의해 다음과 같은 식이 성립된다.**

$P_B \times V_L = (P_B + \varDelta Pm) \times (V_L - \varDelta Vb)$의 관계식으로부터

$$= P_B \times V_L + \varDelta Pm \times V_L - \varDelta Vb \times P_B - \varDelta Pm \times \varDelta Vb$$

$$= \varDelta Pm \times V_L = \varDelta Vb \times P_B + \varDelta Pm \times \varDelta Vb$$

$$V_L = (P_B \times \varDelta Vb / \varDelta Pm) + \varDelta Vb$$

실제로 panting에 의해 생긴 구강내압 변동(ΔPm)은 ±5㎝H_2O 정도에 지나지 않으나 P_B에 비해 무시할 수 있을 정도로 작기 때문에 $P_B-\Delta Pm \fallingdotseq P_B$로 하는 것이 가능하다. 따라서 $\Delta Pm \times \Delta Vb \fallingdotseq 0$으로 하면 **$V_L=(P_B \times \Delta Vb/\Delta Pm)+\Delta Vb$가 된다.**

ΔPm은 셔터를 닫아 공기의 흐름(기류)이 없는 상태로 폐포내압과 구강내압이 같아지므로 구강내압을 측정하여 얻을 수 있다. P_E는 폐포내압으로 대기압(P_B)과 같으나 수증기는 폐 내에 포화되어 있으므로 대기압으로부터 체온의 수증기압 P_{H_2O}를 뺀 값이 된다. 이것은 표준기압에서는 1,034−64=970㎝H_2O로 된다.

체적변동기록법은 1회의 기도차단으로 1회의 기능적잔기용량을 정밀하게 측정하는 것이 가능하다. 그리고 가스희석법에 비해 1~2분 정도의 매우 짧은 시간에 측정할 수 있으며, 반복 측정이 가능하다. 그러나 가스희석법에 의한 폐용량의 측정보다 비용이 많이 들고, 장치가 크며 취급 방법과 기기조작이 복잡하다. 또한 셔터를 닫은 상태에서 빠르고 얕은 panting을 하기 때문에 환자에 대한 부담감이 가스희석법보다도 크며, 특히 노인에서 크다.

■ **panting : 빠른 호흡수와 적은 환기량을 동반하는 빠르고 얕은 호흡이다.** 자신의 손바닥을 양뺨에 대어 힘을 주지 않고 솟아나오는 매우 작고 헐떡이는 것과 같은 호흡을 말한다. 가능하면 갈비사이근(늑간근, intercostal muscle)을 이용하여 한다. 손을 대는 목적은 뺨부분이 진동하지 않도록 하기 위해서 이며, 온도나 습도에 의한 오차를 제거하기 위한 호흡법이다. 임상에서는 panting 시 입이 벌어지거나 뺨이 들썩이는 것을 막기 위해 고무마우스피스(rubber mouthpiece)를 주로 사용하고 피검자의 양손으로 양 뺨을 지그시 누르도록 한다.

체적변동기록기에서 폐포내압(P_B), 구강내압 변동(ΔPm)은 마우스피스 내압에서 쉽게 측정할 수 있다. 그러나 **체적변동기록기는 용적변동의 기록을 의미하므로 상자 내의 용적변동(ΔVb)의 절대치를 측정방법의 차이에 의해 다음의 3종류로 분류된다**(그림 I−90).

㉠ 압력형(pressure type) : 밀폐된 일정 용량의 상자 내에서 호흡을 하면 허파꽈리(폐포, alveoli) 내의 압력변동에 의해 폐 내의 용적변동이 생긴다. 이때 생기는 상자 내의 압력변동으로부터 용적변동을 산출하는 방법이다. 즉 **폐 내의 용적변동(ΔV_L)을 상자 내의 압력변동으로부터 측정한다. 이 유형은 주파수 특성도 좋고 작은 용량 변화의 측정이나 기도저항의 측정에 이용되므로 임상에서 많이 이용되고 있다.**

㉡ 용적형(volume type) : 상자 내의 용적변동을 상자에 붙어 있는 미량 계측이 가능한 용적계에 의해 측정한다. 즉 **호흡에 따른 폐 내의 용적변동을 상자 내의 용적변동으로부터 직접 폐활량계(spirometer)에서 측정한다.** 이 유형은 넓은 범위의 폐용량의 변화를 기록하는데 이용되나 주파수 특성이 떨어진다는 단점이 있다.

㉢ 압력–용적형(pressure–volume type, 유량형, flow type) : 허파꽈리 내의 압력변동에 의해 생긴 폐 내의 용적변동을 상자 내외를 출입하는 작은 구멍에 부착한 호흡기류계(pneumotachograph)를 통과하는 기류속도를 전기적으로 적분하여 폐용량으로부터 폐내의용적변동(ΔV_L)을 측정한다. 이 유형은 압력형과 용적형의 장점을 조합시킨 것으로 **주파수 특성도 좋고 넓은 범위의 폐용량 측정에 이용되며, 기도저항도 측정할 수 있다.** 그러나 상자 내에서 급격한 폐용량의 변화가 일어나면 호흡기류계 자체의 임피던스 때문에 상자 내의 작은 압력변동이 생긴다.

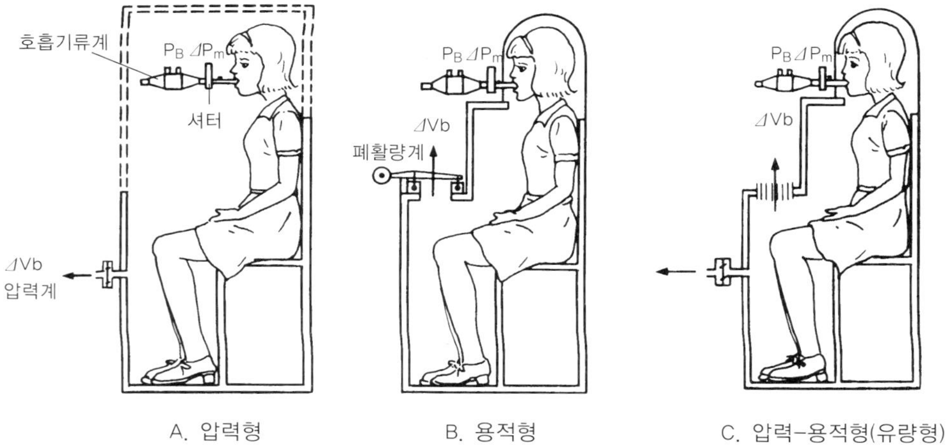

그림 Ⅰ–90. 체적변동기록법에 의한 기능적잔기용량의 측정원리
기류속도계와 상자내압의 변화를 보정하여 ΔVb를 측정한다.

③ **결과의 평가**(그림 Ⅰ–91)

체적변동기록기는 호흡기의 환기역학을 계측하는 장치로 다른 방법으로는 측정할 수 없는 호흡기능지표를 얻는 것이 가능하다. 즉 **환기 가능한 폐용량의 측정뿐만 아니라 폐 내에 남아있는 공기량을 포함하는 기능적잔기용량(FRC)을 측정하는데 매우 유용하다.** 또한 다른 방법으로는 대신할 수 없는 **기도병변의 본질적 변화인 기도저항이나 폐포내압을 측정하는 것이 가능하다.** 그 외에도 **허파꽈리(폐포, alveoli) 모세혈관 혈류량의 측정, O_2소모량의 측정, 유량–용량곡선(유량–기량곡선, flow–volume curve) 등도 동시에 측정할 수 있다.**

가스희석법에 의한 폐쇄회로법과 개방회로법은 원리적으로는 같은 방법이므로 측정시간 등의 조건을 동일하게 하면 건강인이나 폐공기증 환자에서 둘의 측정치는 잘 일치한다. 또한 건강인에서 폐쇄회로법과 개방회로법의 측정치는 체적변동기록법과도 비교적 잘 일치한다.

가스희석법에서는 각 부위의 허파꽈리(폐포, alveoli)가 기도(외부 공기)와 교통하고 있는 부분의 폐용량을 측정하는 것이 가능하다. 즉 환기에 의해 지시가스가 들어오는 것이 가능한 부분만의 공기량을 측정할 수 있다. 이 때문에 거대물집(기종성낭포, bulla, 폐표면 및 내부에 있는 공기를 함유한 낭포이며, 얇은 격벽을 가진 공동구조) 등 기도와 교통이 없는 부분 혹은 교통은 있으나 환기에 매우 시간이 걸리는 영역(slow space)은 환기운동을 하지 않기 때문에 폐용량으로는 측정되지 않는다.

실제의 폐용량은 물집(낭포)의 용적도 포함된 공기량으로 된다. 따라서 가스희석법에서는 기도와 교통이 없는 폐의 거대물집뿐만 아니라 폐쇄성폐질환이 있는 경우 환기가 원활하지 않아 폐용적이 낮고, 불균등 환기가 현저하기 때문에 측정치에 차이가 있으면 오차가 커지기 쉽다. 또한 폐공기증과 같이 폐내 가스분포 장애가 있는 경우에는 일정시간 내에 폐내 N_2가스를 완전히 세출하는 것도 불활성 가스가 폐 내에 균등하게 분포하는 것도 매우 어렵기 때문에 정확하게 남은공기량(RV)을 측정하는 것은 쉽지 않다.

기도와 교통이 없는 거대물집 등이 있으면 N_2가스의 세출이나 He가스의 평형에드 문제가 생기나 거대물집의 평가에는 체적변동기록법이 좋다. 한편 체적변동기록법에서 측정되는 폐용량은 호흡기계에 존재하는 모든 가스량을 측정한다. 따라서 **입 혹은 코안을 통하여 외부공기가 통하는 공기량뿐만 아니라 기도와 교통이 없어 환기에 관여하지 않는 허파꽈리 내의 공기량, 즉 기도의 교통 유무와 관계없이 가슴(흉곽, thorax) 내의 공기량을 모두 측정하므로 기도와 교통이 없는 폐의 거대물집이나 공기가슴증(기흉, pneumothorax)의 공기량도 포함하여 측정되므로 이것의 평가에는 체적변동기록법이 좋다.**

체적변동기록법은 폐의 절대적인 공기량을 필요로 하는 환기역학검사의 평가에 우수하며, 체적변동기록법에서 측정한 원래의 폐용량에서 가스희석법에서 측정한 폐용량을 빼어 거대물집의 공기량을 추정하는 것도 가능하다. 즉 체적변동기록법에서 측정한 FRC와 가스희석법에서 측정한 FRC의 차이는 거대물집의 공기량을 추정하는데 유용하다.

건강인에서도 체적변동기록법이 가스희석법에 비해 값이 약간 크나 거대물집이 있는 경우 체적변동기록법에서 측정한 폐용량이 가스희석법보다 값이 크게 되는 일이 많다. 폐쇄성 장애(폐공기증)가 심하면 체적변동기록법이 가스희석법보다 값이 크게 측정된다. 그러나 거대물집과 같이 체적에 비해 표면적이 작은 경우에는 보일의 법칙이 성립되지 않을 수도 있다. **호흡방법에 따라서는 위, 장관 등 복부 내의 가스량에 의해서도 측정치가 영향을 받는다.** 원래의 값보다 크게 측정되므로 오차가 될 수 있으나 복부가스가 1,200㎖까지는 영향을 받지 않는다. 이것은 측정방법의 기본적인 특징이며, 측정 실수라든지 측정 오차에는 해당되지 않는다. 그러므로 측정방법의 특징을 잘 이해한 후 각각의 검사 결과를 평가할 필요가 있다.

체적변동기록법에 의한 FRC의 측정에서 셔터를 닫았을 때의 구강내압은 폐 내의 모든 영역에서 균등하게 분포한다는 가정에 기인한다. 건강인에서는 이 조건이 만족되나 **만성폐쇄성 폐질환(COPD) 등 폐쇄성 장애가 심한 환자에서 폐포내압은 불균등하게 분포하므로 구강내압이 허파꽈리 내에서 같다는 가정은 성립되기 어렵기 때문에 당연히 구강내압은 폐포내압과 같지 않다.**

체적변동기록법과 가스희석법에 의한 FRC의 측정에서 차이가 있으면 환기에 매우 시간이 걸리는 영역(slow space)이나 거대물집의 체적뿐만 아니라 오차도 가산되어 있을 수 있다. FRC에 관한 폐질환의 대부분은 폐의 탄성 수축력의 이상과 밀접한 관계가 있으나 FRC의 측정을 가스희석법만으로 실시할 경우 반드시 같은 결과는 얻어지지 않는다. 이것은 폐공기증이나 기종성 변화를 동반하는 허파먼지증(진폐증, pneumoconiosis) 등 폐가 과다팽창하는 질환에서는 거대물집이 출현하여 가스희석법에서는 정확한 FRC를 측정할 수 없기 때문이다. 이와 같은 경우에는 체적변동기록법과 가스희석법을 함께 실시해야 한다.

체적변동기록법에 의해 측정된 FRC는 환기상태가 나쁜 허파꽈리나 폐의 낭포 내의 공기량도 측정하게 되므로 폐감량수술(lung reduction surgery) 시의 검사에 적당하다. 만성폐공기증 환자의 거대물집(기종성낭포, bulla) 낭포 등을 수술로 절제하는 것에 의해 질병 상태가 개선되는 폐감량수술에서 체적변동기록법에 의한 가슴 내의 공기량 측정이 재평가되고 있다.

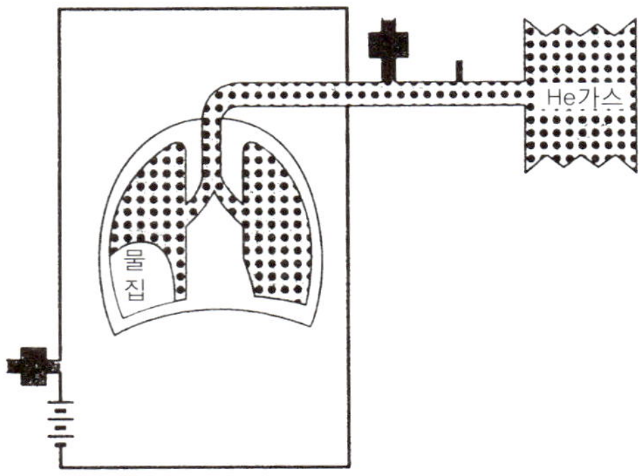

그림 Ⅰ-91. 물집이 있는 상태의 체적변동기록법에 의한 폐용량과 가스희석법에 의한 폐용량의 차

④ 주의사항

㉮ 피검자를 공기가 완전히 밀폐된 상자 속에 넣어 구강부분의 셔터를 닫고 panting을 하기 때문에 검사 요령이나 불안감이 없도록 미리 설명을 충분히 해야 한다.

㉯ 성문을 연 상태에서 panting을 실시해야 한다. panting을 바르게 시키기 위해서는 피검자를 상자 속에 넣기 전에 5~10㎝ 전후의 상자에 마우스피스를 붙여 물도록 하고, 그 끝을 손바닥이 막히는 panting을 시키는 등 약간의 숙련이 필요하다. 바른 panting이

가능하면 날숨 시에 빰이 불룩해지나 목구멍에 힘이 들어가 있으면 뺨은 불룩해지지 않으므로 뺨의 불룩한 정도로부터 panting이 잘 되고 있는지를 알 수 있다.

㉰ 상자 속에 피검자를 넣어 가슴호흡(흉식호흡, thoracic respiration)을 하고 호흡이 일정 수준에 이른 것을 확인한 후 검사를 시작한다. 그때 panting에 의한 뺨의 불룩한 정도는 측정치에 영향을 주기 때문에 구강 내의 용량을 일정하게 유지하기 위해서는 뺨이 불룩해지지 않도록 피검자의 손바닥으로 뺨부분을 누를 필요가 있다. 종료 후 가능하다면 폐활량을 측정한다.

㉱ 다시 검사할 때까지 기다리는 시간은 필요하지 않으나 고리를 형성하는 원인의 하나는 panting 중 뺨의 불룩함이 있다. 뺨이 불룩해지지 않도록 얕은 panting을 하도록 하든지 양손으로 뺨을 누르도록 하여 panting을 한다. 이 경우는 양손을 드는 것에 의해 FRC가 변화해버리는 일이 있으므로 가능하면 팔꿈치나 어깨에 힘이 들어가거나 올라가지 않도록 한다.

㉲ 원내감염이 문제가 되는 일이 많으므로 환자간의 상호감염은 중요한 문제가 된다. 체적변동기록법은 환자간에 공통으로 사용하는 부분이 많으므로 정기적인 소독을 하고, 객담이나 침이 튀지 않도록 환자마다 새로운 필터를 장착해야 한다.

3) 생리적 변화 요인

남은공기량(RV), 기능적잔기용량(FRC), 남은공기율(RV/TLC, RV%)도 다른 폐용량과 마찬가지로 여러 생리적 인자의 영향을 받는다. **생리적인 변화 요인에는 성, 연령, 신장 및 체위변환 등이 있으며,** 정상치에 이러한 것을 고려하여 예측식(predictive formular)이 보고되고 있다.

(1) **성 :** FRC는 여성은 남성에 비해 10% 적다.

(2) **연령 :** RV는 10세 증가할 때마다 약 200㎖ 증가하며, RV/TLC는 3~4% 증가한다. **FRC는 폐활량(VC)과 마찬가지로 생후~16세경까지는 비교적 급속하게 증가하나 그 후에는 완만하게 증가한다.** FRC는 20세를 지나면 대부분 변화하지 않거나 약간 증가하는 경향이 있다. **만성폐쇄성폐질환, 특히 폐공기증(폐기종)과 같이 폐의 과다팽창을 초래하는 질환에서 FRC, TLC, RV 등은 연령에 증가에 의해 증가한다.**

(3) **신장 :** 다른 폐용량과 마찬가지로 신장과 비교적 상관관계가 좋다. FRC에서는 신장과 직선의 상관관계가 있으며, 38~51㎖/㎝의 관계가 있다. 그러나 같은 신장이라도 비만자에서는 감소한다.

(4) **체위변환 :** 체위를 바꾸면 가로막(횡격막, diaphragm)의 위치, 가슴(흉곽, thorax)의

가로 직경과 전후 직경 등에 의한 형태, 폐혈액량 등에 의해 변화하기 때문에 폐용량은 여러 가지로 변화한다. **FRC는 선자세와 앉은자세에서 큰 차이는 없으나 앉은자세에서 바로 누운 자세로 하면 분명하게 감소한다.** FRC는 선자세에 비해 바로누운자세에서는 500~1,000㎖ 감소한다. 그러나 선자세에서 바로누운자세로 하면 RV, RV/TLC가 감소하나 RV의 감소는 FRC만큼 분명하지 않으므로 측정 시의 체위는 항상 일정하게 해야 한다. 또 그때 이용하는 예측치는 같은 체위로 하는 것이 원칙이나 일반적으로 폐용량분획의 측정은 앉은자세에서 하는 일이 많다. 일반적으로 **정상 성인은 앉은자세에서 FRC는 전폐용량(TLC)의 약 40~50%를 차지한다.**

(5) 마취 : 바로누운자세의 자발호흡에서는 약 20.5%, 인공호흡에서는 약 16%의 FRC가 감소한다.

4) 결과의 평가

기능적잔기용량(FRC)을 측정하여 호흡곡선(spirogram)과 조합시키는 것에 의해 FRC 외에 전폐용량(TLC), 남은공기량(RV) 및 남은공기율(RV/TLC, RV%) 등의 환기능력 평가지표를 얻을 수 있다.

(1) 기능적잔기용량(FRC)

FRC는 정적상태에서는 폐의 탄성 수축력(폐가 수축하려고 하는 힘)과 가슴(흉곽, thorax)의 탄성 확장력(반대방향으로 가슴이 확장하려고 하는 힘)이 정확히 균형 잡혀있는 상태의 폐내 가스량을 나타낸다. 동적상태에서는 폐의 탄성 수축력, 가로막(diaphragm)을 포함한 가슴(흉곽, thorax)의 탄성 확장력 및 폐 · 가슴, 기도계(특히 폐 · 기도계)의 점성저항의 3가지에 의해서 정해진다(그림 Ⅰ-92). 그러므로 이 3가지 중 어느 것이 변화해도 FRC는 변화한다.

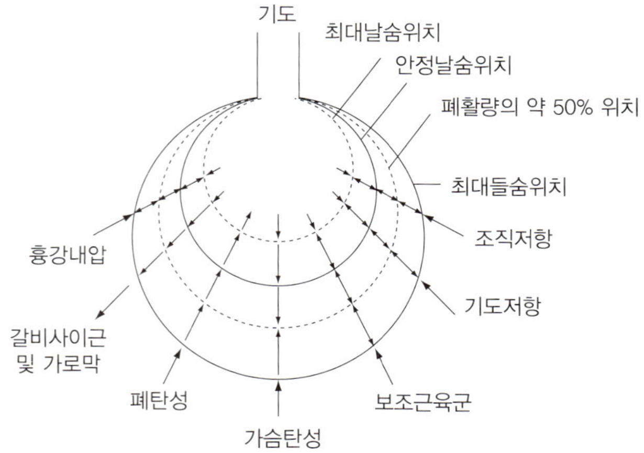

그림 Ⅰ-92. 폐의 각 폐용량 위치에서 나타나는 힘의 균형 상태

FRC는 TLC에서 차지하는 비율이 50% 정도로 크나 이것은 허파꽈리 내 가스(N_2, O_2, CO_2)분압을 일정한 생리적 적정범위로 유지하기 위해서 중요한 역할을 한다. **FRC의 증가는 안정호흡 시 폐가 과다팽창 상태에 있는 것을 의미하므로 폐의 과다팽창 상태를 판단하는 지표로 이용된다. FRC와 RV는 같은 변동 경향을 나타내고, RV가 증가하면 FRC도 증가**하여 허파꽈리내의 가스조성이 변동하며, 가스교환에 영향을 준다. 가슴은 정상보다 커지며, 호흡근육의 효율 저하나 해부학적죽은공간(V_D)의 증가를 만든다. **FRC의 감소는 허파꽈리내의 가스분석을 일정하게 유지하여 완충작용이 저하하는 것을 의미한다.** 전체적인 폐용량의 감소나 폐섬유증 등을 반영하고, 가스교환에 영향을 주어 저산소혈증을 만든다.

폐쇄성폐질환, 기도저항(날숨 시의 저항)이 증가하는 만성폐공기증과 같이 폐의 탄성 수축력이 저하하면 이미 폐가 과다팽창되어 있는 상태이므로 FRC는 증가한다. 만성기관지염에서는 기도의 내강이 협착하여 날숨시간이 연장하므로 FRC는 증가한다. 기관지천식의 비발작 시에는 정도에 의해 정상형에서 이상형까지 여러 형태가 얻어지나 **발작 시에는 과다팽창에 의해 날숨시간이 연장하므로 보통의 호흡주기 내에 호출이 종료하지 않게 되어 FRC는 증가한다.** 가슴 운동을 제한하는 **중증근육무력증**(myasthenia gravis, MG), **다발근육염 등의 신경질환이나 가슴의 변형을 초래하는 척추측만증**(scoliosis)**에서도 FRC는 상대적으로 증가한다.**

미만성구속성폐질환(diffuse restrictive pulmonary disease), **폐섬유증 등과 같이 폐의 탄성 수축력이 증가하면 이미 폐가 수축되어 있는 상태이므로 FRC는 감소하며, 폐활량도 감소한다.** 또한 이들 질환에서는 각 폐용량도 거의 같이 저하하며, RV/TLC(RV%)는 정상이나 폐용량의 감소에 의해 상대적으로 RV가 많아지며, RV/TLC(RV%)의 증가를 볼 수 있다. 그리고 **무기폐**(atelectasis), **폐렴**(pneumonia) **등 폐자체의 병변, 복수**(ascites)**에 의한 가로막의 상승 등 구속성폐질환에서도 일반적으로 FRC는 감소한다.**

FRC의 크기는 가스교환과 밀접하게 관련되어 있으며, FRC의 감소는 O_2혈증과 관계가 있다. 그러므로 호흡관리 중인 환자에서도 FRC의 측정은 중요한 의미를 가진다. 가스교환이라는 견지에서는 FRC의 증가보다는 감소하는 것이 중요하며, 폐쇄용적(closing volume)과 FRC 크기의 문제에서도 FRC의 감소는 저산소혈증의 발생에 직접 관계가 있을 위험이 있다. 기능적잔기용량비(%FRC)는 예측치의 65~135%이며, 임상폐기능검사지표의 FRC 기준치에서 예측식의 ±20% 정도를 정상범위의 목표로 한다.

(남) Pre FRC(mℓ)=(1.82+0.0029×연령)×신장

(여) Pre FRC(mℓ)=(1.50+0.0005×연령)×신장

$$\%FRC=\frac{\text{실측 FRC}}{\text{예측 FRC}}\times 100(\%)$$

(2) 남은공기량(RV)

RV는 폐의 탄성 수축력, 기도의 폐쇄현상, 가슴(thorax)의 수축력, 가로막의 수축력 등에 의해 규정된다. 또 연령, 신장, 체위변환 등의 생리적 요인에 의해서도 영향을 받는다. **RV는 연령의 증가와 함께 폐탄성 수축력이 감소하며, 날숨 시 기도의 조기 폐쇄가 일어나게 되므로 증가한다. RV의 증가는 최대노력 호흡 시 더욱 과다팽창 상태에 있는 것을 의미하므로 폐의 과다팽창 상태를 판단하는 지표로 이용된다.** 폐의 과다팽창은 흉부 X선에서 기능적 판독에 의해 어느 정도 알 수 있으나 RV의 측정에서도 정량적으로 알 수 있다.

폐공기증(폐쇄성 환기장애)에서는 허파꽈리벽의 탄성 수축력이 감소하기 때문에 쉽게 부풀어지고 폐의 과다팽창을 나타내므로 RV는 증가한다. 또한 **현저한 만성폐쇄성폐질환(만성기관지염, 기관지천식)에서는 날숨 시 기도의 조기 폐쇄가 일어나게 되므로 기도의 내강이 협착하여 날숨시간이 증가되며 RV는 증가한다. 폐쇄성 장애에서는 일반적으로 RV가 증가하며 TLC의 증가보다 크다. 폐섬유증(구속성 환기장애)에서는 폐의 탄성 수축력이 증가하고 있기 때문에 RV는 감소하며, 폐용량이 감소하는 구속성 환기장애에서 남은공기량은 당연히 감소한다.** RV의 증감은 FRC의 증감과 거의 평행하다. **RV는 최대날숨위치에서 폐 내에 남아 있는 공기량으로 RV의 평가는 남은공기율(RV%)과 남은공기량비(%RV)를 지표로 이용한다.** RV는 연령과 신장 등으로부터 얻어지는 예측식이 있으며, 폐의 크기나 환기능력, O_2, CO_2 가스의 완충기능 지표에 이용된다.

① 남은공기율(RV%)

RV는 폐활량계(spirometer)에서 직접 측정할 수 없으므로 전폐용량(TLC)에서 폐활량(VC)을 빼어 구하며, **RV%는 TLC에 대한 RV의 비율**로 나타낸다. **RV%는 연령의 증가와 함께 증가하므로 20세에서 60세까지는 20~30% 이하**이나 **60세 이상에서는 35~40% 이상 증가한다. 즉 RV%는 젊은이일수록 작고, 노인일수록 크다. 만성폐공기증(폐쇄성 환기장애)에서는 폐의 과다팽창에 의해 RV%는 현저하게 증가하므로 폐공기증의 진단에 유용하다. 만성기관지염에서는 RV%가 증가하며, 폐섬유증에서는 RV%가 정상이거나 약간 증가한다**(표 Ⅰ-11).

보통 RV%의 증가는 RV의 증가와 TLC의 감소에 의한다. 임상폐기능검사지표의 RV% 기준치에서 예측식의 ±20% 정도를 정상범위의 목표로 한다.

(남) Pre RV/TLC=18.99+0.2245×연령

(여) Pre RV/TLC=21.07+0.2265×연령

$$RV\% = \frac{RV}{TLC} \times 100(\%)$$

표 Ⅰ-11. 만성기관지염과 만성폐공기증의 환기기능에 의한 감별진단

	① 비폐공기증	② 과다팽창	완만한 기준의 ③ 폐공기증	엄격한 기준의 ④ 폐공기증	⑤ 만성기관지염
$FEV_{1.0}\%$	70% 이상	70% 이상	69~55%	54% 이하	69~55%
RV/TLC	35% 이하	36% 이상	36~45%	46% 이상	35% 이하

* ③ 완만한 기준의 폐공기증에 만성기관지염 예가 포함되는 일도 있다.
* 가스교환기능검사를 하면 폐공기증의 경우 폐확산능력비($\%D_{LCO}$)<75%, 만성기관지염의 경우 $\%D_{LCO}$≧75% 예가 많다.
* $FEV_{1.0}\%$(1초율), RV/TLC(남은공기율)

② 남은공기량비(%RV)

%RV는 예측치에 대한 실측치의 비율로 나타낸 것으로 %RV는 예측치의 65~135%이다. 임상폐기능검사지표의 %RV 기준치에서 예측식의 ±20% 정도를 정상범위의 목표로 한다.

(남) Pre RV(㎖)=(0.78+0.0054×연령)×신장

(여) Pre RV(㎖)=(0.62+0.0005×연령)×신장

$$\%RV = \frac{\text{실측 RV}}{\text{예측 RV}} \times 100(\%)$$

③ 예제

[예제 1] 예측폐활량 4,000㎖, 기능적잔기용량(FRC) 4,000㎖, 날숨예비량(ERV) 1,000㎖, 들숨용적(IC) 2,000㎖일 때 전폐용량(TLC), 남은공기량(RV), 남은공기율(RV%)을 구하시오.

* TLC=IC+FRC이므로 2,000+4,000=6,000㎖
* RV=FRC−ERV이므로 4,000−1,000=3,000㎖
* RV=TLC−VC이므로 6,000−3,200(예측폐활량 4,000㎖의 80%)=2,800㎖
* RV%=(RV/TLC)×100이므로 (3,000/6,000)×100=50%

[예제 2] 전폐용량(TLC) 5,600㎖ 남은공기율(RV%) 43%일 때 남은공기량(RV)을 구하시오.

* RV%=(RV/TLC)×100이다.
* RV=TLC×RV%이므로 5,600×0.43=2,400㎖

[예제 3] 날숨예비량(ERV)의 높이 25㎜, 폐활량(VC)의 높이 65㎜, 기능적잔기용량(FRC)은 3.5ℓ일 때 남은공기율(RV%)을 구하시오. 단 bell factor 41.4, 측정 시의 온도, 기압에 의한 BTPS factor는 1.080이었다.

* ERV=25×41.4×1.080=1.12ℓ

RV=FRC−ERV=3.5−1.12=2.38ℓ

TLC=VC+RV=2.9+2.38=5.28ℓ

* RV%=(RV/TLC)×100이므로 (2.38/5.28)×100=45%

(3) 전폐용량(TLC)

TLC는 최대들숨위치에서 폐 내에 남아있는 공기량으로 TLC의 평가는 전폐용량비(%TLC)를 지표로 나타내며, %TLC는 대개 예측치의 80~120%이다. 만성폐쇄성폐질환(만성폐공기증, 만성기관지염, 기관지천식)에서는 현저한 증가를 나타내나 종종 만성폐공기증에서는 예측치의 200%도 될 수 있다. **폐공기증에서는 허파꽈리벽의 탄성 수축력이 감소하기 때문에 쉽게 부풀어지며 폐의 과다팽창을 나타내므로 현저한 폐쇄성 환기장애에서 TLC는 증가한다.**

폐용량이 감소하는 구속성 환기장애에서는 당연히 감소하므로 폐섬유증에서는 폐의 탄성 수축력이 증가하기 때문에 TLC는 감소한다. TLC의 증가는 주로 남은공기량(RV)의 증가에 의하나 감소는 주로 폐활량(VC)의 감소에 의한다.

TLC는 연령과 신장 등으로부터 얻어지는 예측식이 있으며, 폐의 크기나 환기능력, O_2, CO_2 가스의 완충기능 지표에 이용된다.

(남) Pre TLC(㎖)=[(94.0×신장)−(15.0×연령)−9,167]

(여) Pre TLC(㎖)=[(79.0×신장)−(8.0×연령)−7,490]

$$\%TLC=\frac{\text{실측 TLC}}{\text{예측 TLC}}\times 100(\%)$$

H. 폐 · 가슴계통(흉곽계, thorax system)의 환기역학

O_2, CO_2의 가스 교환량은 폐를 환기하는 공기량에 의존한다. 호흡운동을 할 때 폐에 공기가 출입하는 것은 폐 자신의 운동에 의한 것이 아니라 가슴에 결합되어 있는 호흡근육이 수축, 이완하여 가로막(횡격막, diaphragm), 가슴(흉곽, thorax)이 움직이는 것이다.

이것에 의해 가슴안(흉강, thoracic cavity)에 음압(negative pressure)과 양압(positive pressure)을 만들면 압력 변화에 의해 폐가 수동적으로 수축하거나 팽창하는 기계적인 운동에 의해서 허파꽈리내의 환기가 이루어진다. **환기는 호흡근육의 힘에 의해 만들어진 압력에 의하므로 힘과 환기의 관계를 환기역학(ventilatory mechanics)이라고 한다.** 흉강내압, 폐, 기도, 허파꽈리 등의 호흡공기의 작용에 의해 호흡운동을 하므로 **폐 내에 공기가 출입하는 생리현상을 역학적으로 검사하는 것을 환기역학검사(ventilatory mechanics test)라고 한다.** 모든 물체에는 탄성(compliance), 점성(viscosity), 관성(inertia) 3가지의 물리적 특성이 있으나 기도, 폐조직, 가슴에도 이러한 3가지의 특성이 있다. 이러한 특성을 수치적으로 알 수 있는 것이 환기역학이나 이 측정에는 3요소가 필요하다. **환기가 이루어질 때에 환기운동에 의한 호흡기의 역학적 성격을 결정하는 인자로는 폐 및 가슴의 압력(pressure, P), 용량(기량, volume, V), 기류속도(유량, flow, $\dot{V}$) 3가지의 지표가 필요한데 이것을 환기역학의 3요소라고 한다**(그림 I-93). 호흡운동을 할 때 호흡기의 각 기관에서 이러한 3요소가 어떤 관계로 되는가에 의해 각 호흡기관의 역학적 특성이 결정된다. 따라서 가로막, 가슴에 해당되는 풀무모양의 상자 속에 대나무관(기관지)에 접속한 풍선(폐) 모형(팬텀, phantom)을 생각하면 알기 쉽다(그림 I-94). 환기량과 기류속도는 입에서 폐활량계(spirometer)나 흐름계(유량계, flowmeter)로부터 간단히 측정할 수 있으나 압력의 측정은 매우 어렵다. 압력은 폐포내압(alveolar pressure, Palv), 흉강내압(pleural pressure, Ppl), 기도내압(airway pressure, Paw) 등을 구분하여 측정하지 않으면 기도저항이나 폐탄성을 정확하게 측정할 수 없다.

임상적으로 이용되는 환기역학검사법으로는 탄성과 저항이 대표적이나 이러한 것은 압력, 용량, 기류속도의 관계로부터 구할 수 있다. 각각 기도가 다른 탄성과 저항을 가지고 있으면 시정수의 차로부터 그 기도영역의 들숨분포, 호출양식이 결정된다. 기능적잔기용량과 같은 폐용량의 위치도 가슴(흉곽)이 밖으로 넓어지려고 하는 힘과 폐가 안쪽으로 줄어들려고 하는 힘의 환기역학적인 균형에 의해 결정된다. 이와 같이 환기역학은 환기운동이나 폐용량의 위치, 가스분포 등을 결정하는 중요한 기전을 물리적인 해석으로 표현하는 것이 가능하다.

환기역학검사를 다른 관점에서 보면 **압력과 용량의 관계를 보는 것이 탄성(compliance), 압력과 기류속도의 관계를 보는 것이 저항(resistance)**, 그리고 **용량과 기류속도의 관계를 보는 것이 유량-용량곡선**이다. 이러한 여러 변화를 조합시켜 이들의 관계를 분석하고 이러한 관계를 규정하는 폐의 환기역학 특성을 분석하는 것이 환기역학의 주된 목적이다.

환기기능검사에는 폐의 크기나 환기량에 관한 양적인 검사와 폐탄성(lung compliance, C), 기도저항(airway resistance, Raw), 호흡저항(respiratory resistance, Zrs) 등 기관지나 폐의 성상에 관한 질적인 검사 등이 있다. 뒤의 것은 어느 것도 환기역학검사에 포함되며 폐의 환기생리학적 병태를 아는데 중요한 지표가 된다.

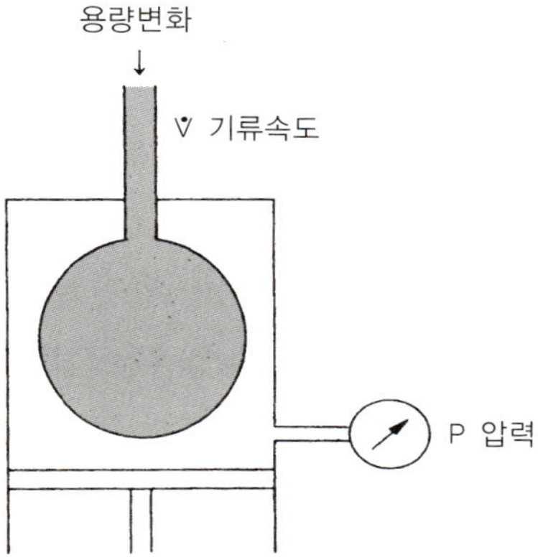

그림 Ⅰ-93. 환기역학의 3요소

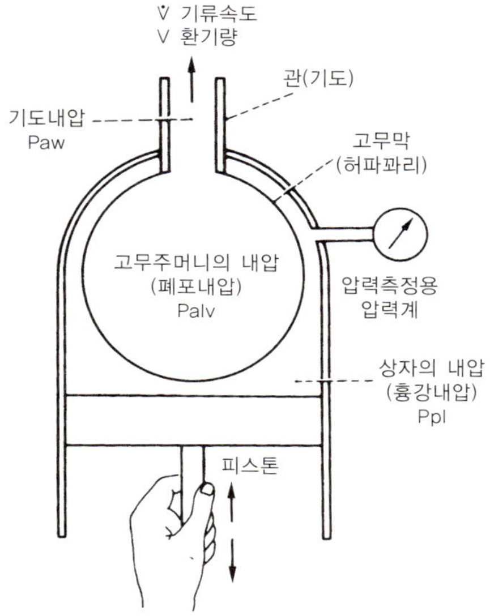

그림 Ⅰ-94. 환기기능을 이해하기 위한 폐 · 가슴모델

1. 환기역학의 3요소

호흡생리학에서는 다음 3가지의 지표가 중요하다(그림 Ⅰ-93).

① **압력(pressure, P)** : 호흡근육이 수축하면 그것에 따라서 흉강내압(pleural pressure, Ppl), 폐포내압(alveolar pressure, Palv) 또는 구강내압(mouth pressure, Pm) 등에서 압력차가 생겨 폐나 가슴(흉곽, thorax)을 움직이게 하는 힘이 된다. 이러한 압력의 변화는 가슴안(흉강, thoracic cavity)과 입언저리(peristome)의 압력차를 체외에 부착한 호흡기류계(차압식유속계, pneumotachograph)에서 측정한다. 그러나 폐포내압(Palv)과 흉강내압(Ppl,)의 차인 폐내외압력차(경폐압력, transpulmonary pressure, Ptp)를 직접 측정하는 것은 어렵다. 따라서 보통 흉강내압은 식도내압과 거의 같으므로 호흡기류계에 접속한 식도 내에 풍선카테터(balloon catheter)를 위보다 약 3㎝ 위의 식도에 삽입하여 식도내압을 통해 **압력의 변화(㎝H_2O)를 측정한다.** 체적변동기록법(body plethysmography)에 의해서도 측정할 수 있다.

② **용량(기량, volume, V)** : 마우스피스를 통하여 출입하는 환기량(volume)을 측정하거나 호흡기류계에 의해서 기류속도($\dot{V}$)를 측정하여 적분계에서 전기적으로 적분하여 **용량의 변화(ℓ)를 측정한다.**

③ **기류속도(유량, flow, $\dot{V}$)** : 호흡기류계 혹은 열선유량계에 의해서 **기류의 변화(ℓ/s)를 측정한다.**

2. 폐탄성(lung compliance, C)

학습목표

1. 폐탄성의 의미, 종류 및 평가법을 이해한다.

폐질환 중 폐의 간질을 주로 하는 병변에서는 폐의 단단함에 변화가 생기거나 환기가 장애된다. 즉 폐의 탄성이 증가되어 폐의 확장이 제한되는 것과 같은 변화의 지표가 폐탄성이다. 폐 및 가슴(흉곽, thorax)은 고무풍선과 같이 신전하는 탄성체로서의 성질을 가지고 있기 때문에 공기를 흡입하면 호흡근육의 작용에 의해 가슴이 넓어진다. 따라서 **폐는 가슴안(흉강, thoracic cavity)의 음압이 증가하면 늘어나 팽창하나 반대로 음압이 감소하면 탄성에 의해 수축한다. 폐탄성은 폐의 신전성, 즉 폐의 늘어나기 쉬움이나 늘어나기 어려움을 나타내는 지표로서 이용된다.**

폐 및 가슴이 천천히 넓어지거나 줄어들 때 폐가 부풀려고 하는 힘, 즉 용량(V)과 압력(P)의 관계는 용수철을 신전시킨 때의 Hooke의 법칙에 의한다. Hooke의 법칙에서 탄성체의 탄성율(E, Young율)은 압력의 변화(ΔP)와 용량의 변화(ΔV)를 나타내므로 $E=\Delta P/\Delta V$로 나타낸다.

탄성(compliance, C)은 Young율의 역수로 용량의 변화(ΔV)를 압력의 변화(ΔP)로 나눈 값이다($C=\Delta V/\Delta P$). ΔV는 어떤 일정한 압력이 가해진(혹은 줄어든) 때의 폐용량의 변화이며, ΔP는 폐에 가해진 압력, 즉 **폐가 신전하는 압력은 폐포내압(alveolar pressure, Palv)과 흉강내압(pleural pressure, Ppl)의 차에 의하며 이것을 폐내외압력차(경폐압력, transpulmo-nary pressure, Ptp)라고 한다.**

흉강내압은 보통 식도내압(Pes)이 대신 이용되나 식도내압의 측정방법은 매우 어렵다. 탄성은 Ptp의 변화에 따른 폐용량의 변화이며, 폐는 이것에 의해 일정수준의 팽창을 유지하고 있다. 따라서 탄성(C)은 이 Ptp가 ΔPcmH_2O만큼 변화한 때 그것에 따라서 폐용량이 $\Delta V\ell$ 변화한 경우 $C=\Delta V/\Delta P$(cmH_2O)로 정의된다(그림 I-95).

만약 호흡을 멈추어 허파꽈리(폐포, alveoli)와 구강사이에 공기의 흐름(기류)이 없다면 Ptp는 폐가 줄어들려고 하는 힘, 즉 폐탄성 수축압력(elastic recoil pressure, Pel)과 같으며, 구강내압(mouth pressure, Pm)은 폐포내압(Palv)과 같다. 따라서 **폐에 작용하는 힘은 구강내압(Pm)과 흉강내압(Ppl)의 차인 Ptp에 의한 것으로 Ptp=Pm−Ppl이 되므로 C=V/Ptp로 나타낼 수 있다**(그림 I-96).

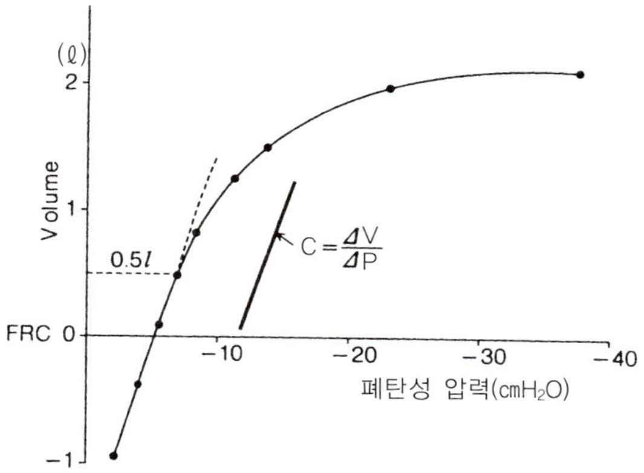

그림 Ⅰ-95. 정폐 압력-용적곡선

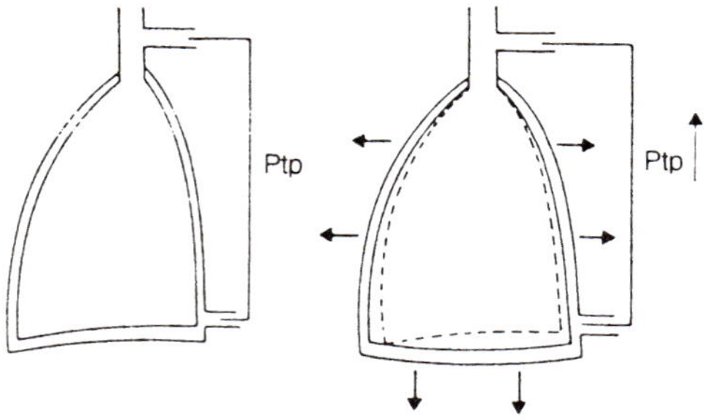

그림 Ⅰ-96. 폐탄성
폐내외압력차(Ptp)의 증가에 의한 폐의 신전

폐탄성은 폐나 가슴(흉곽, thorax)의 물리적 특성을 측정하나 측정방법의 차이에 의해 정폐탄성(Cst)과 동폐탄성(Cdyn) 2종류가 있으나 이두 값은 다를 수 있다.

① **정폐탄성**(static lung compliance, Cst) : **호흡을 멈추고 공기의 흐름이 없는 상태에서 가능한 천천히 시간을 가지고 안정 환기하여 측정하는 폐의 탄성이다.** Cst는 폐의 넓어지기 쉬움, 단단함을 표현하며, 순수한 폐의 탄성저항은 공기의 흐름이 없는 정적인 상태에서 측정해야 한다.

② **동폐탄성**(dynamic lung compliance, Cdyn) : **얕은 숨을 쉬게 하면서 빠른 환기 중에 환기량 · 기류속도 및 폐내외압력차를 연속적으로 기록하여 측정하는 폐의 탄성이다.** 환기 중 압력-용적의 관계를 측정하면 Cdyn은 폐의 탄성뿐만 아니라 기도의 점성저항 등이 관여하기 때문에 호흡수가 많을수록 탄성치는 저하하므로 기도병변 정도를 평가하는데 이용된다.

1) 정폐탄성(static lung compliance, Cst)

정폐탄성은 공기의 흐름이 없는 상태에서 압력과 폐용량이 평형에 도달하여 일정하게 된 상태에서 측정 한다. 압력과 폐용량의 변화를 보는 것이기 때문에 정폐 압력-용적곡선(static pressure-volume curve)**을 기록하여 계산한다**(그림 Ⅰ-97).

생체에서는 압력과 폐용량의 완전한 평형상태를 얻는 것이 어려우므로 가능한 천천히 폐용량을 변화시켜 똑같은 계측을 반복하여 폐내외압력차(경폐압력, transpulmonary pressure, Ptp)를 측정하는 경우가 많다. 이와 같이 하여 얻어진 것을 준정적탄성(quasistatic compliance)이라고 한다.

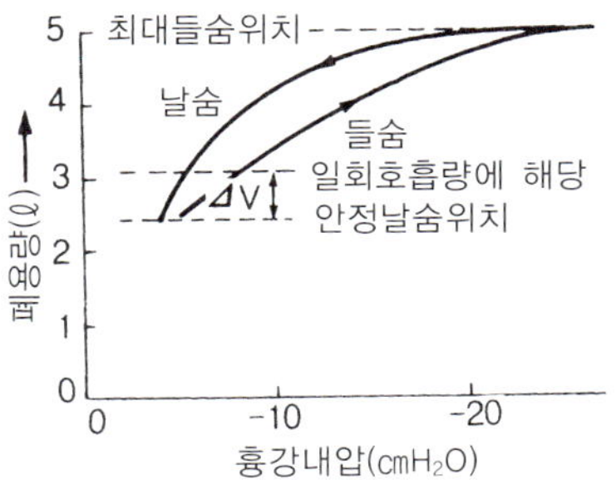

그림 Ⅰ-97. 정폐 압력-용적곡선
안정호흡수준에서도 들숨곡선과 날숨곡선의 경사는 다르며, 날숨곡선은 경사가 더 크므로 탄성이 크다. 정폐탄성은 보통 날숨측에서 안정날숨위치 부근의 곡선의 경사에서 구한다.

(1) 측정방법

① 피검자의 식도 내에 가느다란 폴리에틸렌관 끝에 길이 10㎝의 얇은 식도 풍선카테터를 코를 통해 삽입하여 고정하고, 식도 아랫부분의 1/3까지 삼키게 한다. 다른 끝은 압력계를 3방향 개폐장치에 접속한다. 식도내압은 식도근육의 긴장에 의해 흉강내압과 반드시 같지 않으나 호흡 시의 압력 변동은 같다.

② 셔터가 부착된 호흡기류계(차압식유속계, pneumotachograph)에 마우스피스를 연결하고, 노즈클립으로 코를 막는다.

③ 2채널 기록계에서 압력측정계를 이용하여 폐내외압력차(경폐압력, transpulmonary pressure, Ptp)를, 호흡기류계의 적분계를 이용하여 공기량을 측정한다.

④ 폐용량에 따른 폐내외의 압력차를 측정하기 위해서 여러 번 안정호흡을 시키고 안정날숨위치(기능적잔기용량, FRC)에서 최대들숨위치(전폐용량, TLC)까지 흡입시킨 후 천천히 안정날숨위치까지 호출시킨다. 그리고 고무풍선으로 호출하는 도중 폐용적 변화를 일으킨 각각의 점에서 200~300㎖ 걸러 2~3초간 전자셔터로 바르게 기도를 차단하여 공기의 흐름을 정지 상태로 한다(그림 Ⅰ-98).

⑤ 호출과정의 용적과 폐내외압력차가 평형하게 될 때 X-Y기록계에서 폐내외압력차의 변화에 따른 폐용적의 변화를 기록한다. 이 곡선을 정폐 압력-용적곡선(static pressure volume curve)이라고 하며 들숨과 날숨에서는 다른 경로로 간다(그림 Ⅰ-99).

⑥ 정폐 압력-용적곡선은 느슨한 S자형을 하고 있으며 경사를 나타내기 위해 안정날숨위치(기능적잔기용량, FRC)에서 0.5ℓ 흡입한 때를 연결한 곡선의 경사로부터 폐용적 증가에 필요한 폐내외압력차의 비를 얻어 평균적인 정폐탄성으로 한다(C=0.5ℓ/폐내외압력차, 그림 Ⅰ-99). 또한 정폐탄성은 폐의 크기에 의한 차를 줄이기 위해서 폐탄성/FRC로 나눈다.

⑦ 이 곡선에서 경사는 압력변화(ΔP)에 대한 용적변화(ΔV)를 나타내며, 그의 비 Cst=ΔV/ΔP는 폐의 단단함을 나타내는 지표가 된다.

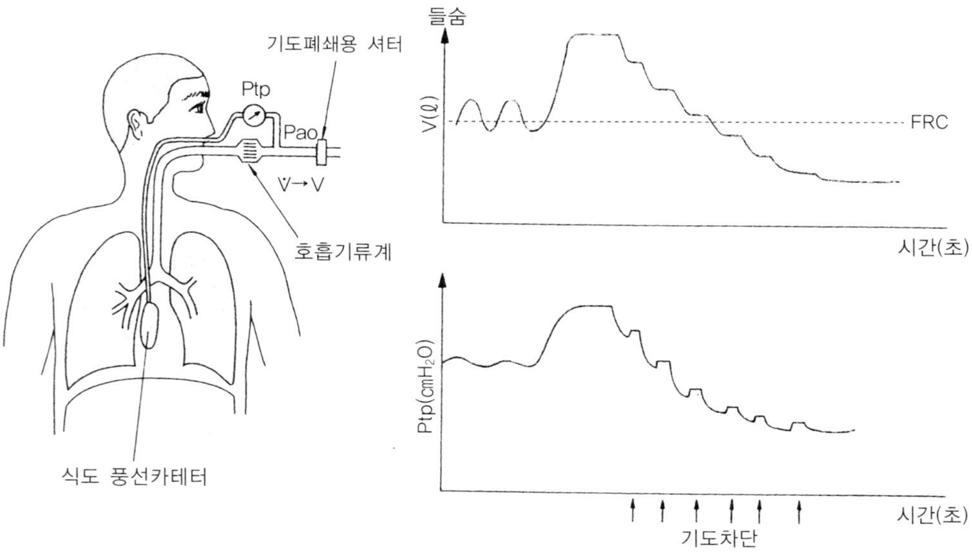

그림 Ⅰ-98. 정폐탄성의 측정과 정폐 압력-용적곡선

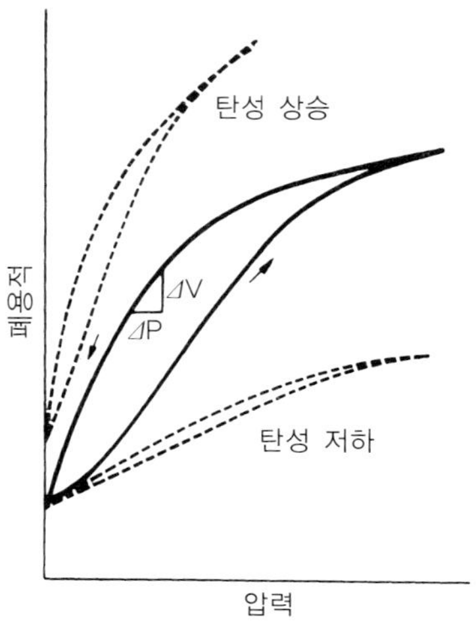

그림 Ⅰ-99. 압력-용적곡선과 탄성

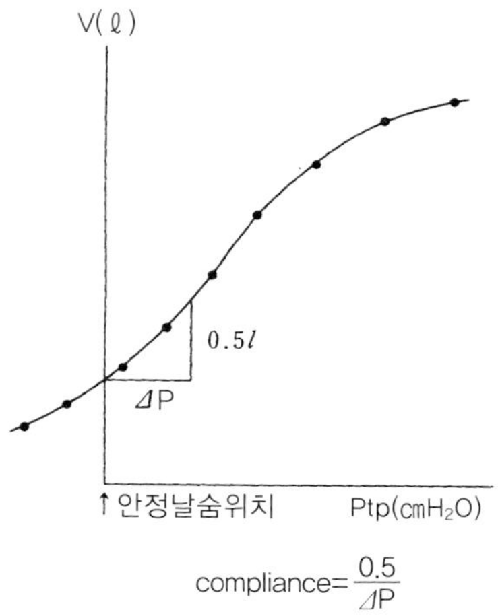

그림 Ⅰ-100. 정폐 압력-용적곡선에서 탄성을 계산하는 방법
곡선에서의 점은 기도를 차단한 때의 압력과 용적의 관계를 그림으로 나타낸 것이다.

(2) 정상범위

정폐탄성(Cst)의 정상치는 건강인에서 0.15~0.3ℓ/cmH_2O 이하이며, 폐의 단단함의 정도를 판정한다. 값이 작을수록 폐조직이 단단함을 나타낸다.

(3) 결과의 평가

폐는 Hooke의 법칙에 따르는 완전한 탄성체가 아니므로 정폐 압력-용적곡선은 직선이 되지 않는다. 압력-용적곡선에서 윗쪽으로 볼록한 곡선이 아랫쪽으로 볼록하게 변화되는 점을 변곡점(inflection point)이라고 하며, 이 점은 폐쇄현상의 시작점과 일치한다. 정폐탄성은 압력-용적곡선의 형태에서 보면 폐용량의 위치에 따라 다르며, 들숨과 날숨인 경우에도 다른 곡선이 된다. 따라서 임상적으로 천천히 호출하였을 때 얻어지는 압력-용적곡선은 안정날숨위치에서 구하는 기능적잔기용량과 0.5ℓ 들숨위치의 두 점 사이를 잇는 직선의 경사로서 표현되는 경우가 많다(그림 I-100). 폐가 확장되었을 때 원래대로 되돌리는 힘은 탄성 수축력이다. 폐 압력-용적곡선에서 탄성 수축압력은 폐표면장력과 폐조직압력의 합이다.

폐표면장력이 분명하게 증가하는 질환인 신생아호흡곤란증후군(respiratory distress syndrome, RDS)이나 성인호흡곤란증후군(adult respiratory distress syndrome, ARDS)에서는 탄성 수축력이 증가하며, 정폐탄성은 감소한다.

일반적으로 폐의 지지력이 감소하는 **만성폐공기증(만성폐기종, chronic emphysema)이나 노인성 폐와 같이 단단하지 않은 폐, 탄성 수축력이 감소하여 늘어나기 쉬운 폐쇄성폐질환에서 정폐탄성(Cst)은 증가한다.** 즉 **정폐탄성이 증가할수록 폐는 단단하지 않고 늘어나기 쉬움을 나타내므로 폐가 늘어나면 정폐탄성은 증가한다.** 가장 분명한 것은 **폐공기증으로 폐쇄성 환기기능 장애에서 허파꽈리벽(폐포벽)의 탄성 수축력이 감소되고 쉽게 부풀어지며, 폐쇄성 장애 때문에 동맥혈액 탄산가스분압이 증가한다.** 따라서 **말초소기도질환(small airway disease)의 저항이 증가되는 말초기도 병변의 진단에 이용된다.**

폐조직의 섬유화에 의해서 폐탄성이 증가되는 간질성폐렴(pneumonitis), 폐섬유증, 폐울혈 등과 같이 단단한 폐, 탄성 수축력이 증가하여 늘어나기 어려운 구속성폐질환에서는 정폐탄성은 감소한다. 즉 **정폐탄성이 감소할수록 폐는 단단하여 늘어나기 어려움을 나타내므로 폐가 단단해지면 정폐탄성은 감소한다.** 가장 분명한 것은 **폐섬유증(lung fibrosis)이나** 그 외에 **무기폐(atelectasis), 가슴막삼출액저류(흉수저류), 가슴막비대, 사르코이드증(sarcoidosis), 폐부종(pulmonary edema), 허파먼지증(진폐증, pneumoconiosis) 등의 질환에서도 볼 수 있다**(그림 I-101). 정폐탄성의 감소는 폐의 탄성수축에 관계하는 탄성섬유나 교원섬유, 생체막, 민무늬근(smooth muscle) 등에 변화가 있는 경우 볼 수 있다.

탄성은 되돌리기 어려움을 나타내며 폐의 경우는 폐가 단단하지 않음, 폐가 늘어나기 쉬움을 나타내는 지표에 해당된다. 따라서 폐조직의 단단함, 단단하지 않음은 폐탄성을 측정하는 것에서 알 수 있다. 또한 정폐탄성은 연령의 증가와 함께 약간씩 증가한다. 그러므로 측정 일량이나 연령 등에서는 신중하게 판정할 필요가 있다.

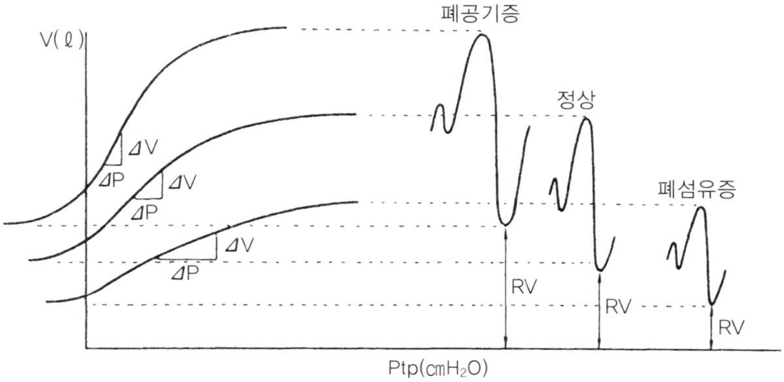

그림 Ⅰ-101. 정폐 압력-용적곡선에서 구하는 탄성과 호흡곡선의 관계

2) 동폐탄성(dynamic lung compliance, Cdyn)

동폐탄성은 얕은 숨을 쉬게 하면서 빠른 안정호흡(tidal breathing)을 하고 있을 때 들숨의 끝인 안정들숨위치와 날숨의 끝인 안정날숨위치의 경사로부터 폐탄성을 측정한다. 동폐탄성에서는 호흡수의 관계를 간단하게 측정할 수 있으므로 폐조직의 단단함뿐만 아니라 임상적으로 많은 정보가 얻어진다. 동폐탄성은 여러 호흡수(보통 1~1.5㎐ 정도까지)에서 환기 중에 환기량, 기류속도, 폐내외압력차(경폐압력, transpulmonary pressure, Ptp)를 연속적으로 기록한다. 즉 동폐탄성은 호흡운동을 하고 있을 때 날숨과 들숨위치의 끝에는 폐에 출입하는 공기의 흐름(기류)이 없고 기류저항에 의한 압력차가 없는 시점의 폐내외압력차(ΔP, Ptp)와 폐용적(ΔV)의 변화로부터 압력-용적곡선을 기록한다(그림 Ⅰ-102).

(1) 측정방법

① 폐내외압력차는 식도풍선(balloon)내압과 구강내압의 차를 압력트랜스듀서로 측정하여 증폭기에서 증폭한다.

② 구강을 통한 호흡 기류속도는 호흡기류계(pneumotachograph)에서 측정하고 이것을 증폭하여 적분계에서 적분하여 용적(V)을 구한다.

③ 이러한 두 현상을 X-Y기록계에서 흉강내압과 폐용적의 변화를 각각 X, Y축으로 하여 압력-용적곡선의 고리(loop)를 기록한다(그림 Ⅰ-103).

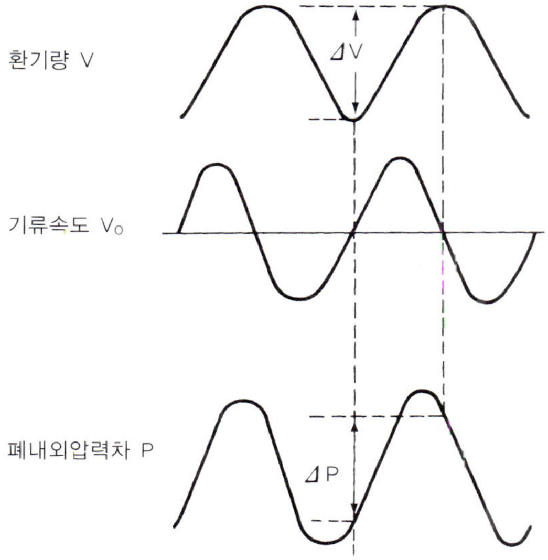

그림 I-102. 동폐탄성 계산을 위한 기록

날숨, 들숨종말의 공기의 흐름(기류, $\dot{V}$)이 0으로 된 때의 $\varDelta P$, $\varDelta V$에서 $Cdyn=\varDelta V/\varDelta P$(ℓ/㎝$H_2O$)를 구한다.

④ 이 곡선에서 얻어진 안정들숨위치와 안정날숨위치의 압력차($\varDelta P$)와 용적차($\varDelta V$)로부터 compliance(C)=$\varDelta V/\varDelta P$를 계산하여 동폐탄성을 구한다.

⑤ 이와 같이 압력과 용적의 두 현상을 호흡운등 중 연속적으로 측정하여 그 경로로부터 탄성을 동적으로 얻을 수 있다.

⑥ 폐는 점성을 가지고 있으므로 폐내외압력차의 변동이 그대로 폐의 운동에 반영되는 것이 아니라 시간의 지연을 만든다. 이 때문에 경로는 직선이 아니라 들숨과 날숨의 경로가 다른 타원 경로로 된다.

⑦ 정상인의 동폐탄성은 위끝과 아래끝을 연결한 사선(그림 I-103)이 되나 기류저항이 현저하게 증가한 만성폐공기증 등의 폐쇄성폐질환에서는 곡선이 둥글게 되어 기류량 제로(0)점을 결정하는 것이 어렵다(그림 I-104). 이와 같은 경우는 흉강내압, 폐용량의 변화와 함께 기류곡선을 동시에 기록하여 기류량 제로(0)점을 얻어 들숨 및 날숨의 끝에서 하는 것이 실수가 없으나 계산은 약간 복잡하다.

⑧ 동폐탄성의 압력-용적곡선에서 고리(loop)의 면적은 1회 호흡에서 소모된 폐의 점성 일량을 나타내므로 탄성을 나타내는 사선과 Y축간의 삼각형의 면적은 탄성 일량을 나타낸다.

(2) 정상범위

정상인에서 동폐탄성은 정폐탄성과 같이 호흡수에 의한 변동이 없다. 따라서 **정상범위는 정폐탄성 값을 이용해도 된다.**

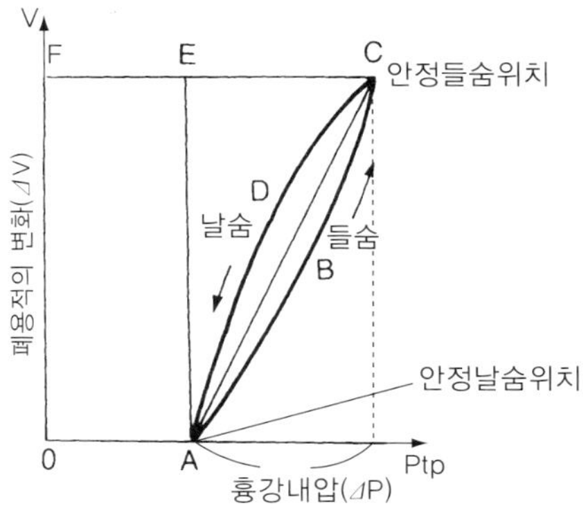

그림 Ⅰ-103. 동폐탄성(Cdyn)의 측정(정상인)
A는 날숨종말, C는 들숨종말에 해당한다. A-C의 경사가 동폐탄성이다.

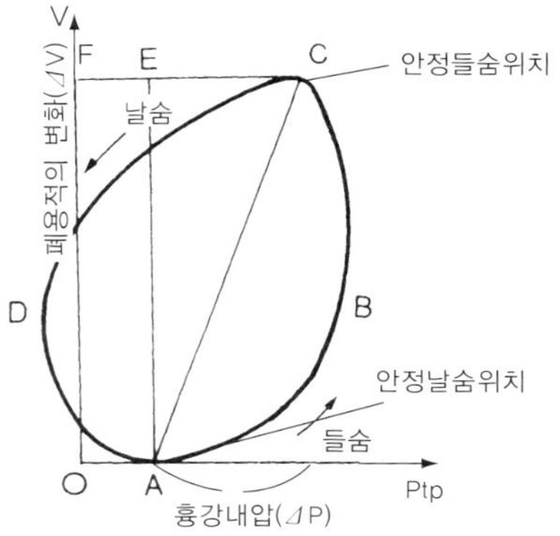

그림 Ⅰ-104. 만성폐공기증의 압력-용적곡선
기류저항의 증가 때문에 곡선은 정상인에 비해 두꺼워져 있으므로 A, C점의 결정이 어렵다.

(3) 결과의 평가

동폐탄성에서 기도와 폐조직의 저항 요인들은 정폐탄성보다 낮게 나타나나 폐탄성에 의해 좌우되는 것 이외에 폐내 환기의 시정수의 영향을 받는다. **환기기능의 시정수는 어떤 환기단위에 대해서 탄성(C)과 기류저항(R)의 곱으로 나타내며 어떤 압력으로 허파꽈리(폐포, alveoli)를 확장할 때 마지막으로 확장한 용량의 63%에 이르는 시간을 의미한다.**

시정수는 폐의 소기도 각 부위에 따라 다르나 정상인에서는 폐의 물리역학적 특성이 균등하므로 날숨 및 들숨 시 폐의 모든 부분에서의 환기는 균등하게 동시에 이루어진다. 그러나 **폐쇄성 장애가 있는 폐쇄성폐질환에서는 호흡에 따른 가스의 유입, 유출의 불균등에 의해 폐의 일부분에 공기의 출입이 늦어져 폐용량의 변화가 적어진다.** 따라서 **호흡수의 증가에 의해서 유효한 환기단위 수가 감소하므로 동폐탄성이 감소하여 호흡수에 의한 의존성이 나타난다. 이것을 동폐탄성의 주파수(호흡수) 의존성(frequency dependent of dynamic lung compliance)이라고 한다.** 따라서 동폐탄성은 호흡수가 증가하고 있을 때 저하하는지 어떤지, 즉 주파수 의존성이 있는지 어떤지가 중요하다.

정상인에서는 호흡수가 증가할수록 동폐탄성은 감소하나 일반적으로 호흡수가 60/분에서 동폐탄성이 호흡수 제로(0)인 때의 80%보다 적을 때에는 감소한다. 동폐탄성의 주파수 의존성이 있다는 것은 허파꽈리(폐포, alveoli), 기도계통의 환기역학적인 시정수의 불균등 분포가 큰 것을 나타낸다. 또 **말초소기도질환(small airway disease)에서는 동폐탄성의 주파수 의존성이 크다. 따라서 동폐탄성의 주파수 의존성은 말초기도의 폐쇄성 장애를 나타내는 민감한 지표**이다.

① **기관지천식(bronchial asthma), 만성기관지염 등 주로 폐쇄성 변화를 나타내는 폐질환에서 동폐탄성은 호흡수의 증가와 함께 현저하게 감소하며, 감소가 큰 경우에는 말초기도에 장애가 있다.** 특히 말초소기도에 저항이 증가되는 초기의 폐쇄성폐질환에서 동폐탄성은 감소한다. 보통의 폐기능검사에서는 이상을 검출하기 어려운 직경 2㎜ 이하의 말초기도의 폐쇄에서도 50~100회/분 정도의 빠른 호흡에서 동폐탄성의 분명한 감소가 나타나기 때문에 경도의 폐쇄성폐질환 진단에 응용된다.

② **만성폐공기증 등과 같이 폐탄성의 소실과 폐쇄성 장애가 함께 있는 경우에는 천천히 한 호흡에서 동폐탄성은 오히려 증가한다.** 그러나 호흡수의 증가와 함께 분명하게 감소되므로 보통의 호흡수에서는 오히려 낮아지며 빠른 호흡에서는 현저하게 감소한다.

③ **폐섬유증(간질성폐질환) 등의 구속성 환기장애에서는 동폐탄성은 당연히 감소하며,** 호흡수의 증가에 따라 더욱 감소하나 폐쇄성폐질환의 경우만큼 현저하지 않다.

동폐탄성(Cdyn)과 정폐탄성(Cst)의 비(Cdyn/Cst)와 호흡수의 관계에서 호흡수를 빠르게 증가시키면 Cdyn/Cst가 감소하며 환기 불균등 분포가 생긴다. 그러나 흡연을 멈춘 후의 환기 불균등 분포는 개선된다(그림 I-105).

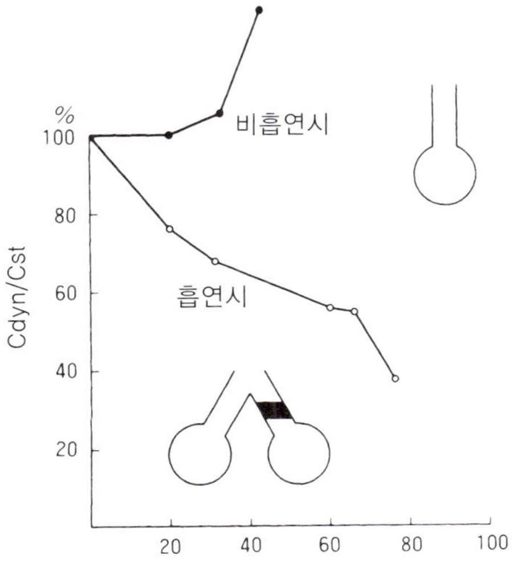

그림 I-105. Cdyn/Cst와 호흡수의 관계

3. 저항

저항은 호흡을 할 때 공기가 기도를 통과하기 어려움을 나타낸다. 즉 저항은 공기의 흐름(기류)에 대항하여 일어나는 것으로 공기가 통과하는 두 점간의 압력저하(pressure drop)에 의해서 구한다. 따라서 **저항(resistance, R)은 압력(P)과 기류속도(유량, $\dot{V}$)의 관계로부터 얻어지며,** 전기로 말하면 저항(R)=전압(E)/전류(I)와 같은 의미이다(그림 Ⅰ-106).

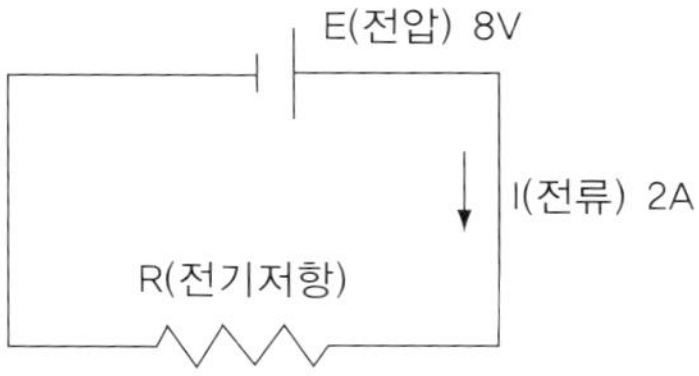

$R=\frac{8}{2}=4(\Omega)$

저항을 구한다.

$R=\frac{E}{I}$

그림 Ⅰ-106. 저항의 측정
전류와 전압과 저항의 관계(Ohm의 법칙)를 나타냈다.

호흡기능에서 저항을 물리학적인 특성에서 보면 탄성, 관성, 점성 어느 것이나 저항이 된다. 호흡저항은 탄성저항, 관성저항, 점성저항 3가지가 있으나 탄성이나 관성에 의한 것은 작으므로 점성저항이 중요시된다. 호흡에 의해서 기관(trachea)이나 기도 내를 공기가 출입할 때 공기와 기도벽사이의 마찰에 의해 생긴 점성에 의해 공기의 흐름을 차단하는 힘이 작용한다. 이때 생기는 성질을 점성(viscosity)이라고 한다. **환기역학에서는 이러한 점성을 나타내는 지표가 저항(resistance, R)으로 일정한 압력차(ΔP)에 대응하는 기류속도($\Delta\dot{V}$)의 비로 나타낸다. 기도 양끝의 두 점간의 압력차를 ΔP로 하고 이것에 의해 그 사이를 흐르는 공기의 기류속도를 $\dot{V}$로 하면 저항(R)은 압력차/기류속도로 정의 된다($R=\Delta P/\dot{V}$). 저항이 큰 것은 일정한 흐름을 얻는데 큰 압력을 필요로 하는 것, 즉 흐르기 어려운 것을 의미한다.**

호흡계의 구조에서는 저항을 만드는 부위에 의해서 여러 가지 저항이 있다. **호흡저항은 가슴(흉곽)저항과 폐점성저항(폐저항)으로부터 되며, 폐점성저항은 기도저항과 폐조직저항**의 합이다. 이러한 저항 중에서 기도저항이 임상적으로 가장 중요한 비중을 차지하고 있다. 기도저항, 폐점성저항, 호흡저항의 측정 원리를 나타냈다(그림 Ⅰ-107).

- 호흡저항
  - 가슴(흉곽)저항
  - 폐점성저항
    - 기도저항
    - 폐조직저항

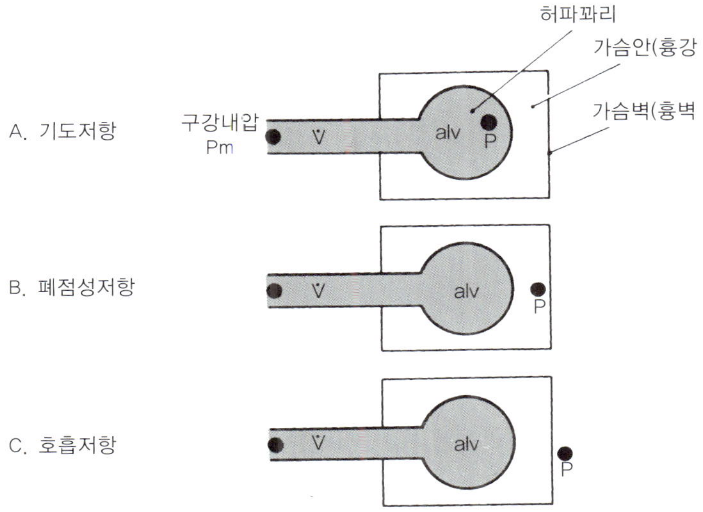

그림 Ⅰ-107. 저항을 구하는 방법($R=\Delta P/\dot{V}$)

호흡기에는 해부학적 위치에 따라 구강내압(mouth pressure, Pm), 폐포내압(alveolar pressure, Palv) 및 흉강내압(pleural pressure, Ppl)과 대기압(atmosphere pressure , Patmos) 등의 기본적인 압력이 있다. 이러한 압력차에 의해서 공기의 흐름이 일어나게 되며, 호흡저항은 어떤 압력차를 이용하는가에 의해서 5개의 저항으로 나누어진다(그림 Ⅰ-108).

① 기도저항(Raw) : 폐포내압(Palv)과 구강내압(Pm)의 압력차에 의한다.
② 폐점성저항(RI) : 흉강내압(Ppl)과 구강내압(Pm)의 압력차에 의한다.
③ 호흡저항(Zrs) : 가슴을 둘러싼 대기압(Patmos)과 구강내압(Pm)의 압력차에 의한다.
④ 폐조직저항 : 흉강내압(Ppl)과 폐포내압(Palv)의 압력차에 의한다.
⑤ 가슴(흉곽)저항 : 대기압(Patmos)과 흉강내압(Ppl)의 압력차에 의한다.
대기압 및 구강내압은 직접 측정하는 것이 가능하나 흉강내압은 식도풍선법을, 폐포내압은 체적변동기록법을 이용하여 측정한다.

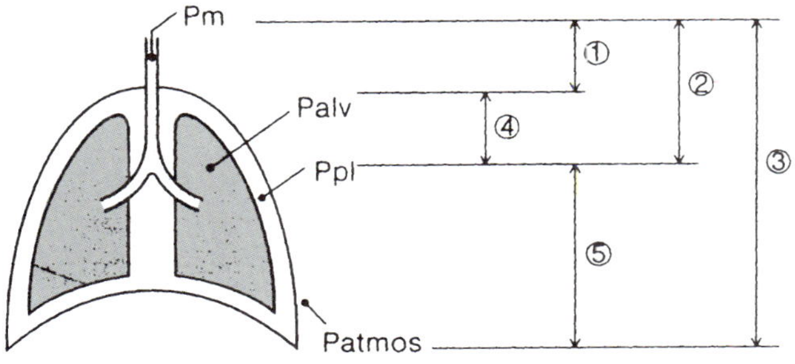

그림 Ⅰ-108. 가슴(흉곽) 내외의 압력분포
① 기도저항(Raw)
② 폐점성저항(RI)
③ 호흡저항(Zrs)
④ 폐조직저항
⑤ 가슴(흉곽)저항

1) 기도저항(airway resistance, Raw)

학습목표

1. 기도저항의 의미 및 평가법을 이해한다.

기도에 공기가 흐르면 흐르는 방향, 기체의 성질, 흐르는 방법 등에 의해 저항이 생기나 공기의 흐름이 멈추면 소실되는 성질을 마찰저항 또는 점성저항이라고 한다. 그러나 **기도저항 Raw)은 허파꽈리(폐포, alveoli)와 구강간의 점성저항의 일부로 허파꽈리 입구**에서 구강까지의 기도 전체에서 생기는 공기의 흐름(기류속도, air flow, $\dot{V}$)에 대한 저항이다.

기도저항Raw)은 허파꽈리 내의 공기가 기도를 통해 입에서 호출될 때 폐포내압(alveolar pressure, Palv)**과 구강내압**(mouth pressure, Pm)**의 압력차**(Raw=(Palv−Pm)/$\dot{V}$)**에 의해 생긴다.** 즉 **폐포내압(Palv)이 있기 때문에 가는 기도를 통과할 때 기도벽의 저항을 받으면서 호출된다**(그림 Ⅰ-109). 이때 폐포내압이 구강내압보다 크면 공기가 호출되나 낮으면 공기가 흡입된다. 즉 **기도저항(Raw)은 1ℓ/s의 공기가 흐르기 위해서는 몇 cmH_2O의 압력차가 필요한가를 나타낸다.**

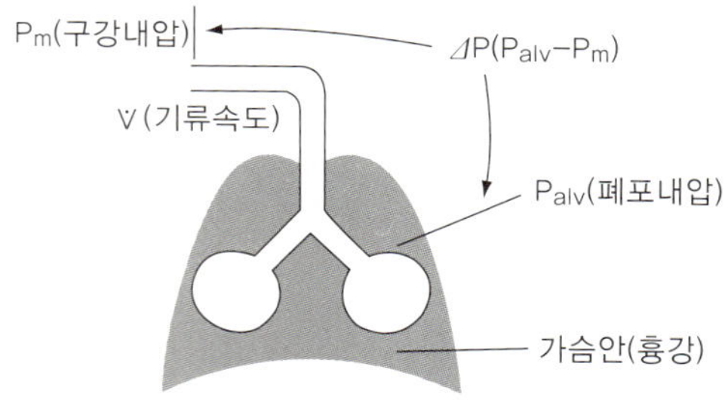

기도저항을 구한다.

$$Raw = \Delta P/\dot{V} = \frac{P_{alv} - P_m}{\dot{V}} \ (cmH_2O/\ell/sec)$$

그림 Ⅰ-109. 기도저항의 측정원리
기류속도와 폐포내압과 기도저항의 관계를 이해하기 위해서는 옴의 법칙과 비교해 보면 알기 쉽다. Palv(폐포내압)과 Pm(구강내압)의 차는 E(전압), $\dot{V}$(기류속도)는 I(전류), Raw(기도저항)는 R(전기저항)에 해당한다. 기도저항이 있기 때문에 기류속도($\dot{V}$)로 호출되기 위해서는 폐포내압(Palv)을 걸지 않으면 안된다.

체적변동기록기(body plethysmograph)는 공기가 밀폐되어 있는 용적 300~700ℓ의 상자로(그림 Ⅰ-110) 이 속에서 호흡을 할 때에 일어나는 상자 내의 용적변동을 측정하는 용적계이다. 상자 내에는 기류속도를 측정하기 위한 호흡기류계(차압식유속계, pneumotachograph), 구강내압 및 상자 내의 용적변동 측정용 압력트랜스듀서, 폐용량을 측정하기 위한 셔터, 지시할 수 있는 인터폰 등이 준비되어 있으며 조절장치에 접속되어 있다.

체적변동기록기 상자 내에서 공기를 호흡할 때 상자 내외의 공기의 출입은 없으므로 본래 상자 내의 용적변동은 없다. 그러나 **기도저항이 있으면 허파꽈리 내의 공기를 호출하기 위해서 허파꽈리에서 압력을 높이지 않으면 호출할 수 없다. 이때 허파꽈리 내의 공기는 폐포내압에 의해서 압축되고 허파꽈리 내의 공기량의 압축이 일어나며 폐용적의 감소가 일어나나 상자내의 용적은 증가하고 압력은 감소하므로 이 용적변동을 체적변동기록기에 의해서 측정할 수 있다.**

체용적의 변동은 폐포내압을 반영하며, 기도저항의 크기를 반영한다. 그러나 호흡에 따른 체용적의 변동은 기도저항에 의한 부분도 있으나 상자내의 공기를 호흡할 때에 BTPS상태의 폐내 공기가 상자 내에 호출되면 ATPS상태로 된다. 이때 일어나는 체용적의 변동이 합산되므로 상자내의 용적변동만으로는 폐포내압을 측정할 수 없다.

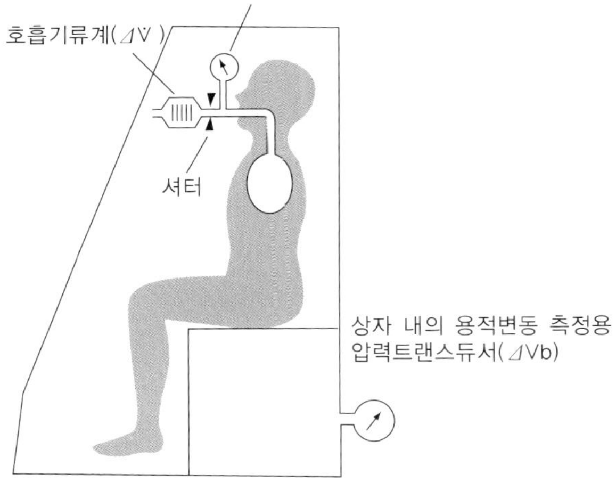

그림 Ⅰ-110. 체적변동기록기(압력형)

체적변동기록기에서는 폐포내압의 변화에 따른 상자내의 압력변화로부터 구강내압의 변화를 측정하여 폐포내압의 변화를 간접적으로 구할 수 있다. 기도를 개방하여 panting을 하고 기류속도를 구하여 이러한 비로부터 기도저항을 계산한다. 구강에서 호출된 기류속도($\dot{V}$)와 구강내압은 날숨회로에 삽입한 호흡기류계에서 직접 측정할 수 있다.

그러나 폐포내압은 직경 몇 100㎛, 2~3억 개 정도의 허파꽈리 전체의 평균압력으로 직접 측정할 수 없기 때문에 체적변동기록기 내에 넣은 피검자에게 panting을 시켜 측정한다. panting을 하는 이유는 호흡을 할 때 체적변동기록기 내의 압력이 폐포내압에 따라 변화하기 때문에 폐포내압을 구할 수 있기 때문이다.

(1) 측정방법

측정은 2단계로 실시되며, 각각의 경사로부터 계산하여 구한다(그림 Ⅰ-111).

① 피검자는 온도, 습도가 일정하게 유지되고 공기가 밀폐된 큰 상자(용량 약 600ℓ) 속에 들어가 앉힌 후 앉은 자세에서 측정한다. 그리고 의자의 높이를 조절하여 편안한 자세가 되도록 하고 노즈클립으로 코를 막는다.

② 체적변동기록기의 문을 닫고 상자내의 온도가 안정하게 될 때까지 약 3~5분 정도 기다린 후 마이크를 통해 마우스피스(mouthpiece)를 입에 물도록 한다.

③ 피검자는 밀폐된 상자 속에서 안정날숨위치(기능적잔기용량, FRC)에서 마우스피스를 통하여 상자내의 공기를 3~5회 정도 일정하게 안정호흡을 하도록 한다. 이때의 $\Delta\dot{V}$(기류속도의 변화)와 ΔVb(상자 내의 용적변화)의 경사를 구한다. 폐포내압이 증가하면 공기의 분자밀도가 상승하여 상자 내의 용적의 축소가 일어난다(ΔVb).

④ 셔터를 닫고 기도를 차단하여 빠르고 얕으며 헐떡이는 것과 같은 호흡(panting)을 하도록 한다. panting은 목적한대로 하여 재현성 있는 측정치를 최대로 얻도록 한다. 셔터를 닫아 공기의 흐름이 없으면 허파꽈리에서 구강까지는 기도가 개방되어 있으며, 전체를 1개의 주머니로 간주할 수 있기 때문에 Pm=Palv로 가정할 수 있다. 이 상태에서 ΔPm(구강내압의 변화)과 ΔVb(상자 내의 용적변화)의 경사를 구하면 $\Delta Pm/\Delta Vb$로 된다.

⑤ 이 둘의 관계에서 기도저항(Raw)=$(\Delta Pm/\Delta Vb)/(\Delta\dot{V}/\Delta Vb)=\Delta Pm/\Delta\dot{V}$로 계산된다.

⑥ 상자 내의 공기를 호흡한 1단계 측정의 경우 BTPS상태의 폐내 공기를 상자 내에 호출하면 기체는 ATPS상태로 되며, 이것에 동반하여 일어나는 체적변동이 합산되기 때문에 상자내의 용적변동은 환기량, 온도, 습도의 영향을 받는다. 그러나 panting을 하는 것에 의해서 환기량을 거의 0으로 하여 온도, 습도의 영향을 제거하고 기도저항만을 얻을 수 있다. 그러나 이 방법은 기도를 차단한 때와 개방한 때의 호흡을 동등하게 계산해야 하고, panting이라는 부자연스러운 호흡을 필요로 하며, 기도저항이 높은 환자에서는 panting을 하기 어려운 등의 문제가 있다. 그래서 panting과 같이 자연스럽지 못한 호흡에 의하지 않고 자연스런 안정호흡에서 기도저항을 연속적으로 측정하는 방법으로서 상자 내의 호흡회로에 BTPS상태의 공기를 넣은 주머니 내의 공기를 호흡하는 방법 등이 시도되고 있다. 여기에서는 호흡에 따르는 온도, 습도의 변화를 컴퓨터로 계산하고 보정하여 폐포내압을 계산하는 방법이 실용화되고 있다.

⑦ 상자 내에서 panting을 하면 기류속도의 변화($\Delta\dot{V}$)에 의해 상자 내의 용적변화(ΔVb)가 일어나므로 도형의 경사를 기록한다. 오실로그래프에 기록되는 도형(리사쥬, Lissajous figure)의 경사는 $\Delta\dot{V}/\Delta Vb$이다(그림 Ⅰ-111A).

⑧ 다음에 안정호흡 후 안정날숨위치(기능적잔기용량, FRC)에서 셔터를 닫고 panting을 하도록 하고 연속하여 몇 호흡 측정한 후 계속하여 셔터를 열어 몇 호흡 기록한 후 ⊿Pm/⊿Vb 도형을 기록하고 측정을 끝낸다(그림 Ⅰ-111B). 보통 panting의 회수는 0.8~2㎐(1분간에 50~120회의 헐떡이는 호흡)가 이용되며, 기류속도(flow)가 너무 강하면 난류 등의 영향이 있을 수 있으므로 0.5ℓ/s가 일반적이다.

⑨ ⊿Pm/⊿Vb 도형, ⊿$\dot{V}$/⊿Vb 도형의 선택은 몇 호흡 측정한 도형 중 각각 재현성이 좋은 2~3개를 선택하여 얻어진 계측치의 평균을 구하여 2개의 도형 측정 결과로부터 기도저항(Raw)을 계산한다.

⑩ 각 호흡마다 흩어짐이 큰 경우는 다시 측정한다.

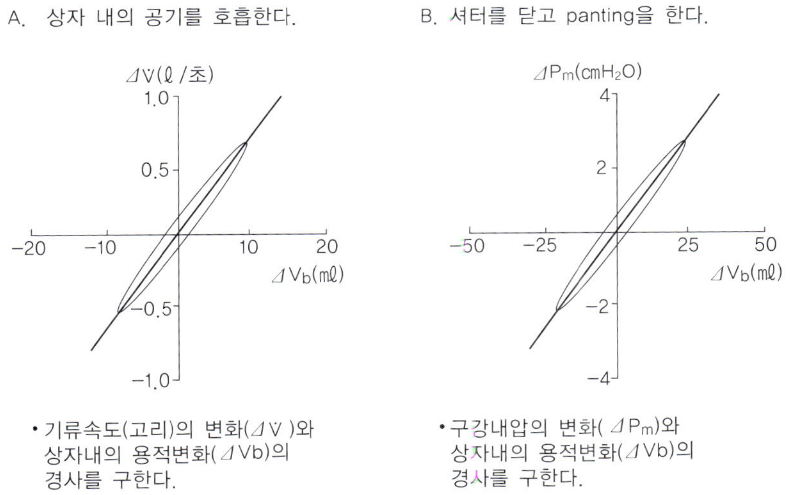

이 2개의 관계로부터
Raw=(⊿Pm/⊿Vb)/(⊿V̇/⊿Vb)에서 기도저항을 구한다.

그림 Ⅰ-111. 기도저항을 구하는 방법

(2) 정상범위

건강 성인에서 기도저항의 정상치는 마우스피스를 통해 입으로 호흡하는 경우 1.5~2.5㎝H_2O/ℓ/sec이다. 그러나 코안(비강, nasal cavity)은 기도저항이 높으므로 코로 호흡하는 경우는 약 3.5㎝H_2O/ℓ/sec이다.

(3) 결과의 평가

기도저항은 연령, 체형이나 측정된 폐의 크기, 즉 폐용량의 증감에 의해서 변화한다. 따라서 폐용량이 클수록 기도저항은 작아지므로 폐용량의 영향을 고려하여 기도 상태를 평가해야 한다.

기도저항과 폐용량에서 호흡계의 압력-공기의 흐름(기류) 관계는 직선이 아니라 쌍곡선의 관계가 있다(그림 Ⅰ-112). 따라서 보통 기준위치에서의 흡입 기류속도 0.5ℓ/s일 때의 압력과 공기흐름의 비를 얻어 저항의 지표로 한다. 둘의 곱은 거의 일정하여 4.2(㎝H_2O/ℓ/s)×L이 되므로 저항치만으로는 기도 장애를 평가할 수 없다.

기도저항과 반대로 기도 내에 공기가 통하기 쉬움을 나타내는 지표로서 기도저항의 역수를 기도전도도(airway conductance, Gaw)라고 한다. 이 지표는 폐용량과 직접 관계가 있으며, 폐의 크기가 다른 사람과의 비교에서 기도저항보다 용이하다. **기도전도도(Gaw)와 폐용량의 비를 얻는 것을 특이적 기도전도도(specific airway conductance, sGaw)**라고 한다. 이것은 폐용량의 영향을 제거한 것으로 **기도상태를 평가하는 지표**로 이용되며 정상인에서는 0.2~0.3ℓ/sec/㎝H_2O(평균 0.25ℓ/sec/㎝H_2O)이다.

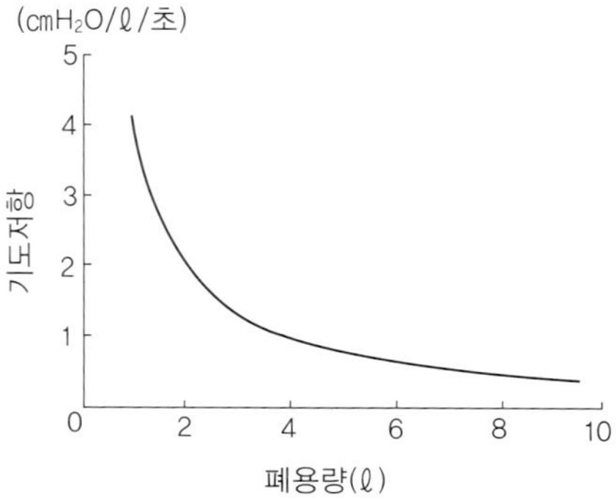

그림 Ⅰ-112. 기도저항과 폐용량의 관계
기도저항과 폐용량은 쌍곡선의 관계에 있다. 동일 피검자에서도 최대날숨위치(남은공기량, RV)와 최대들숨위치(전폐용량, TLC)의 기도저항은 큰 차이가 있다. 보통은 안정날숨위치(기능적잔기용량, FRC)에서 측정한다.

기도저항은 호흡과 함께 기관(trachea)이나 기관지 등의 기도를 흐르는 기체에 의한 저항이며, 공기흐름의 점성저항(마찰저항)으로 공기의 일정한 흐름을 유지하기 위해 어느 정도의 추진 압력이 필요한가를 나타내는 지표이다. 그러므로 기도의 굵기나 분지양식, 기류속도, 가스밀도나 점성 등이 영향을 준다. 기도의 굵기는 폐용량의 크기에 의해 변화하기 때문에 폐용량의 위치도 기도저항에 영향을 준다.

기도는 기관에서 시작하여 허파꽈리에 이를 때까지 평균 23회의 분지를 반복하므로 **말초에 있는 기도일수록 가늘어지며 분지수는 많이 증가한다.** 그러므로 분지에 의해 **단면적은 말초일수록 커지나 기도의 기류저항은 말초에 이르러 급격하게 감소**한다. **기도저항은 기도의 굵기에 반비례하며 기도저항이 클수록 폐용량은 작아진다.** 여러 방법에 의한 측정에서는 구역기관지로부터 세기관지, 즉 중등도 이상의 기관지(4~5분지)에서 저항이 가장 크나 그 후 차츰 저하하여 직경 2㎜ 이하의 세기관지의 저항은 총기도저항의 10~20% 정도 밖에 되지 않으므로 말초기도에서는 거의 기도저항에 관여하지 않는다.

그러므로 기도저항의 대부분은 상부기도의 기류저항을 반영하나 말초기도의 기류저항은 매우 낮다(그림 I-113). 따라서 **기도저항은 굵은 기도의 상부 기관지의 병변에 의해 크게 좌우되며, 말초기도의 세기관지의 병변은 그다지 영향을 주지 않으므로** 말초 세기관지 이하에 병변이 있으면 기도저항이 정상인 경우가 있다.

호흡기질환에서 환기장애는 구속성 장애나 폐쇄성 장애 등 여러 가지 유형이 있으나 **만성폐쇄성폐질환에서는 폐쇄성 환기장애가 주요 요인이 되며, 이때 생기는 기도폐쇄의 기본적인 변화는 기도저항의 증가이다.** 또한 환기역학적인 요소(시정수)의 불균등이 증가하도 기도저항은 증가한다. 따라서 기도저항이나 그 대신 사용하는 호흡저항에서 기관지의 폐쇄 정도를 판정할 수 있다.

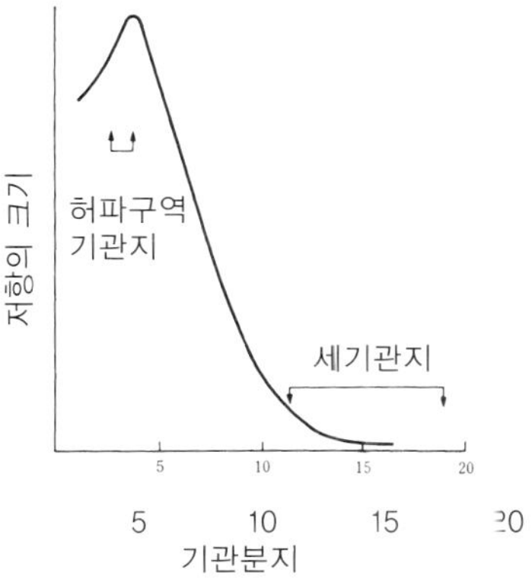

그림 I-113. 기도에서 저항의 국재

폐쇄성폐질환의 진단 및 장애 정도의 판정에는 유량-용량곡선, 1초량, 1초율 등의 강제날숨유량(노력호기유량)의 측정으로도 가능하다. 실제로는 **기도저항이나 호흡저항을 측정하는 것이 더욱더 정확한 검사정보를 제공해 준다.** 기도저항의 증가는 보통 폐활량측정법에 의한 강제날숨곡선의 날숨 연장에 의해서도 추정할 수 있다. **만성폐공기증, 만성기관지염, 기관지천식(발작 시에만 증가)과 같은 폐쇄성 환기장애에서 기도저항은 증가하나 폐활량측정법의 강제날숨곡선의 1초량이나 1초율, 강제중간날숨유량(FEF$_{25-75}$%) 등은 감소한다.** 만성폐공기증에서는 강제호출 시 폐쇄성 장애가 분명하나 폐저항은 높지 않은 것이 많다. 이것은 강제날숨 시에 특히 기도가 허탈하기 쉽게 되기 때문이다. 천식이나 폐쇄성폐질환에 의한 기도저항의 현저한 증가는 호흡곤란의 원인이 된다. **기도저항을 측정하여 기도폐쇄의 정도를 정량적으로 파악하는 것은 임상적으로 중요하다. 기도저항의 증가는 폐쇄성폐질환이나 기관지천식 등과 같이 굵은 중추기도에 협착이 있는 경우에 증가하며,** 이들 질환의 정도파악이나 치료효과 판정에서 유용한 검사이다(그림 I-114). **폐절제, 공기가슴증(기흉, pneumothorax) 등에**

서 폐자체가 감소해도 기도저항은 증가한다. 이것은 기도폐쇄 때문에 압력이 더 필요하기 때문이며, 따라서 1초량이나 1초율, 최대날숨중간유량은 기도저항과 역상관 관계를 보인다.

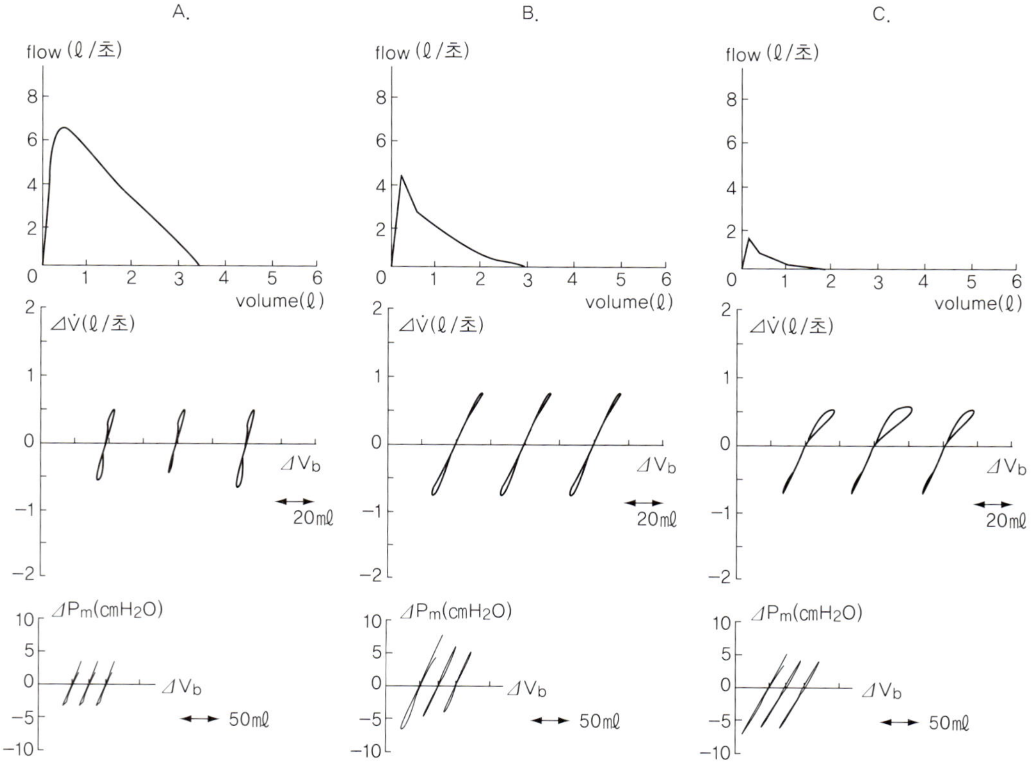

그림 Ⅰ-114. 측정 결과의 예

A. 22세, 건강인 : $FEV_{1.0}$ 3.03 ℓ, Raw 1.23cmH₂O/ℓ/sec, V_{FRC} : 3.12ℓ

B. 71세, 폐공기증 : $FEV_{1.0}$ 1.75 ℓ, Raw 3.27cmH₂O/ℓ/sec, V_{FRC} : 4.22ℓ

C. 63세, 폐공기증 : $FEV_{1.0}$ 0.83 ℓ, Raw 4.73cmH₂O/ℓ/sec, V_{FRC} : 5.57ℓ

건강인과 폐공기증의 실제 측정 예를 나타냈다. $\Delta\dot{V}/\Delta Vb$ 도형은 1분간에 30회의 안정 호흡에서 측정한 것으로 세 호흡부분을 나타내고 있다. 폐쇄성 장애가 고도인 경우에는 경사가 작아진다.

2) 호흡저항(respiratory impedance, Zrs)

호흡운동은 기도나 폐 그 외의 호흡기에 의해서 장기를 움직여 호흡을 하게 된다. 이때 호흡근육의 힘에 대해서 폐, 가슴(흉곽) 등 호흡에 걸리는 모든 기관이 저항이 된다. **호흡운동을 할 때 저항이 되는 장기는 입으로부터 허파꽈리(폐포, alveoli)에 이르는 기도, 폐조직, 가슴막(흉막), 갈비뼈(늑골, rib), 갈비사이근(늑간근, intercostal muscle), 흉부의 피부밑조직, 피부 등을 포함한 가슴 및 근육 자체가 있다**(그림 Ⅰ-115). 즉 **가슴벽(흉벽, chest wall)까지를 포함한 호흡기 전체의 모든 저항이 호흡저항이다.**

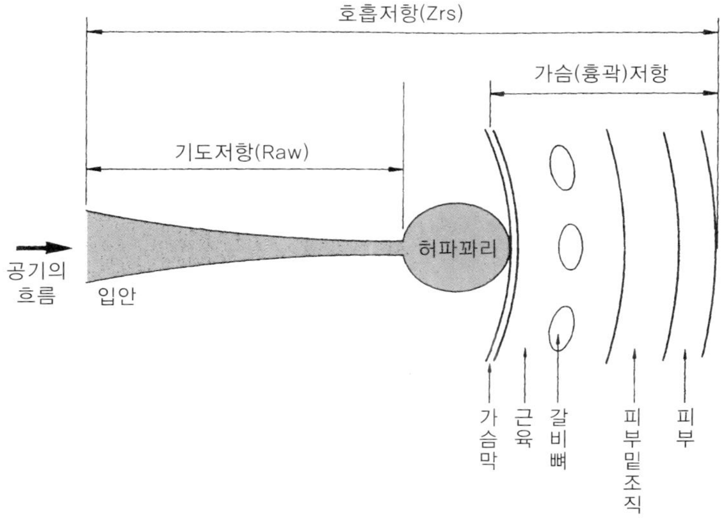

그림 Ⅰ-115. 호흡저항

호흡저항은 공기가 흐르고 있는 상태에서 기도나 폐의 성질을 나타내는 것으로 호흡을 할 때 호흡기(기도, 폐조직, 가슴)에 공기가 흘러가기 어려움을 나타내는 지표이다. 호흡을 할 때 공기의 흐름(기류)을 방해하는 것은 점성뿐만 아니라 탄성이나 관성도 공기의 흐름을 방해하는 인자가 된다.

호흡을 할 때에 기도, 폐조직, 가슴계통(흉곽계, thorax system)에 생기는 호흡저항(호흡 임피던스)에는 기체가 기도를 흐를 때 기체 분자간이나 기체와 기도벽의 마찰에 의해 생기는 점성저항(R), 폐탄성에 관계하는 탄성저항(X_C), 기류의 변화(난류 등)에 대해 폐 · 가슴의 중량에 관계하는 관성저항(X_L) 외에 폐조직이나 가슴에 의한 점성저항 및 관성저항이 발생한다. 즉 호흡저항은 이러한 모든 저항을 포함한 호흡기 전체의 저항으로 이러한 것이 환기를 할 때에 공기의 흐름을 방해한다. 이러한 의미에서 **저항은 임피던스(impedance)이며 호흡저항은 엄밀하게는 호흡 임피던스(Zrs)이다.**

임상적으로는 임피던스에서 호흡저항을 구하게 된다. 호흡계를 $R-X_C-X_L$의 직렬회로로 하면 호흡 임피던스$(Zrs)=\sqrt{R^2+(X_C-X_L)^2}$ 에 의해 임피던스 곡선이 얻어진다. 이 점성저항, 탄성저항 및 관성저항은 가해지는 진동 주파수(f)에 의해 변화하며, 이 중 탄성저항과 관성저항은 위상이 반대로 된다(그림 Ⅰ-116).

호흡저항은 폐, 가슴계통의 점성저항, 탄성저항 및 관성저항이 직렬로 결합하고 있고, 폐 내 각 부분은 균등하게 있는 것을 전제로 하고 있다. 그러나 병변이 있는 폐, 가슴계통에서는 부위에 의해 불균등이 있으며 병렬로 있는 부분도 있어서 이론적인 점성저항만을 얻어낼 수 없는 것도 많다.

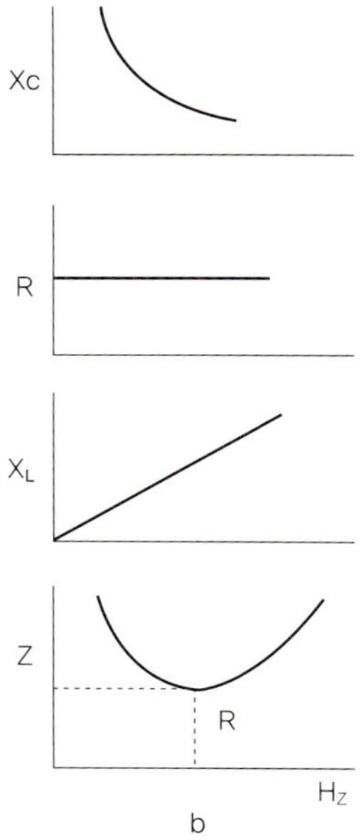

그림 Ⅰ-116. 호흡저항곡선

X_C : 폐, 가슴계통의 탄성저항
R : 폐, 가슴계통의 점성저항
X_L : 폐, 가슴계통의 관성저항
Zrs : 폐, 가슴계통의 impedance
$Zrs = \sqrt{R^2+(X_C-X_L)^2}$

호흡 임피던스(Zrs)가 최저로 되는 점에서는 탄성저항(X_C)과 관성저항(X_L) 등이 완전히 없어진다. 그러나 폐 · 가슴계통의 탄성저항과 점성저항 등이 다른 값이면 구강내압(P)과 기류속도($\dot{V}$)의 도형은 고리를 그리나 이러한 것이 일치되면 상실되고 직선으로 되어 폐 · 가슴의 점성저항만을 나타내게 된다. 따라서 점성저항만을 측정하기 위해서는 탄성저항과 관성저항이 완전히 없어지도록 주파수(공진주파수, 6~8㎐ 정도)를 바꾸어 임피던스가 최저로 될 때의 호흡 임피던스를 측정한다. 이때 탄성저항(X_C)과 관성저항(X_L)이 0이 되면 호흡저항(Zrs)=점성저항(R)으로 되나 폐질환에서는 이 공진주파수를 구하기 어렵다. 본래의 호흡저항은 호흡기의 점성에 의한 저항이며, 점성, 탄성, 관성을 포함한 임피던스와는 다르다. 호흡저항은 좁게는 호흡기 전체(기도, 폐조직, 가슴)의 점성저항이라는 의미로 사용되는 경우(respiratory resistance)와 넓게는 호흡기 전체의 저항이라는 의미로 사용되는 경우(respiratory impedance)가 있다.

폐에서의 환기는 기도, 폐조직, 가슴(흉곽, thorax) 등 호흡운동에 대한 저항에 대항하여 이루어진다. 그 원동력은 호흡근육의 수축에 의해서 일어나는 기류속도, 용량 변화가 어떻게 되는지가 폐의 역학적 특성을 나타내며, 병변에 의한 환기장애의 병태를 나타낸다.

1) 측정방법

기도, 폐조직, 가슴(흉곽, thorax)을 포함한 전체 호흡저항은 3㎐ 강제 오실레이션법(가주파진동법, forced oscillation법)에 의해 호흡기의 임피던스를 측정하는 방법이다.

호흡저항은 모터 또는 펌프에 의해 공기를 일정 주기로 진동시켜 구강에 3㎐의 정현파를 가하면 압력 파형이 생성되는 방식으로 이 압력 파형은 어떠한 저항이 장치에 가해져도 일정한 최대 진폭(Pmax)을 생성한다. 따라서 이 방법은 **3㎐ 임피던스법 또는 3㎐ 진동법이라고도 하며**, 가스분석은 필요로 하지 않는다. 호흡저항을 측정하기 위한 주파수는 3㎐로 고정된 것과 가변식으로 공진점을 구하는 것이 있다. 또한 호흡저항은 노력 호흡을 필요로 하지 않으며, 폐를 움직이는 압력은 호흡근육을 천천히 한 자연호흡에서 실시한다. 이 방법은 이론적으로는 어려우나 측정이 매우 간단하며, 환자에게는 거의 침습되지 않는다(그림 I-117).

피검자의 입으로부터 3㎐ 이상의 정현파 진동을 주어 그 진동에 의해 생기는 폐 · 가슴(흉곽, thorax)의 움직임과 압력으로부터 저항을 구한다. 가해진 진동은 기도에서 가슴벽(흉벽, thoracic wall)으로 전해지므로 이 방법에서 얻어진 저항은 호흡기 전체의 저항을 의미한다. 따라서 오실레이션법에 의한 호흡저항은 호흡 임피던스라고도 한다. 저항은 어떤 일정한 공기의 흐름을 만드는데 얼마만큼의 압력을 필요로 하는가를 나타내므로 큰 압력을 사용하는 것은 그 만큼 무한한 힘을 사용하게 된다.

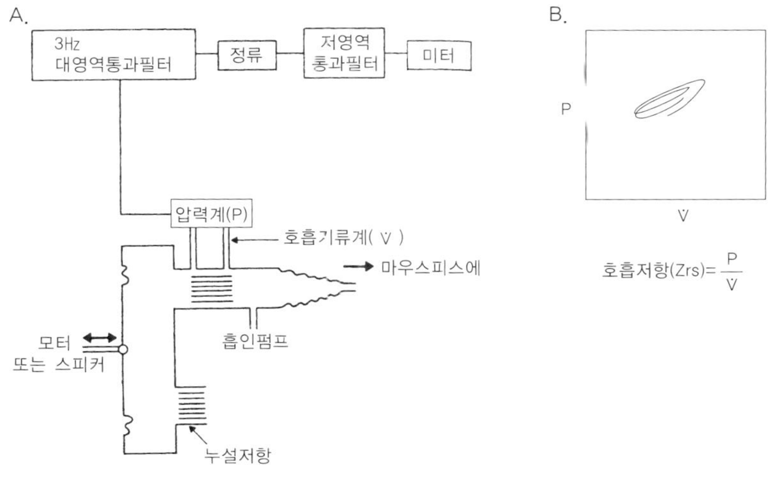

그림 I-117. 호흡저항계(A)와 오실로그래프의 화면(B)

① 피검자의 안정호흡에 맞추어 구강측의 스피커상자(oscillator)로부터 발생하는 공기의 파동을 유속계를 통하여 주기적으로 약 3㎐ 정도의 진동(정현파, sign파)을 강제적으로 가한다. 진동 압력은 입으로부터 마우스피스를 통해 입안(구강)에 보내 피검자의 폐 · 가슴을 진동(oscillation)시켜 공기의 흐름(기류)을 만들어낸다. 이때 구강에서 발생하는 진동 압력은 호흡기의 저항에 의해 생긴 것으로 공기의 흐름(기류)에 의해서 폐, 가슴계통(흉곽계, thorax system)이 저항에 대항하여 확장한다.

② 그때 생기는 저항에 따라서 일어나는 구강내압(P)과 그 압력에 의해서 출입하는 마우스피스 내의 기류속도($\dot{V}$)를 각각 압력계와 호흡기류계(pneumotachograph)에서 측정하여 발진 주파수에서의 폐 · 가슴(흉곽, thorax)의 호흡저항을 구한다. 호흡저항은 구강내압의 진폭의 변동(Pmax)과 구강의 기류속도(유속)의 진폭($\dot{V}$max)의 비로부터 임피던스가 얻어진다. 이 임피던스는 이러한 기관의 탄성저항, 점성저항, 관성저항을 종합한 것이다. 따라서 Zrs=Pmax(㎝H_2O)/$\dot{V}$max(ℓ/sec)에서 계산할 수 있으므로 기류계에 의해 최대기류속도($\dot{V}$max)의 역수를 구하면 호흡저항이 된다.

③ 호흡저항은 구강내압(P)과 기류속도($\dot{V}$)가 이루는 도형(리사쥬, Lissajous figure)의 경사(slope)로부터 측정할 수 있다. 이 경사는 도형이 닫히고 직선에 가까운 쪽이 측정하기 쉽다. 도형을 닫기 위한 하나의 방법은 가해진 정현 진동파의 주파수를 적당하게 바꿔 폐 · 가슴계통(흉곽계, thorax system)의 공명 주파수와 같게 한다. 그러나 실제로는 주파수를 3㎐로 고정하여 도형에서 기류속도($\dot{V}$)가 최대, 최소로 되는 두 점을 구하고 둘을 연결한 경사로부터 호흡저항(Zrs)을 구한다.

④ 압력을 가하는 정현파의 주파수는 3~10㎐가 사용되나 호흡저항에는 낮은 주파수 범위에서는 탄성저항이 영향을 미치고, 높은 주파수 범위에서는 관성저항이 관여한다. 낮은 주파수에서 점차로 주파수를 올려 측정하면 호흡저항은 점차로 감소하며 6㎐ 부근에서는 최소값을 보이고, 주파수를 올리면 호흡저항은 다시 증가한다. 호흡저항이 최소값을 나타내는 주파수를 공진주파수라고 한다. 폐질환에서는 3~10㎐ 범위에 공진점이 없는 경우도 있다. 그러므로 임상적으로는 보통 3~5㎐로 주파수를 고정하여 호흡 임피던스를 측정하는 방법이 이용된다.

(2) 정상범위

정상 성인남자의 호흡저항(Zrs)은 약 2.6㎝H_2O/ℓ/s 이하이나 측정 주파수, 호흡시기 및 폐활량에 의해서 측정값이 다르다. 임상적으로 기도저항과 호흡저항은 중요하나 둘은 비교적 상관관계가 좋다. 주파수가 3㎐로 고정된 호흡저항계에 의한 호흡저항의 측정값은 폐용량을 측정하지 않고 성, 연령, 신장에 의한 예측식에 의해 평가한다. 보통 임상적으로는 1초율이나 %폐활량이 낮을수록 호흡저항은 높은 값을 나타내며, 1초율의 저하와 호흡저항의 증가는 좋은 상관관계를 나타내므로 장애 정도를 종합적으로 나타내면 좋은 지표가 된다.

(3) 결과의 평가

저항치는 구역기관지에서 소기관지의 저항을 주로 반영하며, 말초기도의 저항이 저항치에 반영되도록 하는 것은 말초기도의 광범위하고 고도의 저항 증가가 생긴 것이다.

폐절제, 공기가슴증(기흉, pneumothorax) 등에서 폐자체가 감소해도 저항치는 증가한다. 만성기관지염이나 세기관지염, 만성폐공기증 등에서 호흡저항은 항상 증가하고 있으며, 기관지천식에서는 발작 시에만 증가한다. 만성폐공기증에서 강제호출시에는 폐쇄성 장애가 분명하게 보이나 폐저항은 높지 않은 것은 강제날숨시에 기도가 허탈하게 되기 쉽기 때문이다.

호흡저항은 연령의 증가와 함께 증가하나 폐쇄성폐질환에서는 증가되는 일이 많다. 그러나 경증인 경우나 세기관지 병변을 주로 하는 초기의 폐쇄성폐질환에서는 자주 정상범위 내에 있다. 강제날숨곡선과 달리 호흡저항은 연속 측정이 가능하기 때문에 아세틸콜린(acetylcholine) 흡입유발시험 등에서도 이용된다. 또한 피검자에게 부담을 주지 않고 측정방법이 간단하며, 측정이 협조 정도에 의해서 영향을 주는 일이 없기 때문에 집단검진에서도 많이 이용된다.

(4) 참고

오실레이션법에 의한 호흡저항의 측정원리는 다음과 같이 이해할 수 있다.

저항이 미지의 물체(예를 들면 공중의 원통) 내에 정현파를 보내 주고 입구에서 압력과 기류속도를 측정하여 압력(P)을 세로축에, 기류속도($\dot{V}$)를 가로축에 얻는다.

① 저항이 무한대인 경우 : 공기의 흐름(기류)이 생기지 않으므로 $\dot{V}$는 제로(0), 즉 P만이 변동한다. $\dot{V}$는 0로 있기 때문에 P, $\dot{V}$의 관계는 수직의 직선으로 된다.

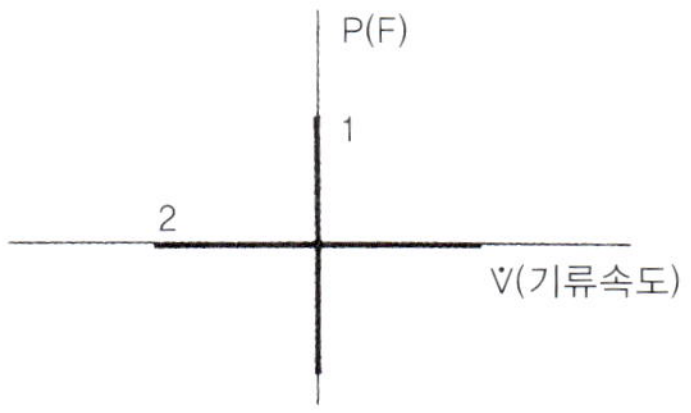

• 저항이 무한대로 원통이 전혀 넓어지지 않는 경우 P, $\dot{V}$의 관계는 수직방향의 직선이 된다.

② 저항이 제로(0)인 경우 : P는 0이며, $\dot{V}$만이 변동하기 때문에 P, $\dot{V}$의 관계는 수평의 직선으로 된다.

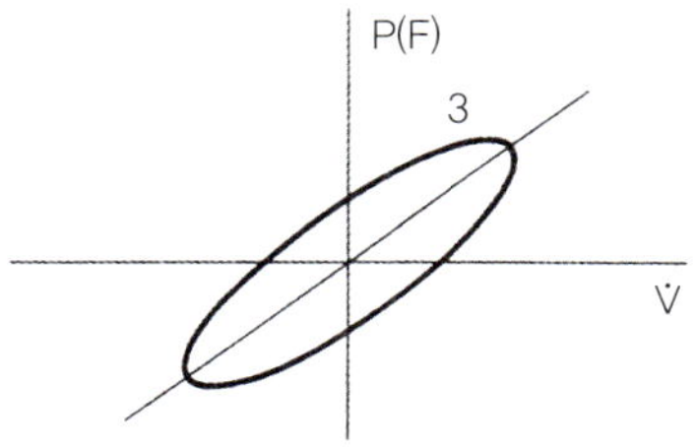

• 저항이 0인 경우 P, $\dot{V}$의 관계는 수평방향의 직선이 된다.

③ 저항이 있는 경우 : $\dot{V}$에 따라 P가 변화하기 때문에 P, $\dot{V}$의 관계는 ①, ②의 중간 경사를 가진 닫힌 도형(리사쥬, Lissajous figure)이 된다. 저항이 크면 도형과 경사는 수직에 가깝고, 작으면 수평에 가깝다.

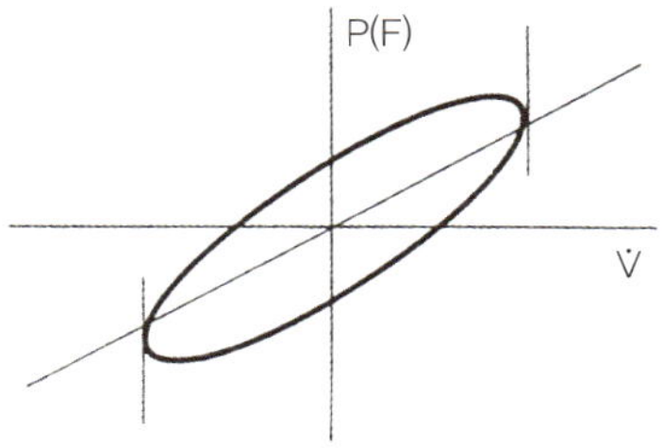

• 저항이 있는 경우 P, $\dot{V}$의 관계는 저항의 크기에 따른(크면 수직, 작으면 수평에 각각 가깝다) 경사의 도형으로 된다.

호흡저항의 측정에서는 공중의 원통 대신 폐 · 가슴계통(흉곽계, thorax system)에 정현진동파를 보내준다고 생각하면 모델의 경우와 같이 호흡저항이 낮아지면 도형은 수평으로, 높아지면 수직에 각각 가깝다.

I. 허파꽈리기능검사(폐포기능검사, alveolar function test)

학습목표

1. 폐내 가스분포 검사의 의미, 종류 및 의의를 이해한다. (A)

환기운동에 의해 흡입된 공기 중의 산소(O_2)는 허파꽈리(폐포, alveoli)에 이르고 허파꽈리(폐포벽)를 통하여 그곳에 분포하는 모세혈관 내의 혈액에 들어간다. 모세혈관 혈액은 허파정맥에 모여 왼심실에 의해 동맥혈액으로서 O_2를 조직에 공급하나 반대로 말초조직에서 생산된 탄산가스(CO_2)는 정맥혈액으로부터 허파꽈리 내에서 확산되어 공기 중으로 호출된다. 이와 같이 O_2, CO_2의 가스교환(gas exchange)은 허파꽈리 내에서 이루어진다. 가스교환에는 흡입공기의 분포, 환기기능, 확산능력이 중요한 작용을 하고 있으며 공기와 허파꽈리 내 가스 사이의 가스교환이라고 하는 **폐내 가스분포**와 허파꽈리공기(폐포공기)와 혈액사이의 가스교환이라고 하는 **폐확산능력** 두 단계가 있다. 또 흡입공기의 분포를 호흡운동으로 생각하면 허파꽈리에서의 혈류의 분포는 폐포기능이다.

1. 폐내 가스분포

폐의 환기기능은 흡입공기가 폐내 각 부분에 균등하게 배분되어 효율적으로 가스교환을 하는 것이 중요하나 폐의 가스교환은 기도 말초부위에서만 이루어지기 때문에 호흡계의 다른 부위의 가스는 가스교환에는 관여하지 않는다. 호흡기능 중에서 중요한 것은 가스교환 기능이나 허파꽈리 내에서 이루어지므로 허파꽈리에 신선한 공기를 충분하게 공급해 주어야 한다. 신선한 공기는 우선 코안(비강, nasal cavity)을 통해 인두(pharynx), 후두(larynx)를 지나 기관(trachea)에 들어오며, 기관지(bronchi), 세기관지(bronchiole), 종달세기관지(terminal bronchiole) 등의 기도를 지나 허파꽈리에 이른다. 사람의 허파꽈리는 대개 3억개 정도이나 모든 허파꽈리에 들숨 상태가 충분하게 분포하는지 어떤지, 즉 **흡입공기가 허파꽈리 내에서 어느 정도 균등하게 분포하고 있는지 알 수 있는 것이 폐내 가스분포 검사이다.** 병적 상태에서 어떤 허파꽈리에서는 가스교환이 거의 이루어지지 않으나 다른 허파꽈리에서는 과다호흡 상태로 되는 경우도 있다. **만성폐쇄성폐질환(chronic obstructive pulmonary disease, COPD) 등 기관지, 허파꽈리계통에 병변을 가지는 폐질환에서는 병태생리학적 특징으로서 여러 가지의 환기 불균등 분포가 발생하여 폐내 가스분포 이상을 나타낸다. 가스분포의 이상은 폐공기증, 기관지천식, 폐농양, 폐섬유증 등에서 나타나며 저산소혈증으로 된다.**

들숨의 분포가 불균등한 경우에는 환기량이 정상이어도 O_2 소모능력이 저하되어 호흡기능 상실(호흡부전, respiratory failure)을 초래할 수 있으므로 폐내 가스분포 상태를 검사하는 것은 폐기능을 평가하는데 매우 중요하다. **폐내 가스분포 검사는 만성폐쇄성폐질환의 정도를 판정하는 검사**이나 스크리닝 검사로서 **소기도(small airway)의 기능장애 검출에 매우 유용하므로 주로 폐쇄용적 측정에 이용**된다.

1) 폐내 불균등 분포

폐내에 들어온 들숨은 상부호흡기도(상기도, upper airway), 기관, 기관지를 지나 각 폐엽에 분포하나 폐내 가스분포는 본래 불균등한 것으로 정상인에서도 들숨은 폐 내에 항상 균등하게 분포하지는 않는다. 그 이유는 여러 가지가 있으나 우선 해부학적으로 폐의 부위에 의해 기관지의 분지수, 길이가 다르므로 해부학적인 차이가 당연히 들숨의 분포에 차를 단든다. 또한 개개의 세포는 크기가 다르고 출입하는 환기량에도 차이가 있거나 허파꽈리벽을 흐르는 혈류량도 같지 않으므로 폐포 내의 가스조성은 항상 균일하지 않다. 따라서 선자세 또는 앉은 자세에서 안정 환기 시 정상인의 들숨에서는 허파꼭대기(폐첨, apex of lung)보다 허파바닥(폐저, base of lung)에 많이 들어가므로 위 · 아래방향에서는 분명한 불균등 분포가 브이나 좌우방향에서는 거의 대칭적으로 분포한다(그림 I-118).

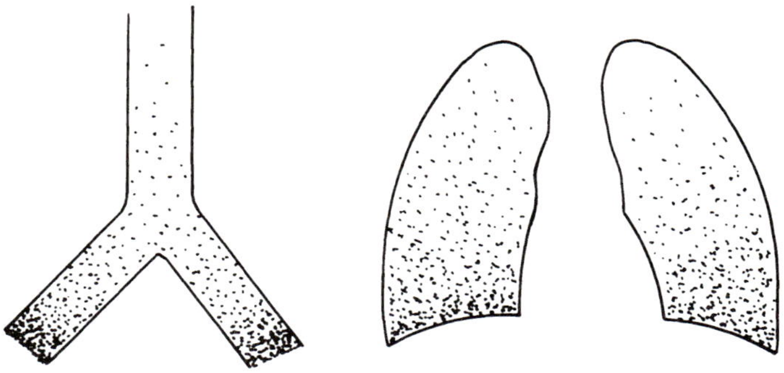

기도 내 축방향의 농도차
(층상 불균등)

폐영역간의 농도차

그림 Ⅰ-118. 폐내 가스분포의 불균등

폐가 장애를 받으면 허파꽈리의 탄성(compliance, C)이 변화하고, 허파꽈리로 통하는 기도가 협착하여 그 부분의 기도저항(airway resistance, R)이 증가하기 때문에 허파꽈리의 환기량도 균일하지 않게 된다. 따라서 정상인에서도 폐내 가스의 불균등 분포가 있으며, 병적인 폐에서는 그 정도가 더욱 심하게 된다. **허파꽈리(폐포, alveoli)의 탄성(C)과 기도저항(R)의 곱을 시정수**(time constant, TC)라고 하며, 시정수가 큰 허파꽈리나 허파꽈리군은 천천히 시간이 걸린 흡입에서는 충분히 불룩해지나 호흡의 빈도가 증가하면 충분히 부풀릴 수 없기 때문에 환기량은 감소한다. 호출 시에도 마찬가지로 축소하지 않도록 하여 충분히 호출해야 한다. 정상인의 폐, 특히 노인에서는 불균등 분포가 증가하며 시정수가 연장되는 경향이 있으나 이것은 여성보다 남성이 분명하여 흡연에 의한 기관 폐쇄가 하나의 원인이 된다. 즉 **흡연자나 노인에서는 폐의 시정수에 불균등 분포가 있고 병적 폐에서는 더욱 현저해진다.**

2개의 허파꽈리 a, b를 예로 하여 가스분포를 보면 a, b 두 허파꽈리의 흡입 전 폐용량이 같은 양(Vo)이나 거기에 같은 양의 들숨(ΔV)이 흡입되면 같은 (Vo+ΔV)만 확장하여 균등하게 환기된다(그림 Ⅰ-119A). 그러나 만약 a, b 두 허파꽈리의 폐용량이 같아도 a(ΔVa)가 b보다 많은 들숨(ΔVb)을 흡입하면 a는 b보다 크게 확장하여 두 허파꽈리간에는 환기의 불균등이 보인다(그림 Ⅰ-119B). 그러므로 폐내 가스분포는 각 허파꽈리간의 Vo와 ΔV의 비, 즉 Vo/ΔV의 크기에 의해서 정해진다. 이 비가 작은 허파꽈리는 환기가 양호하나 반대로 큰 허파꽈리는 환기가 불량하게 된다.

폐내 가스분포의 불균등은 허파꽈리간 뿐만 아니라 더욱더 큰 단위의 폐샘꽈리(폐소엽), 폐엽간 또는 좌우 폐영역간에서도 보이며 이와 같이 국소간 환기의 불균등에 대한 이론을 평행(병열)환기이론(parallel ventilation theory)이라고 하며, 호흡기능검사의 대상이 된다(그림 Ⅰ-118).

이것과는 별도로 기도 말초부에서 흡입공기의 가스혼합 불량에 의한 기도내 각 계층간의 불균등(stratified inhomogeneity)은 주로 호흡생리학의 연구분야 대상이 된다. 만약 순수한 O_2를 흡입한 경우 말초기도까지 mass flow에 의해 운반되어 온 들숨 O_2 가스분자가 허파꽈리 입구에서 깊숙한 허파꽈리 면적까지 이르기(N2 가스분자는 반대방향으로 된다) 위해서는 물리적으로 확산해야 된다.

건강인의 폐에서 이 확산은 빠르며 문제가 없으나 **폐공기증 등에서는 꽈리공간(폐포강, alveolar space)의 확대에 의해 확산거리가 길어져 가스의 농도차가 생긴다**(그림 I-120). 이 때문에 **기도협착이나 폐쇄 등에서 폐내 흡입가스의 분포에 불균등이 생긴다.** 이것을 계열(직열)환기이론(series ventilation theory)이라고 한다.

폐에 어떠한 병변이 있는 경우 환기분포는 이와 같은 정상 패턴으로부터 자주 벗어나기 때문에 폐내 가스분포의 측정은 폐질환의 진단에 도움이 된다. 단 호흡기능검사 전체를 통해 질병이 있다고는 말할 수 있으나 폐내 가스분포의 이상을 진단해도 그것은 어디까지나 호흡생리에서의 이상 소견이며 질병의 진단과 반드시 관련이 있는 것은 아니다.

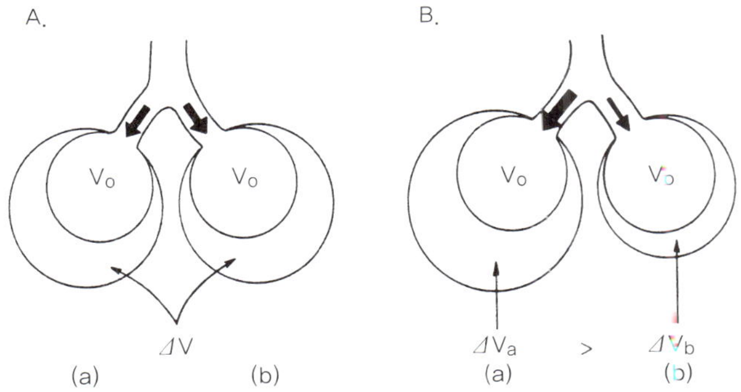

그림 I-119. 균등 환기(A)와 불균등 환기(B)

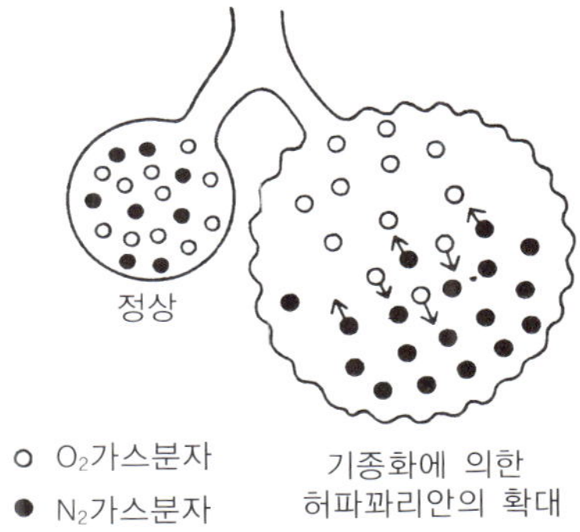

그림 I-120. 층상 불균등

2) 폐내 가스분포의 측정방법

폐내 가스분포를 측정하는 가장 직접적인 방법은 방사선동위원소(isotope)를 표식한 가스를 흡입시켜 그 분포를 보는 방법이 있으나 특수한 장치를 필요로 하므로 일반적으로는 잘 이용되지 않는다. 주로 이용되는 방법은 폐 내에서 가스교환(gas exchange)과 관계없는 가스, 예를 들면 N_2, He, 크세논(^{133}Xe, xenon) **등의 지시가스를 이용한다. 일반적으로 날숨 시에 나타나는 이들 지시가스의 농도를 측정하여 폐내 가스분포의 이상 유무를 간접적으로 추정하는 가스희석법이 이용된다.**

가스희석법은 폐조직이나 혈액에 불활성인 가스를 폐 내에 채워 넣고 이 가스를 포함하지 않은 들숨가스로 씻어내어 희석도로부터 환기의 불균등을 측정한다. 측정방법에는 O_2 1회 호흡법(단일호흡법, single-breath N_2 washout method)과 다호흡 N_2 세출법(multiple-breath N_2 washout method) 등이 있으며 이들 방법은 N_2를 지시가스로 하는 개방회로법(N_2 clearance)을 응용한 것이다. 또한 **폐내 가스분포의 이상 유무를 간접적으로 추정하기 위해서는 He평형시간의 측정방법이 이용되고 있다.** 환기의 불균등 분포의 분석법으로서 컴퓨터를 이용하여 밀도분포 관수 등을 응용한 강제날숨곡선(노력호기곡선)의 분석에 의해 환기의 불균등 분포에 관한 연구도 시도되고 있다.

(1) O_2 1회 호흡법(단일호흡법, single-breath N_2 washout method)

기본적으로는 호흡공기량 측정 장치, N_2가스미터가 필요하다. 직접 세출곡선을 기록하기 위해서는 날숨량과 N_2가스농도를 X-Y기록계에 입력하여 구한다.

피검자는 **앉은자세에서 안정호흡을 하면서 최대날숨위치(남은공기량, RV)까지 호출시킨다. 그리고 이 위치에서 100% O_2를 1회만 최대들숨위치(전폐용량, TLC)까지 천천히 흡입시킨(100% O_2 1회 호흡법) 후 다시 계속하여 천천히 최대날숨위치까지 호출시킨다.** 이때 호출속도는 가능한 천천히 일정하게 하는 것이 좋으며, **0.5ℓ/s 이하의 기류속도를 기준으로 하나 0.4ℓ/s 정도가 가장 좋다. N_2가스미터에서는 가로축(X축)에 날숨량을, 세로축(Y축)에 날숨 중의 N_2가스농도(F_{EN_2})를 입안(구강)에서 동시에 연속적으로 측정한다. 즉 날숨량에 대한 날숨 N_2가스농도를 기록하는 것을 단일호흡 N_2세출곡선(single-breath N_2 washout curve, S_{BN_2}) 또는 날숨 N_2가스농도곡선이라고 한다.**

이 곡선은 O_2에 의해 N_2가 씻겨 나오는 것으로 폐내 N_2가스의 희석도에 의해 폐내 가스분포 장애를 측정할 수 있다. 따라서 N_2가스농도의 변화를 분석하여 폐내 환기분포의 불균등에 의해 생기는 허파꽈리공기(폐포공기) N_2가스농도의 일탈을 평가할 수 있다. 또한 **폐용량의 변화에 대해 N_2가스농도를 기록하면 곡선에서는 I 상에서 Ⅳ상까지 4개의 상을 얻을 수 있으나** 주로 **폐쇄용적을 측정하는데 이용된다.**

(2) 단일호흡 N_2세출곡선

① 최대날숨위치(남은공기량, RV)에서 순수한 O_2의 흡입

환기운동의 위상은 폐내 부위간에 차이가 있으나 **남은공기량(RV)에서의 들숨은 우선 위폐영역(상폐)으로 향하고 이어서 기능적잔기용량(FRC)에 걸쳐서 차츰 아래폐영역(하폐)으로 흡입된다.** 이것은 중력의 영향에 의한 위 · 아래방향의 불균등이 있기 때문에 일어난다.

허파꽈리가 부푸는 정도의 차이는 RV에서는 허파바닥(폐저, base of lung)의 허파꽈리의 대부분은 닫혀 있으나 허파꼭대기(폐첨, apex of lung)의 허파꽈리는 일부 열린 상태에 있다. 따라서 그곳에 순수한 O_2를 흡입하여 가면 들숨은 상부 폐로 향하며 상부호흡기도(상기도, upper airway, 기관지) 내의 N_2농도가 높은 들숨은 허파꼭대기의 위폐영역이 흡입되므로 이 부위의 허파꽈리 내 N_2농도는 비교적 높아진다. FRC에 걸쳐서의 들숨운동에서 들숨은 중간 · 아래폐영역(중 · 하폐)으로 향하며 보다 O_2농도가 높다. 즉 N_2농도가 낮은 흡입공기는 차츰 중간 · 아래폐영역으로 흡입된다. 그 결과 중간 · 아래폐영역의 허파꽈리는 위폐영역보다 N_2농도는 낮아진다(그림 I-121).

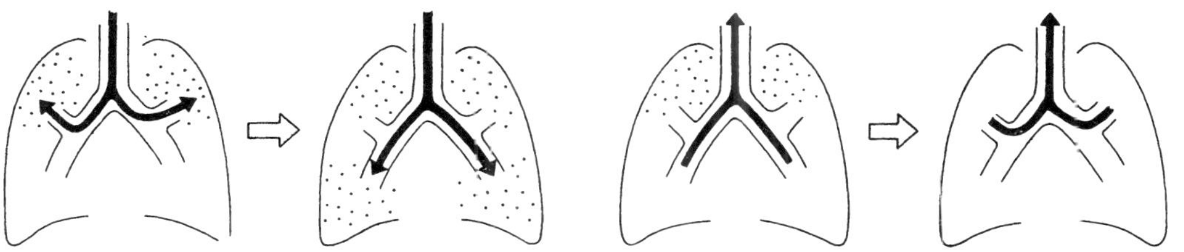

그림 I-121. 최대날숨위치에서 최대들숨위치까지 깊게 호흡하고 그 후 천천히 최대날숨위치까지 호출한 때 폐내 가스분포의 변화

② 최대들숨위치(전폐용량, TLC)에서의 호출

단일호흡 N_2세출곡선에서는 4개의 상이 얻어지므로 I상에서 Ⅳ상까지 나눌 수 있다.

㉮ I상(phase I) : **날숨의 처음부분은 기도 등 죽은공간(사강, dead space) 내에 흡입된 100% O_2가 호출되기 때문에 N_2가스농도는 0%가 된다.** 즉 호출시작 직후는 상부호흡기도(죽은공간 부분) 내에서 흡입된 순수한 O_2가 그대로 호출되나 N_2는 호출되지 않으므로 I상에서의 N_2가스농도는 0%이다.

㉯ Ⅱ상(phase Ⅱ) : 허파꽈리공기(폐포공기)가 호출되기 때문에 **죽은공간 내의 O_2와 허파꽈리 내의 N_2가스가 혼합되는 부분으로 날숨 N_2가스농도는 급속하게 증가한다. Ⅱ상은 아래 · 중간폐영역(하 · 중폐)에서 농도가 낮은 N_2가스가 호출되며 서서히 위폐영역(상폐)에서 농도가 높은 N_2가스가 호출된다.**

즉 **허파꽈리(폐포, alveoli)로부터 가스가 더해지기 때문에 Ⅱ상의 날숨 N_2가스농도는**

급속하게 상승하나 분명한 환기 불균등이 있는 경우 Ⅱ상은 더욱 급격한 경사로 된다. 그러나 불균등 환기가 분명한 만성폐쇄성폐질환이나 폐쇄용적은 일단 정상으로 측정된다.

㉰ **Ⅲ상(phase Ⅲ) :** 계속해서 차츰 N_2가스농도가 높은 허파꽈리공기가 호출되며 **허파꽈리에서 순수 N_2가스만이 거의 일정하게 호출되는 허파꽈리 편평부(alveolar plateau)가 생긴다. 만약 각 허파꽈리의 N_2가스농도가 같고 흡입한 O_2가 폐 내에 균등하게 분포한다면 모든 허파꽈리가 같은 N_2가스농도로 된다.**

Ⅲ상의 N_2가스농도는 각 허파꽈리의 N_2가스농도를 반영하므로 거의 경사가 없는 편평한 직선으로 일정하게 된다. 그러나 **폐내 가스분포에 이상이 있는 경우, 즉 환기의 불균등 분포가 심할수록 N_2가스농도가 증가하므로 Ⅲ상의 후반부는 완전히 평탄하게 되지 않고 점차 증가하여 경사가 심하게 된다.** 따라서 **Ⅲ상의 경사(slope)를 측정하면 폐내 가스분포의 불균등 정도의 지표를 얻을 수 있다.**

건강인에서도 자주 완만한 경사를 나타내는데 이것은 허파꽈리간의 불균등에 의해 좌우의 불균등이 일어나기 때문이다. **정상인에서도 환기가 좋은 허파꽈리에서 유래하는 가스는 먼저 호출되나 환기가 나쁜 허파꽈리에서 유래하는 가스는 늦게 호출되므로 Ⅲ상은 완전히 편평하지 않고 뒤쪽이 점차로 상승한 경사를 나타내며 N_2가스농도는 상승한다.** 환기가 좋은 폐일수록 N_2가스농도는 낮고 호출 초기에 나타나므로 호출의 진행과 함께 날숨 N_2가스농도는 상승하여 Ⅲ상의 경사는 약간 우측으로 되는 경우가 많다. **폐공기증 등 폐내 가스분포에 이상이 있는 폐질환의 경우 환기가 나쁜 부분의 날숨은 더욱 뒤에 호출되어 환기가 좋은 폐영역과 나쁜 폐영역간의 날숨농도의 차는 커지므로 Ⅲ상의 경사는 정상인보다 커진다. Ⅲ상의 경사는 폐내 가스분포의 이상 유무와 정도를 반영하므로 폐내 환기의 불균등을 나타내는 지표로 된다.**

Ⅲ상에서는 경도의 기선의 흔들림이 보이며 심장박동과 일치하여 N_2가스농도가 많고 적음을 알 수 있다. **심장의 박동을 반영하므로 심장탓진동(심원성 박동, cardiogenic oscillation)이라고 한다.** 허파꽈리공기(폐포공기) N_2가스농도의 경사가 증가 원인에는 ① 폐내 국소의 폐용량과 환기량의 비(Vo/ΔV)가 불균등하게 분포, ② 폐내 국소간에 호출 시간차가 일어나는 것(sequential emptying), 만약 환기 불균등이 있고 환기가 양호한 국소(Vo/ΔV가 작고, N_2가스농도는 낮은 부분)가 조기에 호출되며, 환기불량의 국소(Vo/ΔV가 크고, N_2가스농도는 높은 부분)가 늦게 호출된다. ③ 허파꽈리 내의 층상 불균등이 존재하는 것 등이 있다.

폐내 가스분포를 평가하기 위해서 Ⅲ상의 경사를 보는 경우 날숨 처음의 750㎖는 죽은공간의 가스를 포함하기 때문에 해부학적죽은공간의 영향이 없는 상태에서 한다.

호출 시작 이후에 호출된 공기량인 750㎖ **지점과 1,250㎖ 지점간의 500㎖ 호출사이에 증가한 N_2가스농도를 비교하여 N_2가스농도차(ΔN_2)를 폐내 가스분포의 지표로 한다.** 즉 **Ⅲ상의 경사인 ΔN_2에 의해서 들숨의 불균등 분포를 평가할 수 있다. 정상인에서 ΔN_2/ℓ는 1.5~2.5%/ℓ 이하이나 연령이 증가할수록 증가하며 노인에서는 4.5%/ℓ 정도가 된다.** 또한 일반적으로 **폐공기증 등 고도의 만성폐쇄성폐질환에서는 환기의 불균등 분포가 있기 때문에 Ⅲ상의 경사가 급격하게 되므로 ΔN_2는 증가하여 12%/ℓ 정도가 된다.** 따라서 **Ⅲ상의 경사인 ΔN_2는 폐내 가스분포의 불균등 지표로 이용된다.**

폐쇄가 강한 폐질환에서는 큰 ΔN_2의 Ⅲ상이 있으나 Ⅳ상은 대부분은 출현하지 않는다. ΔN_2는 폐용량, 호출속도, 체위, 연령 등 같은 요인에 의해 영향을 받으므로 이러한 요소를 감안하여 더욱 **이상하게 큰 ΔN_2는 들숨의 불균등 분포의 이상 증가를 나타낸다. 즉 ΔN_2의 상승은 들숨 분포가 보다 불균등한 것을 의미한다.** 그러나 들숨의 불균등 분포에는 폐, 가슴막(흉막)의 병변(예를 들면 폐공기증, 폐섬유증), 기질적 병변과 기도의 조기폐쇄, 기도협착, 그 외에 기도 기능을 중심으로 하는 장애 등이 불균등하게 존재하는 것을 나타내므로 그것만으로 진단과 연결하는 것은 곤란하다.

㉣ Ⅳ상(phase Ⅳ) : **Ⅳ상의 시작점은 Ⅲ상 이후에 허파꽈리 편평부(alveolar plateau)의 후반에서 이끌린 직선으로 질소가스농도의 급격한 시작부분이 출현하는데 이것은 중력의 영향에 의한 위 · 아래의 불균등이 있기 때문에 일어난다.**

폐는 중력에 대해서 수직으로 위치하므로 폐의 각 부분으로의 팽창은 주변 흉강내압의 영향을 받으며, 압력은 폐의 무게(중력의 영향) 대문에 아래쪽으로 갈수록 커진다. 안정 날숨 시에 선자세에서 **흉강내압은 허파꼭대기(폐첨, apex of lung)가 허파바닥(폐저, base of lung)보다 음압으로 되어 있다.** 즉 **흉강내압은 허파꼭대기에서 허파바닥으로 갈수록 커진다.** 따라서 위폐(상폐)와 아래폐(하폐)의 흉강내압의 차는 정상 폐조직(폐조직의 비중 0.25g/㎤)이 중력의 작용을 받아 생긴 것으로 폐는 허파꼭더기에서 허파바닥까지의 길이, 즉 위폐와 아래폐의 길이가 세로로 된 축을 30㎝로 하면 1㎝에 대해서 0.25㎝H_2O의 차가 있으므로 30×0.25=7.5㎝H_2O의 중력(압력)차가 있다. 허파꽈리는 음압도가 클수록 커지기 때문에 허파꽈리는 허파꼭대기에 많으나 허파바닥에는 적으므로 아래폐의 흉강내압은 위폐에 비해 7.5㎝H_2O만큼 음압의 정도가 낮다. 이것은 아래폐의 폐내외압력차(경폐압력, transpulmonary pressure, Ptp)도 7.5㎝H_2O만큼 위폐에 비해 적어진다.

건강인의 **선자세에서 허파꽈리는 중력의 영향 때문에 위폐는 아래폐보다 매우 잘 부풀어진 상태를 유지하고 있으므로 가스분포가 많다.**

또한 안정 선자세에서 폐의 혈류량은 혈액의 정수압(수압, hydrostatic pressure) 때문에 허파꼭대기에는 적으나 허파바닥으로 갈수록 증가하므로 환기 혈류비는 허파꼭대기 쪽이 작다. 따라서 위 · 아래폐영역에서 농도차가 생기게 되나 최대들숨위치(전폐용량, TLC)에서는 위 · 아래폐영역간에 부풀어지는 차는 없어진다. 최대날숨위치(남은공기량, RV)에서 들숨을 시작하면 허파바닥은 음압을 크게 해도 용적변동을 멈추기 어려우나 허파꼭대기는 압력-용적 곡선의 급격한 부분에 있기 때문에 약간의 음압의 증가에도 큰 용적변화가 있다(그림 Ⅰ-123).

들숨이 차츰 진행되면 허파꼭대기의 용적 증가는 멈추게 되고 허파바닥은 크게 넓어지게 된다. 이와 같이 허파꼭대기와 허파바닥의 환기 양상을 이해하는데 중력이 중요하나 흉강내압의 차는 기도의 폐쇄현상에서 매우 중요하다. 위의 현상은 정상인의 폐에서도 일어나나 질환이 있는 폐에서는 탄성이나 저항이 변화하여 불균등 분포가 커지므로 그 검출법이 임상적으로 응용되고 있다.

정상인의 선자세 또는 앉은자세에서 최대날숨위치(남은공기량, RV)에서 최대들숨위치(전폐용량, TLC)까지 천천히 숨을 들이마시면 들숨의 처음부분은 주로 위폐영역에 들어가며 이어서 중간 · 아래폐영역에 들어간다. 최대들숨위치에 이른 후 천천히 호출시키면 들숨 때와는 반대로 먼저 아래폐영역에서 호출이 시작되어 최대날숨위치에 가까워지면 허파바닥의 아래폐영역의 말초기도가 닫히는 폐쇄현상(closing phenomenon, Ⅲ상과 Ⅳ상의 경계)이 급속하게 증가한다. 호출의 진행에 따라 기도폐쇄가 폐의 위쪽으로 확대되면 이것을 반영하여 N_2 가스농도가 높은 위폐영역에서 날숨이 많이 출현하기 시작하여 호출이 끝나게 된다. 즉 들숨 시에 빠르게 채워진 폐의 부분은 날숨 시에는 늦게 호출된다(first in, last out, Fowler의 sequential ventilation theory(그림 Ⅰ-121, 122).

허파꽈리공기(폐포공기)가 호출되기 시작하면 날숨 N_2가스농도는 다시 급격하게 증가되는데 이 부분의 폐용량을 폐쇄용적(closing volume, CV)이라고 한다. 이와 같이 폐쇄용적은 중력차에 의해 아래폐의 세기관지(bronchiole) 영역이 폐쇄하여 생긴다. 즉 마지막에 **급격하게 Ⅳ상이 시작되는 시점에서 최대날숨위치까지의 공기량이 폐쇄용적이 된다.**

Ⅳ상은 중력의 영향을 보다 강하게 받기 쉬운 아래폐의 세기관지 영역이 폐쇄되면 허파꼭대기(폐첨, apex of lung)에 들어와 있던 농도가 높은 N_2가스가 호출되기 때문이다. 보통 공기 중의 N_2가스농도는 78% 정도이기 때문에 공기호흡을 하면 폐 내에는 78%의 N_2가스가 포함되어 있게 된다. 세기관지에 폐쇄가 없는 경우에는 Ⅲ상에서 끝나나 폐쇄가 있는 경우에는 Ⅳ상이 생긴다. 따라서 **Ⅳ상이 시작되는 시점이 말초기도 일부가 폐쇄되는 부분이므로 폐쇄용적은 말초기도 질환의 진단에 유용하다.**

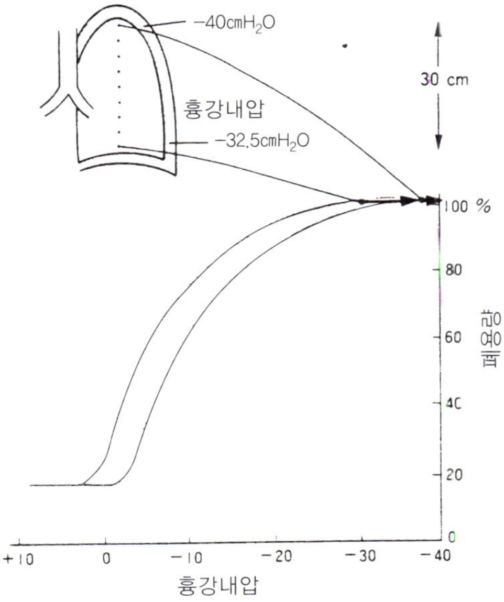

A. 최대들숨위치(전폐용량, TLC)

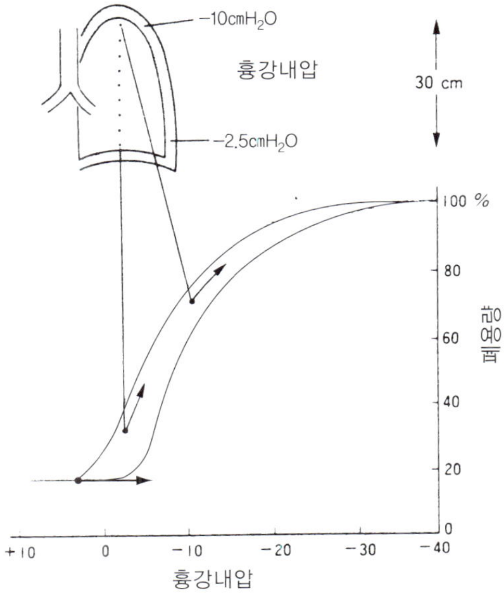

B. 안정날숨위치(기능적잔기용량, FRC)

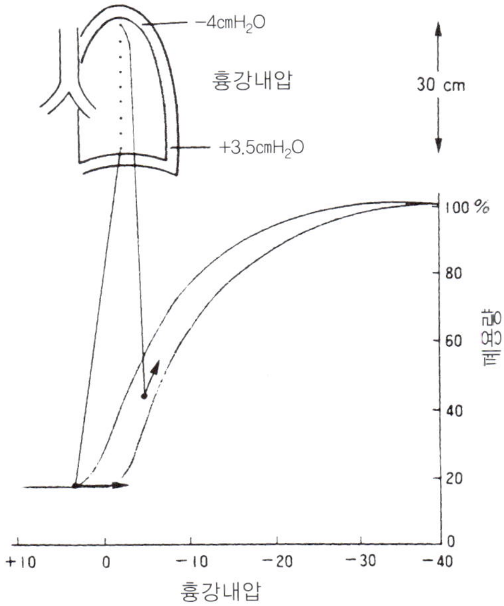

C. 최대날숨위치(남은공기량, RV)

그림 I−122. 흉강내압의 중력에 의한 변동과 압력−용적곡선

(3) 폐쇄용적(closing volume, CV)

학습목표

1. 폐쇄용적의 의미와 검사 의의를 이해한다. (A)

O_2 1회 호흡법에 의한 날숨 N_2가스농도곡선에서는 Ⅲ상에 이어서 다시 N_2가스농도가 상승되는 Ⅳ상이 나타난다. **Ⅲ상과 Ⅳ상의 경계는 말초기도 폐쇄가 일어나는 폐용량 수준을 나타내며 Ⅳ상의 양적 크기를 나타낸다. Ⅳ상은 중력 의존성이 강한 하부 기도의 폐쇄(closure)가 시작하는 것에 의하며 폐쇄현상(closing phenomenon)에 의해 일어난다. Ⅳ상의 시작점에서 최대날숨위치(남은공기량, RV)까지의 폐용량을 폐쇄용적(closing volume, CV)이라고 하며, 폐쇄용적(CV)과 남은공기량(RV)의 합을 폐쇄용량(closing capacity, CC)이라고 한다**(그림 Ⅰ-123).

폐쇄용적(Ⅳ상)이 출현하는 이유는 중력과 흉강내압의 크기로부터 설명할 수 있으며 날숨 종말에 존재하는 허파꽈리 크기의 위·아래차를 이용한다. 폐포내압은 중력에 의한 위·아래차가 있으므로 최대날숨위치(남은공기량, RV)에서 폐상부의 허파꽈리는 폐하부의 허파꽈리보다 확장되어 있다(그림 Ⅰ-124). 따라서 최대날숨위치에서 폐용량은 폐상부쪽이 크므로 N_2가스의 양도 많다.

앉은자세에서 최대날숨위치에서 최대들숨위치까지 100% O_2를 최대로 흡입한 경우 폐 내에 들어온 들숨의 처음 부분은 해부학적죽은공간에 있던 약 78%의 농도가 높은 N_2가스이나 그 후의 들숨은 100% O_2이므로 N_2가스농도는 0%이다. 이 N_2가스는 주로 허파꼭대기(폐첨, apex of lung)의 위폐(상폐)에 흡입된다(first in). 이어서 **들숨의 100% O_2로 희석된 N_2가스는 중간폐(중폐)로부터 무거워 아래폐(하폐)로 흡입되므로 허파꼭대기의 위폐의 허파꽈리공기(폐포공기) N_2가스농도는 중간·아래폐보다 높다.** 그리고 마지막의 100% O_2는 입언저리의 기관지(bronchi) 부분에 흡입된다. **최대들숨위치에서 천천히 호출할 때에는 들숨과는 반대로 마지막에 위폐에 있던 N_2가스가 출현한다(last out).** 이것은 위폐에서의 날숨이 호출 중에 증가하면 날숨 N_2가스농도가 상승하는 것을 의미한다.

압력-용적곡선에서도 최대날숨위치(남은공기량, RV)에서 흡입을 시작하면 허파꼭대기에 가까울수록 빠른 용적변동이 있으며, 허파바닥의 확장은 늦게 생긴다. 즉 **들숨의 처음 부분은 폐하부의 기도가 열리지 않기 때문에 우선 중력의 영향이 적은 폐상부로 유입되고 폐하부에서의 유입은 늦어진다.**

허파꼭대기에 가까운 부분의 국소 폐용량은 허파바닥보다도 이미 확장된 상태에 있기 때문에 흡입량은 오히려 축소되어 있는 아랫방향의 폐에 많이 들어가게 된다(그림 I-125). 그러므로 만약 **들숨의 처음에 소량의 헬륨이나 아르곤 등의 지표가스를 흡입하면 허파꼭대기에 가까울수록 지표가스 농도는 높다.** 만약 100% O_2를 **흡입하여 N_2가스를 지표로 하면 희석률 때문에 허파꼭대기에 가까울수록 N_2가스농도는 높다.** 최종적으로는 **최대들숨위치에서 폐상부나 폐하부는 거의 마찬가지로 확장한다. 이 상태에서 최대호출이 시작됨에 따라 어떤 폐용량 수준에 이르면 폐하부의 소기도(small airway)가 압축되어 폐쇄가 시작되므로 허파꽈리는 빨리 축소하여 그 범위가 폐하부 또는 폐중부에서 급속하게 폐상부로 확대되어 호출된다.**

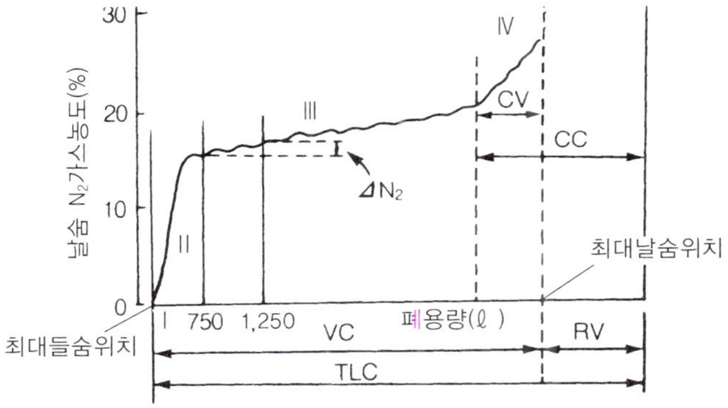

$$CV(\%)=\frac{CV}{VC}(\%)=\frac{\text{phase IV}}{VC}(\%)$$

$$CC(\%)=\frac{CC}{TLC}(\%)=\frac{(\text{phase IV}+RV)}{TLC}(\%)$$

그림 I-123. 단일호흡 N_2세출곡선

최대호출을 시작하면 최대들숨위치(전폐용량, TLC)의 100%에서 40% 정도까지는 폐 위·아래의 평탄부의 경사는 비교적 균등하게 호출된다. 그러나 최대날숨위치(남은공기량, RV)로 되면 중력의 영향에 의해 양압의 흉강내압에 의해 폐용적을 감소시키므로 흉강내압은 하부가 상부보다 상대적으로 높다. 따라서 하부에 있는 폐는 상부에 있는 폐에 비해 말초기도가 폐쇄하기 쉽게 된다(그림 I-125). 그 이하의 폐용량(기능적잔기용량, FRC)으로 되면 허파바닥의 용적변동은 없으므로 폐하부의 기도폐쇄가 일어나기 때문에 여기에서부터는 호출되지 않게 된다. 그러므로 이 부분으로부터 앞의 호출에서는 지표가스의 농도가 높은 폐상부에서의 호출이 증가하여 IV상의 농도가 상승하게 된다. 따라서 폐상부에서 나오는 높은 N_2가스는 전체 날숨에서 차지하는 비율이 증가하므로 호출 허파꽈리공기(폐포공기)의 N_2가스농도는 급속하게 상승하여 IV상이 출현한다.

즉 말초기도의 폐쇄가 일어난 시점으로부터 최대날숨위치까지의 폐용량을 폐쇄용적(closing volume, CV)이라고 한다. 따라서 **폐쇄용적은 말초기도의 폐쇄성폐질환의 진단에 유용하며 기관지(bronchi), 특히 소기도(small airway) 폐쇄를 조기에 검출할 수 있다.**

CV의 측정은 위 · 아래폐(상 · 하폐)간의 생리적 불균등이 존재하는 범위에서 유효하며, 만성폐쇄성폐질환 등 고도의 가스 불균등이 존재하는 상태에서는 이 생리적 불균등은 소실하며 이미 CV의 개념은 존재하지 않게 된다.

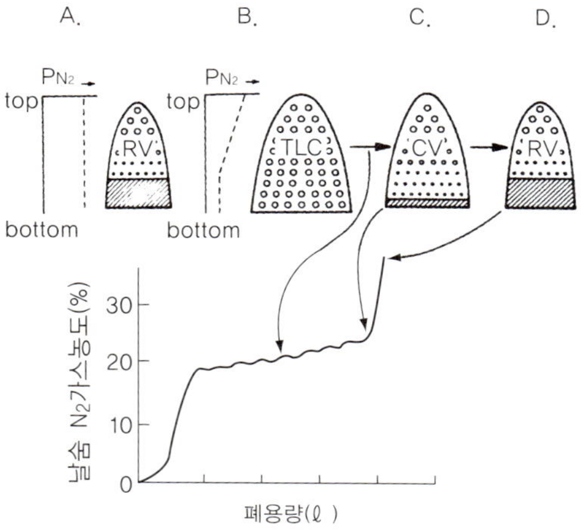

그림 Ⅰ-124. 폐쇄용적의 원리

중력의 영향에 의해 허파바닥부분(bottom)의 허파꽈리는 허파꼭대기부분(top)의 허파꽈리보다도 작으므로(A) 최대들숨 후에는 흡입 O_2에 의한 희석이 크고 N_2가스농도의 경사가 생긴다(B). 호출 시작은 환기가 좋으므로 N_2가스농도가 적은 허파바닥부분에서 나오는 허파꽈리공기의 비율이 많다. 그 때문에 N_2가스농도는 낮으나 허파바닥부분에서 말초기도의 폐쇄가 일어남(C)과 함께 허파꼭대기부분의 농도가 높은 N_2가스 허파꽈리공기의 비율이 증가하여 호출 허파꽈리공기 N_2가스농도는 급속하게 상승한다(D).

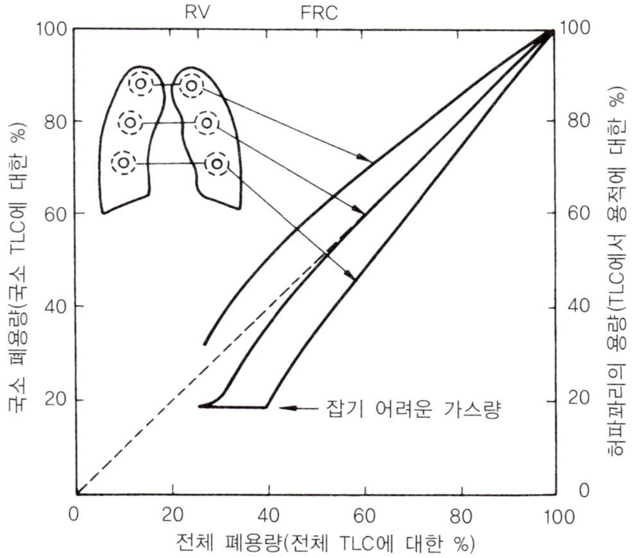

그림 Ⅰ-125. 폐위치(높이)의 차와 국소 용적변동의 차

① **측정방법**

폐쇄용적(closing volume, CV)을 측정하는 방법은 본질적으로 O_2 1회 호흡법과 같으나 ① **질소(N_2)를 지표가스로 하는 레지던트 가스법, ② 아르곤(Ar), 헬륨(He) 등의 불활성 가스나 크세논(xenon, Xe) 등의 방사선동위원소(isotope)를 지표가스로 하는 볼라스법 등 2가지가 있다.** 일반적으로는 보다 간편한 레지던트 가스법으로 측정한다.

폐쇄용적은 최대들숨위치에서 측정하므로 노력 환기를 필요로 하나 폐활량계(spirometer)에서 측정할 수 없다.

㉮ **레지던트 가스법(resident gas method)**

날숨 중의 N_2가스농도를 측정하는 방법은 원래 허파꽈리(폐포, alveoli) 내에 있는 공기와 같은 생리적 가스를 이용하여 측정한다. 따라서 **폐 내에 존재하는 N_2를 지시가스로 하여 폐 내의 가스분포를 측정하므로 레지던트 가스법(resident gas)이라고 한다.**

측정은 최대날숨위치(남은공기량, RV)까지 호출한 후 100% 산소(O_2)를 최대들숨위치(전폐용량, TLC)까지 천천히 충분히 흡입시킨다. 그리고 흡입이 끝나면 즉시 다시 최대날숨위치까지 일정 속도로 충분히 호출시켜 날숨 중의 N_2가스를 연속 기록한 N_2가스농도곡선을 구한다. 호출속도는 0.5 ℓ/s 이하가 좋다.

㉯ **볼라스법(덩어리법, bolus method)**

허파꽈리 내에 없는 비생리적 가스를 이용하는 것으로 지표가스로는 아르곤(Ar), 헬륨(He) 등의 불활성 가스나 크세논(^{133}Xe, xenon) 등의 방사선동위원소(isotope)가 이용된다. O_2 1회 호흡법, O_2 다호흡 N_2세출법에서는 양적관계는 추정할 수 있으나 불균등 분포와 부위는 추정할 수 없다. 그러나 ^{133}Xe 등의 방사선동위원소를 흡입시켜 검출장치에서 측정하면 흡입가스의 불균등 분포의 유무, 양적관계 및 환기불량 부위를 검출할 수 있다.

지표가스를 흡입 초기에 소량 흡입시키고 그 후 100% O_2나 다른 혼합공기를 흡입시키면 위폐(상폐)와 아래폐(하폐)사이에 지표가스의 농도차가 형성된다. 보통 지표가스 중 200~300㎖를 덩어리(bolus)로 하여 최대날숨위치(남은공기량, RV)에서 흡입시키고 이어서 나머지는 100% O_2를 최대들숨위치(전폐용량, TLC)까지 흡입시킨다. 그리고 다시 폐활량만큼 천천히 호출시키는 것과 같이 최대날숨위치까지 호출시킨다.

최대들숨위치에서는 기도폐쇄(airway closure)의 유무에 의해서 폐하부의 소기도는 압축되고 폐쇄되기 쉬우나 흡입한 지표가스는 위폐영역에 들어가며 농도가 높다. 그러나 그 후의 공기는 기도가 열려 아래폐영역에 들어가며 농도는 낮게 분포한다.

그 후 최대날숨위치까지 호출하면 최초로 폐하부의 가스가 호출되고 더욱 최대날숨위치에 가까워짐에 따라 폐하부의 기도는 폐쇄하고 그 폐쇄는 점차 윗방향으로 진행하여 폐상부에서의 지표가스가 호출되어 Ⅳ상이 얻어진다. 이때의 날숨량과 날숨가스의 농도변화를 연속 기록한 것이 폐쇄용적곡선(closing volume curve)이다.

이 방법은 지표가스에 의해서 측정 장치를 변화시킬 수 있으며 일정량의 덩어리를 삽입하는 약간의 특수한 장치가 필요하다. 질량분석계를 이용할 수 있으면 몇 개의 다른 지표가스를 사용할 수 있으나 헬륨미터가 있으면 He을, isotope카운터가 있으면 ^{133}Xe 등을 지표가스로 사용할 수 있다.

방사선동위원소(isotope)를 이용하는 방법은 고가의 설비를 필요로 하는 특수한 방법이므로 일반적으로 이용되지 않는다. 지표가스 농도와 호출량을 X-Y기록계에서 기록하는 것은 같으나 흡입과 호출이 천천히 이루어지므로 0.5ℓ/s 이하의 기류속도에서 실시하면 더욱 민감하다. 볼라스법에서도 들숨, 날숨속도가 문제가 되는 점은 레지던트 가스법과 같으나 덩어리의 양이 500㎖ 이하가 아니면 농도의 불균등을 만들기 어렵고 덩어리의 흡입이 들숨의 시작이지 않으면 다른 분포를 하는 등 몇 가지의 기술적 문제점이 있다.

② **결과의 평가**

레지던트 가스법과 볼라스법에서 측정된 폐쇄용적은 반드시 일치하지 않으나 일반적으로 볼라스법이 크다. 이것은 폐에서 지표가스의 국소적인 농도차를 만드는 것이 다르기 때문이다. 폐쇄용적과 폐쇄용량의 정상 예측치는 Buist 등의 계산식에서 다음과 같이 구한다. **정상치는 이 이상이 되는 경우를 증가로 한다**(그림 Ⅰ-126).

(남) CV/VC(%)=0.562+0.357×연령±4.15
(여) CV/VC(%)=2.812+0.293×연령±4.90
(남) CC/TLC(%)=14.878+0.496×연령±4.09
(여) CC/TLC(%)=14.420+0.536×연령±4.43

측정된 폐쇄용적(CV)과 폐쇄용량(CC)은 폐의 크기에 따라 다르므로 다음과 같은 지표로 나타낸다.

㉮ CV/VC(%) : **폐활량(VC)에 대한 폐쇄용적(CV)의 비**
㉯ CC/TLC(%) : **전폐용량(TLC)에 대한 폐쇄용량(CC=CV+RV)의 비**

폐쇄용적(CV)은 폐의 소기도가 장애를 받아 폐쇄되기 쉬운 상태에서 증가하며 주로 기관지(bronchi) 병변에 의한 기관지천식의 이완기나 폐부종(pulmonary edema)에 의한 심장기능상실(심부전) 초기, 심근경색 발작 후에 증가한다. 또한 폐 수분량의 문제에 의한 일부 간경변 환자에서도 증가한다.

폐쇄용적, 폐쇄용량의 증가는 말초 세기관지(bronchiole)의 폐쇄 정도를 나타내는 지표로서 말초기도의 폐쇄성 병변의 조기 검출에 이용된다. 허파바닥(폐저, base of lung)에서는 흉강내압의 음압도가 상대적으로 작기 때문에 폐용량이 감소하면 지지구조가 없는 소기도를 열어 두도록 작동하는 견인력이 부족하여 폐쇄가 일어나게 된다. 이것이 폐쇄현상으로 **소기도에 폐쇄성 병변이 있으면 폐쇄가 일어나는 폐용량 수준이 상승하여 폐쇄용적이 증가한다.** 만약 호흡곡선(spirogram)이나 기도저항은 정상이나 **CV/VC(%)나 CC/TLC(%)가 증가하면 소기도 질환(small airway disease)으로 진단된다**(그림 I-127).

Ⅳ상의 시작점이 좌측방향으로 이동하면 폐쇄용적이 증가하므로 CV/VC(%)가 증가하나 CV/VC(%)가 이상하게 증가하는 경우에는 Ⅲ상의 경사도 급격하게 된다. CV/VC(%)의 증가는 자주 Ⅲ상의 N_2경사인 $\Delta N_2\%/\ell$의 증가를 동반하나 둘은 반드시 평행하지는 않다. CV/VC(%)는 유량-용량곡선($FEF_{75}\%$, $FEF_{50}\%$)이나 He-O_2 flow volume($\Delta FEF_{50}\%$, FEFiso)과 같이 1초율이나 강제중간날숨유량 25-75%(노력중간호기유량 25-75%, $FEF_{25-75}\%$)가 정상범위이며 보통의 호흡기능검사에서는 발견할 수 없는 말초 소기도 질환 등을 조기에 검출할 수 있다.

CV/VC(%)는 초기 만성폐쇄성폐질환에서 증가하므로 이 질환의 조기 발견과 경과를 환기불균등 분포의 측면에서 진단에 유용하다. 즉 **CV의 증가는 폐내 불균등 가스분포의 지표가 된다.** 폐내 가스분포의 불균등 원인에는 여러 가지가 있으나 주로 폐의 환기역학적 요인, 즉 기도저항의 이상이 있다. 만성폐공기증이나 기관지천식에서는 기도저항의 증가에 의해 불균등을 일으킨다.

폐쇄용적이 증가한다는 것은 기도폐쇄가 생기면 그 영역의 가스교환(gas exchange)이 장애가 되는 것을 의미하며, 폐쇄성폐질환에서는 불균등한 환기부분에 산소가 적게 들어가기 때문에 저산소혈증의 원인이 된다. 따라서 이 부위에서는 N_2가스가 많이 희석되지 않기 때문에 N_2가스농도가 높고, 날숨 시 정상부위보다 가스가 늦게 호출되므로 Ⅲ상 편평부의 경사는 정상보다 급격하게 된다. 기능적잔기용량(FRC)과 폐쇄용적의 관계에서 폐쇄용적이 증가하여 기능적잔기용량보다 커지면 보통의 안정 환기에서도 아래폐를 중심으로 한 소기도의 폐쇄가 일어나 가스교환 장애가 나타나므로 저산소혈증의 원인이 된다.

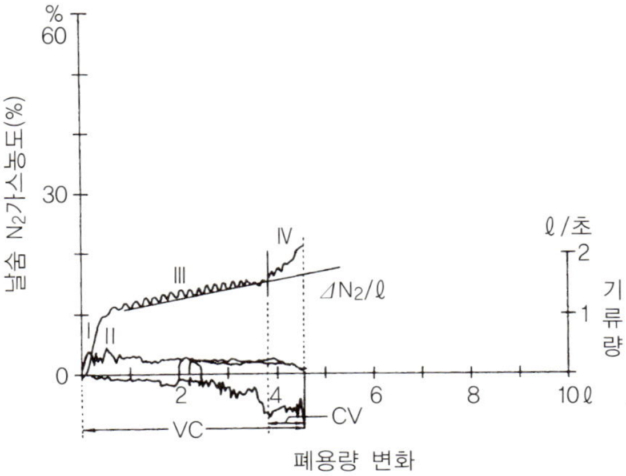

그림 Ⅰ-126. O_2 1회 호흡법(정상인)

좌측부터 순서대로 Ⅰ, Ⅱ, Ⅲ, Ⅳ상을 나타냈다. Ⅲ상에 따른 직선의 경사가 $\Delta N_2/\ell$이다. Ⅲ상의 가는 흔들림은 심박동의 영향에 의한 심장탓진동(cardiogenic oscillation)이며, 입안에서 심장부근까지 기도의 열림을 나타낸다. 이 예는 Ⅳ상에 들어와서도 심장탓진동이 나타나나 폐하부에서 말초기도 폐쇄에 동반하여 소실하는 경우가 많다. 날숨에서 기류량은 거의 0.3ℓ/s로 유지되고 있으며 정상인에서는 분명하게 폐쇄용적을 동정할 수 있다.

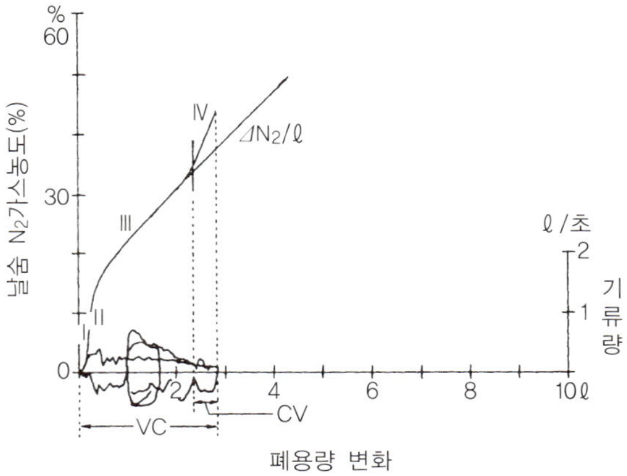

그림 Ⅰ-127. O_2 1회 호흡법(폐공기증)

진행한 폐쇄성폐질환으로 Ⅲ상의 허파꽈리공기의 경사가 증가하여 분명한 환기 불균등을 나타낸다. 심장탓진동은 보이지 않으며 이것은 기도폐쇄 때문이다.

폐쇄용적은 거의 정상이나 현저한 환기 불균등이 있는 폐공기증에서는 경사가 시작부터 급격하여 폐쇄용적은 측정할 수 없다.

③ **예제**

[예제 1] 38세, 정상 남성의 **폐쇄용적(CV)이** 0.47ℓ, **폐활량(VC)이** 3.77ℓ**이었다. 폐활량(VC)에 대한 폐쇄용적(CV)의 비(CV/VC(%))를 구하시오.**

* CV/VC(%)=(0.47/3.77)×100=12.5%

* Buist 등에 의한 예측 CV/VC(%)는 13.3±4.45%이다.

[예제 2] 45세, **남성, 흡연** 30개/일, **흡연 경력** 27년의 **폐쇄용적(CV)이** 1.1ℓ, **폐활량(VC)이** 3.0ℓ **이었다. 폐활량(VC)에 대한 폐쇄용적(CV)의 비(CV/VC(%))를 구하시오.**

* CV/VC(%)=(1.1/3.0)×100=27.4%

* Buist 등에 의한 예측 CV/VC(%)는 11.1±4.56%이며, Ⅲ상의 경사도 보다 큰 점에 주의해야 한다.

④ 폐쇄용적의 영향 요인

CV를 증가시키는 요인에는 다음과 같은 것이 있다.

㉮ 말초기도의 기관지 주위 압력의 증가

㉯ 말초기도 벽의 탄성의 변화

㉰ 말초기도 벽의 변화에 의한 내강의 협착

㉱ 말초기도 내의 계면활성물질의 감소

㉲ 말초기도 내의 흡입물, 침출물, 분비물의 저류에 의한 협착

㉳ 흉강내압 수직방향의 압력 경사의 증가

㉴ 폐의 위 · 아래방향의 폐용량 분포양식의 변화

㉵ 기도폐쇄(closing) 및 개방 압력(opening pressure)의 불균등의 증가가 있다.

폐쇄용적은 성, 연령, 체위에 의해 다르나 흡연, 비만도 영향을 준다.

㉠ **정상 성인에서는 연령의 증가와 함께 CV는 증가한다.** 이와 같은 것은 **연령의 증가에 의한 폐탄성 수축력의 저하는 말초기도의 기관지 주위 압력이 증가하기 때문이다. CV/VC(%)는 20대에서는 10% 이하(5~10%)이나 70대에서는 25~30%로 증가한다.** 소아기에는 약간 증가하나 15세 정도에는 가장 낮아 5% 정도로 감소한다. **연령에 의해 폐쇄용량(CC)이 증가하는 것에 의해 50~60대에서는 CC가 기능적잔기용량(FRC)보다 증가한다.** 그 때문에 안정호흡에서도 폐쇄된 기도나 허파꽈리(폐포, alveoli)가 존재하며, 폐의 혈류가 있어도 환기가 없으므로 허파꽈리 내의 가스교환(gas exchange)이 장애를 받아 동맥혈액의 산소분압(Po_2)이 저하하는 원인이 된다. 이와 같이 연령의 증가에 의한 Po_2의 저하는 많이 알려져 있으나 주요한 기전은 CV의 증가이다. 이것은 폐탄성 수축력의 저하와 기도벽 사용의 어려움이 증가하기 때문이며, **연령의 증가에 의한 CV의 증가는 FRC의 증가보다 분명하다.** 이 때문에 둘은 점점 접근하여 FRC보다 CC가 커진다. 이 상태는 보통의 환기상태에서 일회호흡량의 범위 내에서 폐 아랫방향에는 기도의 폐쇄부위가 존재한다. 이 결과 노인에서는 환기, 혈류가 낮은 영역이 폐 내에서 증가하게 되며 단락(shunt)모양 효과를 초래하여 가스교환 장애가 나타난다.

㉡ CV는 체위에 의한 변동은 적으나 누운자세에서는 CV가 FRC를 넘으므로 저산소혈증이 되기 쉽다. 누운자세에서는 혈행동태나 흉강내압의 변화에 의해서 CV는 증가한다.

㉢ **오랜 기간의 흡연자에서는 임상적으로 이상이 없고 만성기관지염이나 폐공기증의 증상이 없어도 CV나 CC가 증가한다.** 이들 흡연자는 앞으로 만성기관지염이나 폐공기증으로 진행될 가능성이 많다. **CV가 증가하는 빈도는 흡연력에 비례하며 흡연자에서 CV가 증**

가하는 기전은 말초기도 벽의 변화에 의한 내강 협착의 병태로 기도폐쇄를 나타낸다. 소기도가 오랜 기간의 흡연이나 병변에 의해 장애를 받고 있으면 호출시 아래폐영역이나 중간폐영역에서 보이는 기도의 폐쇄현상이 정상인보다도 조기에 광범위하게 출현한다. 따라서 Ⅳ상의 시작점이 조기에 출현하므로 폐쇄용적은 증가된다.

㉣ 비만에서는 복벽이나 가슴벽(흉벽, chest wall)의 지방조직이 두껍기 때문에 폐가 확장하기 어렵다. 그 결과 폐용량은 감소하여 말초기도의 폐쇄가 일어나기 쉬우므로 CV는 증가한다.

(4) 다호흡 N_2 세출법(multiple-breath N_2 washout method)

① 측정방법

안정호흡 상태에서 100% O_2를 흡입하기 전의 허파꽈리 내에는 공기와 거의 같은 농도인 78%의 N_2가스가 항상 존재한다. 그러나 **안정호흡 상태에서 100% O_2를 일정량 연속하여 7분간 반복 호흡시켜 그 사이의 각 호흡마다 폐 내에서 세출된 날숨종말 N_2가스농도를 연속 측정하면 폐 내의 N_2가스는 O_2에 의해 희석되므로 호출 허파꽈리공기 N_2가스농도는 감소한다.** 이때 **7분 동안 감소되어 가는 N_2가스농도의 경과를 분석하여 폐내 가스분포 장애를 평가할 수 있다.**

다호흡 N_2세출법은 O_2에 의한 다호흡 세출법(multiple-breath washout method), O_2 7분간 흡입법이라고도 하며, 이때 얻어지는 곡선을 다호흡 N_2세출곡선(multiple-breath N_2 washout curve, MBN_2)이라고 한다. 다호흡 N_2세출법은 개방회로법에 의한 기능적잔기용량(기능적잔기량, functional residual capacity, FRC)의 측정도 동시에 할 수 있다.

호출 허파꽈리공기 N_2가스농도를 세로축에, 100% O_2흡입시간(호흡수)을 가로축에 얻으면 각 호흡마다 O_2흡입량이 일정하고 O_2가 폐 내에 균등하게 분포한다면 날숨종말 N_2가스농도는 지수함수적으로 감소한다(그림 Ⅰ-128). **호출 허파꽈리공기 N_2가스농도를 기록하여 경사가 다른 2개의 직선으로부터 흡입한 O_2가 폐 내에 균일하게 분포하는 것이 아니라 환기가 좋은 부분과 나쁜 부분이 있다는 것을 알 수 있다.**

즉 직선 A와 같이 환기가 좋은 부분(세출이 좋은 부분)과 직선 B와 같이 환기가 나쁜 부분(세출이 나쁜 부분)으로 나누어지기 때문에 그 직선으로부터 각 부분의 환기량을 계산할 수 있다. 다시 말하면 처음에 세출된 폐영역은 환기가 좋은 폐영역, 나중에 세출된 폐영역은 환기가 나쁜 폐영역으로 된다(그림 Ⅰ-129, 130). 가스분포가 균등하다면 N_2가스농도는 빠르게 저하하나 균등하지 않다면 N_2가스농도는 오히려 저하하지 않는다.

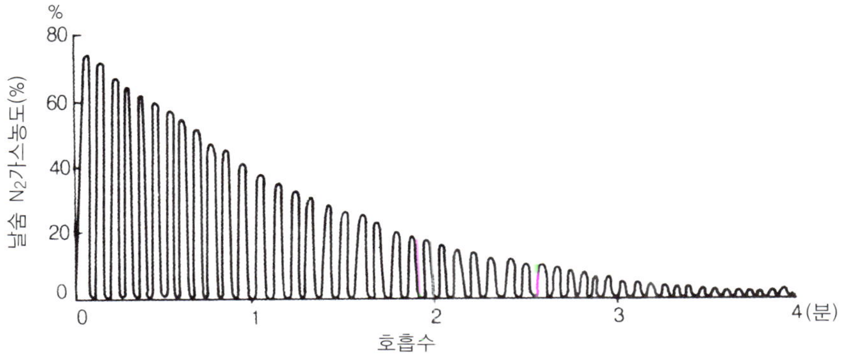

그림 I-128. N_2가스농도 감쇠곡선

세출 시작 후 지수함수적으로 N_2가스농도의 저하가 보인다. 7분 후에 최대호출을 실시하면 N_2가스농도는 약간 상승한다.

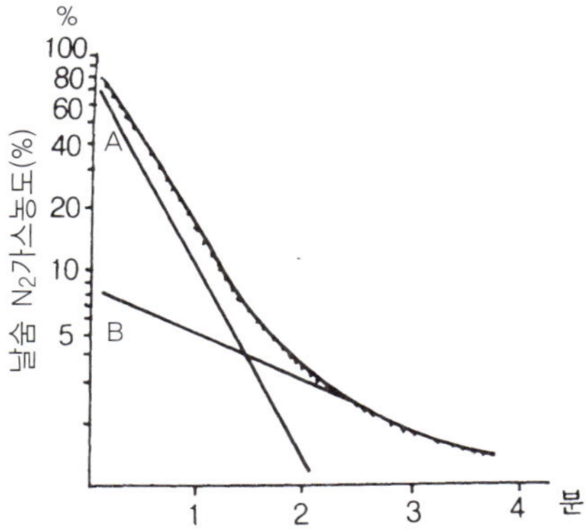

그림 I-129. 다호흡 N_2세출곡선의 해석

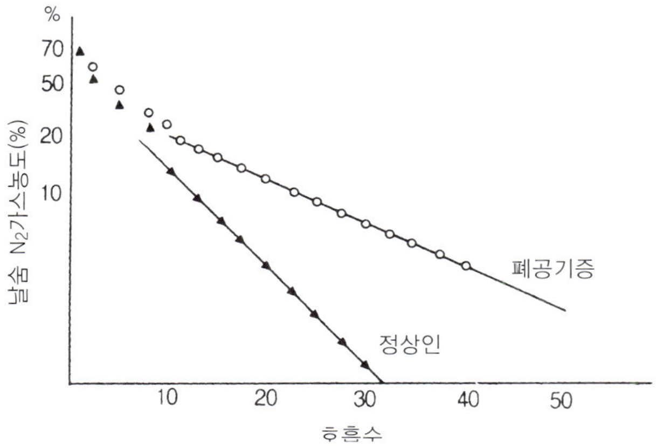

그림 I-130. 다호흡 N_2세출곡선

정상인에서는 호흡수 30회에서 날숨 N_2가스농도는 1% 가까이 감소하나 폐공기증에서는 호흡수 40회에서도 N_2가스농도는 4% 이상이다.

② **결과의 평가**

폐내 가스분포검사에서 다호흡 N_2세출법의 간단한 지표로는 다음과 같은 것이 있다.

㉮ 폐내가스혼합지수(intrapulmonary gas mixing index, PMI) : **100% O_2를 7분간 흡입한 후 최대호출 시 허파꽈리공기 중의 날숨종말 N_2가스농도를 폐 N_2배설률(pulmonary N_2 emptying rate) 또는 7-minute percentage라고도 한다.** N_2가스농도의 크기로부터 가스분포의 좋고 나쁨을 판정하여 불균등 환기의 지표로 이용된다.

정상인은 1회 호흡마다 N_2가스농도는 감소하며 PMI는 1.5~2.5% 이하이다. 단 PMI는 폐용량, 허파꽈리환기의 영향을 받아 구속성 환기장애, 과다호흡이 있으면 폐내 가스분포 장애가 있어도 정상범위를 나타내는 일이 많다(그림 Ⅰ-131).

폐에 불균등 환기가 있다면 PMI는 2.5% 이상으로 된다. 환기 불균등이 강한 만성폐공기증이나 노인에서는 환기가 나쁜 폐영역이 많으므로 세출이 나쁘기 때문에 2.5% 이상으로 현저하게 증가한다.

㉯ ΔN_2 : **폐내가스혼합지수와 O_2 흡입 7분 째 안정날숨위치(기능적잔기용량, FRC)에서 N_2가스농도의 차이다. 정상치는 0.5% 이하이나 폐공기증에서는 현저히 증가한다**(그림 Ⅰ-131).

㉰ N_2가스농도 감쇠곡선 : **허파꽈리(폐포, alveoli) 내에는 공기와 거의 같은 농도의 N_2가스가 존재하나 100% O_2를 흡입하면 각 호흡마다 폐내 N_2가스가 세출되므로 날숨 중의 N_2가스농도를 시간경과에 따라 기록할 수 있다.** 이때 **각 호흡마다 날숨 N_2가스농도는 시간경과와 함께 저하하며 정상인에서는 7분 후 1.5% 정도가 된다**(그림 Ⅰ-128).

흡입한 O_2량이 일정하고 O_2가 폐 내에 균등하게 분포한다면 최대호출 시의 날숨종말 N_2가스농도는 지수함수적으로 감소하나 폐내 가스분포 장애가 있으면 감쇠시간은 더욱 연장한다. 구획(compartment) 해석에서 세출이 빠른 부분을 fast space, 늦은 부분을 slow space라고 하며, 폐공기증 등의 만성폐쇄성질환에서는 중등도에 따라서 slow space의 비율이 증가하는 경향이 있다.

정상인에서는 처음의 직선도 끝의 직선도 경사가 급하며 세출속도가 빠르게 나타나나 폐공기증에서는 처음의 직선은 급격하나 끝의 직선은 현저하게 평탄하며, 세출속도가 느리게 나타난다. 이와 같이 허파꽈리공기를 세출속도가 다른 2개 이상의 space로 분석할 수 있으나 space분석은 처리가 복잡하므로 현재 일반검사에는 이용되지 않는다.

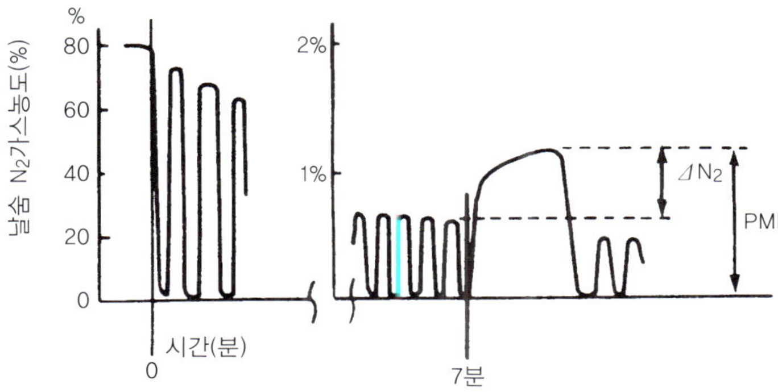

그림 Ⅰ-131. 다호흡 N_2세출곡선

(5) He평형시간(He equilibrium time)

기능적잔기용량 측정방법의 하나인 변량식 **폐쇄회로법과 같은 He가스희석법의 원리를 이용**한다. 회로 내의 He가스를 흡입시켜 20초마다 세로축에 He가스농도를, 가로축에 시간을 얻어 폐내 가스분포곡선을 기록한다. 회로 내의 He가스농도는 저하하여 평형상태에 이르면 최저치가 된다(그림 Ⅰ-132).

호흡시작에서 최저치에 이를 때까지의 시간, 즉 **폐와 회로 내의 He가스농도가 평형에 이를 때까지의 시간을 He평형시간이라고 한다. 정상치는 120초 이하이나 폐공기증에서는 그 이상으로 연장한다.** 그러나 가스분포 이상이 고도인 경우에는 최저치의 판단이 곤란한 경우가 많다. 따라서 최저치(평형치)를 잠깐 유지한 후 농도가 상승하기 시작할 때까지의 시간을 얻는다.

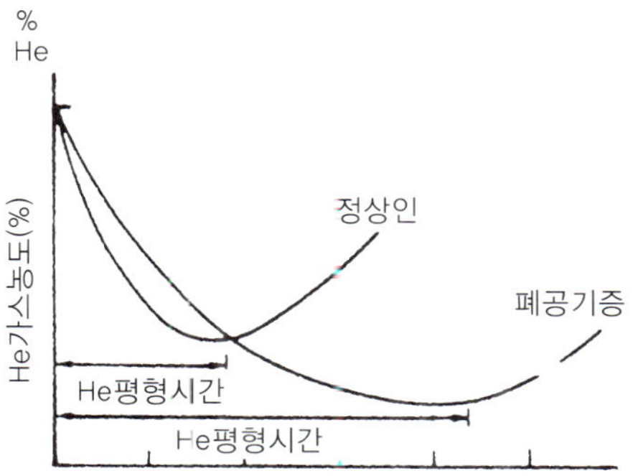

그림 Ⅰ-132. He가스에 의한 폐내 가스분포곡선

2. 폐확산능력(pulmonary diffusion capacity, D_L)

학습목표

1. 폐확산능력 검사의 의미 및 검사를 이해한다. (A)

공기 중의 산소(O_2)는 호흡운동에 의해서 기도의 말초까지 흡입되며, 그 후 허파꽈리벽(폐포벽)을 통하여 혈액까지 도달하는 데는 확산능력에 의한다. 따라서 산소의 소모와 탄산가스의 배출은 수동적인 물리적 확산에 의해서 이루어진다. **공기 중의 O_2가 들숨(흡기, inspiration)에 의해서 허파꽈리(폐포, alveoli)에 도달하면 허파꽈리상피(폐포상피), 허파꽈리 모세혈관막을 통과하여 혈액 중 적혈구 내의 혈색소(Hb)와 결합하여 조직에 운반된다. 반대로 CO_2는 조직으로부터 혈류에 의해서 폐모세혈관에 이르고 날숨(호기, expiration)에 의해서 배출된다. 허파꽈리로부터 혈액으로의 가스이동은 6단계의 확산에 의해 이루어진다**(그림 Ⅰ-133).

① 기도내의 이동(기관, 기관지 수준)
② 허파꽈리 수준의 확산(허파꽈리막, 간질액)
③ 허파꽈리벽(폐포벽)의 통과(허파꽈리 모세혈관막의 확산)
④ 혈장 중의 확산
⑤ 적혈구막의 통과(적혈구막의 확산)
⑥ 혈색소(Hb)와 화학적 결합

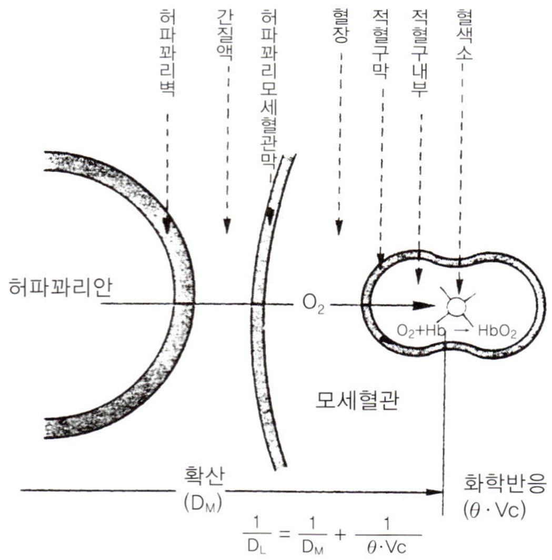

그림 Ⅰ-133. 허파꽈리안으로부터 혈색소까지의 O_2의 이동
허파꽈리에 들이마신 O_2는 여러 조직을 통과하여 적혈구 중의 Hb과 결합하고 조직에 운반되며 이 가스의 이행은 확산현상에 의해서 이루어진다.

폐확산능력은 조직의 면적, 두께, 분압차, Hb농도 등 여러 인자에 의해 영향을 받으나 Fick의 법칙에 따른다. 즉 D_{LCO}는 **가스교환이 이루어지는 허파꽈리의 표면적이나 양쪽에서의 가스농도에 비례하고, 허파꽈리공기와 허파꽈리 모세혈관막사이의 두께에 반비례한다**(그림 I－134). 그리고 **허파꽈리공기와 허파꽈리 모세혈관을 흐르는 적혈구의 접촉시간에 비례한다. 따라서 만성폐공기증과 같이 허파꽈리벽의 파괴가 있는 질환에서는 가스교환 면적이 감소되므로 D_{LCO}는 감소하나 기관지천식과 같이 허파꽈리벽의 파괴가 없는 질환에서 D_{LCO}는 그다지 감소하지 않는다.**

1분당 이동하는 가스량($\dot{V}$)은 확산면적(A), 확산계수(D), 허파꽈리공기와 혈액가스의 분압차(P_A-Pc)에 비례하며, 두께(T)에 반비례하므로 다음 식으로 나타낼 수 있다.

확산계수(D)는 가스의 종류에 따라 다르나 확산능력은 탄산가스(CO_2)가 산소(O_2)보다 약 25배 크다. 이 때문에 CO_2는 확산장애 문제가 거의 없다.

$$\dot{V}gas(m\ell)=\frac{A}{T}\times D(P_A-Pc)$$

$\dot{V}$: 허파꽈리 모세혈관막을 통하여 확산하는 가스량, A : 조직의 확산면적, T : 두께, D : 확산계수, P_A : 평균 허파꽈리공기의 가스분압, Pc : 평균 허파꽈리 모세혈관 혈액의 가스분압, P_A-Pc : 허파꽈리공기와 혈액가스의 분압차(양쪽에서의 가스 분압차)

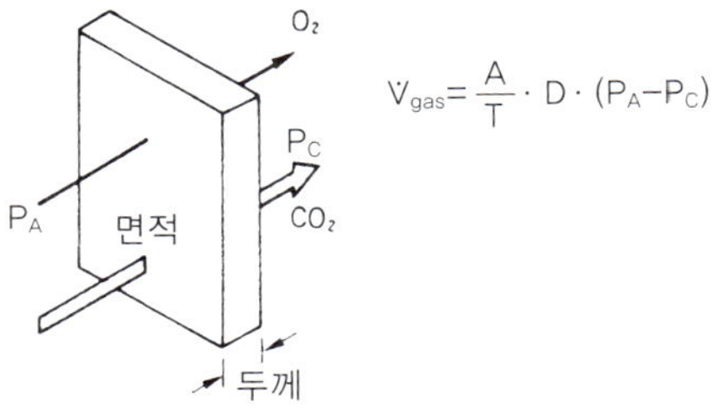

그림 －134. 조직면에서의 확산
확산은 Fick의 법칙에 따라서 이루어진다.

또 폐확산능력(D_L)은 허파꽈리 모세혈관막의 확산능력(D_M), 혈색소와의 반응속도(θ), 허파꽈리 모세혈관 혈액량(Vc) 3개의 요소에 의해 성립된다. 즉 혈액 측의 확산능력($\theta \cdot Vc$)을 반영하고 있다. 확산능력을 역수로 하면 저항으로 되며, 3개의 저항의 합으로 된다.

$$\frac{1}{D_L}=\frac{1}{D_M}+\frac{1}{\theta\cdot Vc}$$

그러므로 허파꽈리 조직의 비대나 조직 면적의 감소, 허파꽈리 모세혈관 혈액량이나 폐내 환기 혈류비의 불균등에 의해 확산 장애가 되므로 확산치는 감소한다.

일반적으로 **허파꽈리(폐포, alveoli)에서 O_2가 혈액 중으로 이동하는 확산은 산소의 분압차에 의하며, 허파꽈리로부터 허파꽈리 모세혈관 혈액 중 적혈구 내의 혈색소에 이르기까지의 O_2의 이동능력(conductance)을 확산능력(pulmonary diffusion capacity, D_L)이라고 한다.**

폐확산능력은 호흡운동에 의해 흡입되어 허파꽈리에 분포한 가스가 허파꽈리 모세혈관막을 통과하여 적혈구로 이동하는 효율을 평가하는 지표이다. 또 확산을 통해 혈액 중에 용해한 가스는 동맥혈액가스분석에서 측정되며, 그 결과로부터 허파꽈리공기-동맥혈액 산소분압교차($A-aDo_2$)가 산출된다. 그러므로 이러한 검사는 어느 것도 **허파꽈리-허파꽈리 모세혈관사이의 가스교환(gas exchange)에 대한 직접적인 정보를 제공할 수 있는 검사**로서 폐의 기능을 반영하는 지표로 이용된다.

폐확산능력에서는 확산가스로서 O_2를 지표로 하고 있으므로 O_2에 대한 폐확산능력(D_L)을 구하는 산소확산능력검사(D_{LO_2})가 임상적으로 직접적인 의의가 있다. 따라서 생리적 상태에서 실제로 알고 싶은 것은 산소의 확산능력이나 허파꽈리 모세혈관 내의 평균 산소분압의 측정이 매우 복잡하고 기술적으로나 이론적 해석에 대해서도 문제가 많아 현재는 거의 이용되지 않는다.

폐확산능력은 허파꽈리로부터 허파꽈리 모세혈관으로 산소(O_2)가 얼마나 이동(transfer)하는지를 보는 검사이나 폐에서 확산능력을 직접 측정할 때에는 산소 대신 모세혈관에는 거의 없는 일산화탄소(CO)확산능력검사(D_{LCO})가 일반적으로 이용된다. 즉 허파꽈리 모세혈관 내의 CO를 O_2로 대신하는 것이 가능하고 산출이 용이하다. **CO를 지표로 하는 이유는 CO는 O_2와 마찬가지로 적혈구 내의 혈색소(Hb)와 친화성이 O_2보다 210배 정도 높고 결합하기 쉬우며, 혈색소에 대한 결합속도가 빠르다.** 또한 CO는 생리적으로 허파꽈리 모세혈관 내에는 거의 존재하지 않으므로 저농도의 CO를 사용하면 허파꽈리 모세혈관 내의 CO분압(P_{CO})은 무시할 수 있을 정도로 낮기 때문에 제로(0)로 간주할 수 있다($P_{CO}=0$). 또 비슷하게는 D_{LCO}에 1.23배 한 것이 D_{LO_2}라고 하는(확산속도의 차) 방법이 선택되는 경우도 있다. 그러므로 D_{LCO}=1분간 허파꽈리 모세혈관을 통과하는 CO량/평균 허파꽈리공기 CO분압으로부터 구할 수 있다.

D_{LCO}의 D는 diffusion(확산), L은 lung(폐), CO는 일산화탄소를 각각 나타낸다. 허파꽈리 내의 CO가 허파꽈리 모세혈관 내를 통과하는 과정에는 본래 의미인 확산 이외에 적혈구와의 결합 등 다른 요소도 관계하므로 확산능력검사(D_{LCO}) 대신 영국에서는 D_{LCO}를 diffusion capacity가 아니라 CO transfer(T_{CO}), D_{LCO}/V_A를 CO transfer coefficient(K_{CO})라고 한다.

폐확산능력은 허파꽈리에서 혈액으로의 가스이동 장애를 보기 위한 유효한 검사법으로 폐확산 장애를 평가할 수 있다. 따라서 폐확산능력은 환기기능검사가 아니므로 폐활량계(spirometer)에서는 측정할 수 없다. 그리나 폐확산능력은 허파꽈리에서의 가스교환 기능이 효율적으로 이루어지고 있는지를 보기 위한 검사이므로 가스분석이 필요하다. 그리고 과다호흡에 의해 탄산가스의 배출이 많아지게 되면 체내는 알칼리증(alkalosis)이 된다.

허파꽈리에서의 가스교환은 산소 혹은 탄산가스의 분압차에 의한 확산에 의해 이루어진다. 액체-기체사이의 가스교환은 둘의 분압차에 의해 분압이 높은 쪽에서 낮은 쪽으로 이동한다. 즉 확산은 농도가 높은 쪽에서 낮은 쪽으로 이동하는 현상이다. 폐에서는 허파꽈리공기 중의산소가 혈액 중으로 이동하고, 혈액 중의 탄산가스는 날숨에 의해서 배출된다. 이와 같이 허파꽈리공기라고 하는 기체와 혈액이라고 하는 액체와 같이 다른 상에 있어서 확산은 농도차가 아니라 분압차에 의해서 이루어진다.

어떤 가스의 확산능력(D_L)은 그 가스의 허파꽈리막 내외에 1㎜Hg(torr)의 분압차가 있을 때 1분간에 허파꽈리 모세혈관막(alveolar capillary membrane)을 통하여 혈액 중으로 확산하는 가스량(STPD, ㎖)으로 단위는 ㎖/min/㎜Hg이다. 즉 D_{LCO}는 허파꽈리공기 분압 1㎜Hg 당 1분간에 혈액 중으로 이동한 CO의 양을 측정하여 CO의 확산속도를 구한다(그림 I-135).

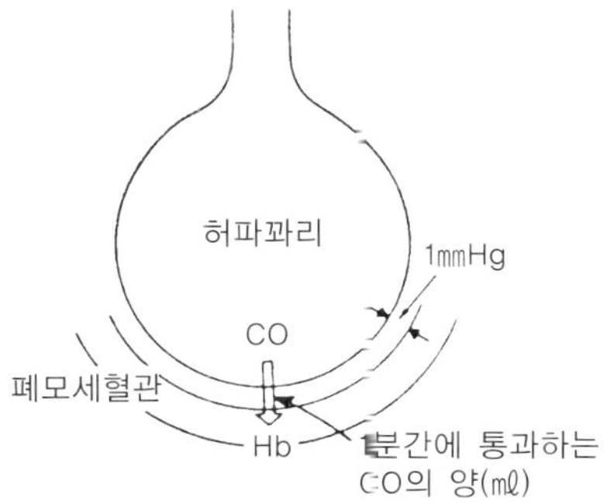

그림 I-135. 폐확산능력(D_{LCO})

일산화탄소(CO)를 이용하는 폐확산능력(D_{LCO})의 측정방법에는 다음과 같은 것이 있다.

① CO 1회 호흡법(숨참는법, 단일호흡법, single breath holding method)

② 항상상태법(steady state method)

③ 재호흡법(rebreathing method)

일반적으로 **간편하며 비교적 재현성이 좋고, 측정이 쉽다. 또한 예민하고 동맥혈액의 채취가 필요하지 않은 CO 1회 호흡법이 가장 많이 이용되고 있다.**

1) CO 1회 호흡법(single breath holding method)

피검자에게 저농도의 일산화탄소(CO) 혼합가스를 흡입시켜 약 10초간 호흡을 정지한 후 호출한 가스량과 CO농도를 측정하여 10초 사이에 혈액 내로 이동한 CO량과 허파꽈리공기 CO분압을 측정한다. 측정 장치는 폐활량계(spirometer), 풍선상자(balloon box), 5방향 개폐장치, J밸브, 샘플주머니로 구성되어 있다(그림 Ⅰ-136). 지시가스로는 CO와 He가스를 이용하므로 호출 허파꽈리공기 중의 CO와 He가스농도를 측정하여 D_{LCO}를 산출해야 된다. 따라서 날숨가스 중의 He, CO분석에는 He미터와 적외선 CO가스분석장치가 필요하다.

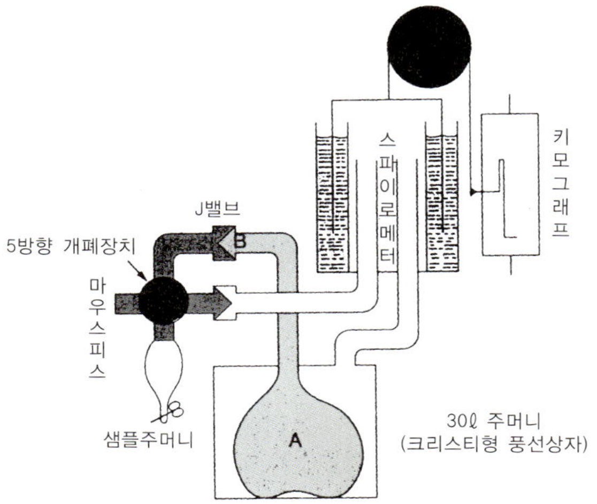

그림 Ⅰ-136. 폐확산능력 측정 장치 (CO 1회 호흡법)

① 측정 장치의 회로를 혼합가스로 채우고 피검자에게 앉은 자세에서 마우스피스를 물려 **외부공기를 안정호흡하게 한 후 최대날숨위치(남은공기량, RV)까지 호출시킨다**(그림 Ⅰ-137).

② 그 후 5방향 개폐장치를 돌려 피검자와 회로를 연결하여 신호와 함께 **혼합가스(0.3% CO, 10% He, 20% O_2, 70% N_2)를 단숨에 빨리 최대들숨위치(전폐용량, TLC)까지 1회 흡입시켜 흡입 가스량이 1,300㎖ 이상 되도록 노력 환기를 시킨다.**

③ 피검자에게 **최대들숨위치(전폐용량, TLC)까지 혼합가스를 흡입한 상태에서 약 10초간 숨을 참게**(breath-holding)**한 후** 10초 후에 J밸브를 폐활량계와 연결되도록 회전시키고 신호와 함께 **단숨에 최대날숨위치(남은공기량, RV)까지 호출시킨다. 즉 10초간 숨을 참게 하여 그 사이에 허파꽈리로부터 허파꽈리 모세혈관 내로 확산되어 혈액 중으로 이동한 CO양을 측정**할 수 있다.

④ 그 후 가능한 **재빠르게 최대호출시켜 날숨 처음의 750~1,000mℓ 정도는 죽은공간의 공기가 혼합된 허파꽈리공기로 간주하므로 버린다**(그림 I－138). 그리고 개폐장치를 돌려 그 이후 허파꽈리에서의 날숨가스를 샘플주머니(sampling bag)에 채취하여 흡입가스의 CO농도($F_{I_{CO}}$) 및 He가스농도($F_{I_{He}}$), 허파꽈리공기의 CO농도($F_{A_{CO(t)}}$) 및 He가스농도($F_{A_{He}}$)를 측정한다.

⑤ 혼합가스의 흡입 시작으로부터 호출시작까지의 시간을 정확하게 측정하도록 하고 측정은 2~3회 반복하여 비슷한 평균값이 얻어지도록 한다.

폐확산능력(D_{LCO})은 다음과 같은 식에서 구한다.

$$D_{LCO} = \frac{V_A \times 60}{(P_B - 47) \times t} \times \ln \frac{F_{A_{CO(o)}}}{F_{A_{CO(t)}}}$$

V_A : 허파꽈리공기량(STPD, mℓ), P_B : 측정시의 대기압(mmHg), 47 : 포화수증기압(mmHg)

ln : 자연대수, $F_{A_{CO(o)}}$: CO흡입 직후 혈액에 소모되기 전(혹은 CO확산 시작 직전)의 허파꽈리공기 CO농도(%)로 초기값(t=0)이다. $F_{A_{CO(t)}}$: CO흡입 시작하여 t초간 숨을 참은 후(또는 CO확산 시작 t초 후)의 허파꽈리공기 CO농도(%)로 60배로 하고 있는 것은 1분간으로 환산하기 위해서이다. t : CO를 포함한 혼합가스 흡입 후 호흡 정지시간으로 보통 검사에서는 10초이다. 이 식 중에서 V_A와 $F_{A_{CO(o)}}$는 직접 측정할 수 없으나 여기에서는 흡입공기 중 He가스의 희석률로부터 계산하여 구한다.

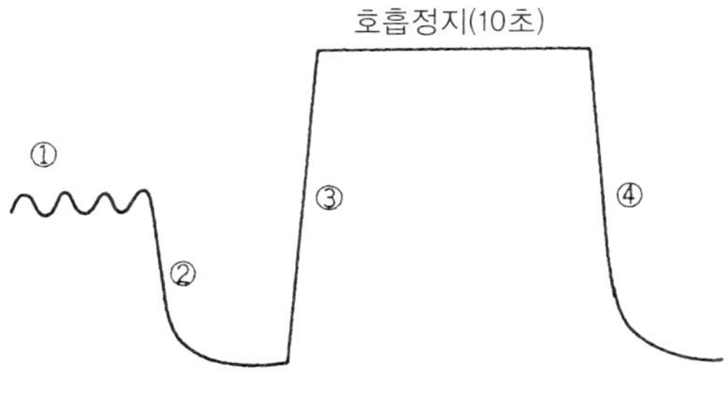

그림 I－137. 폐확산능력의 측정

① 안정호흡
② 최대호출(편평하게 될 때까지)
③ 단숨에 최대흡입(VC의 90% 이상)
④ 단숨에 호출

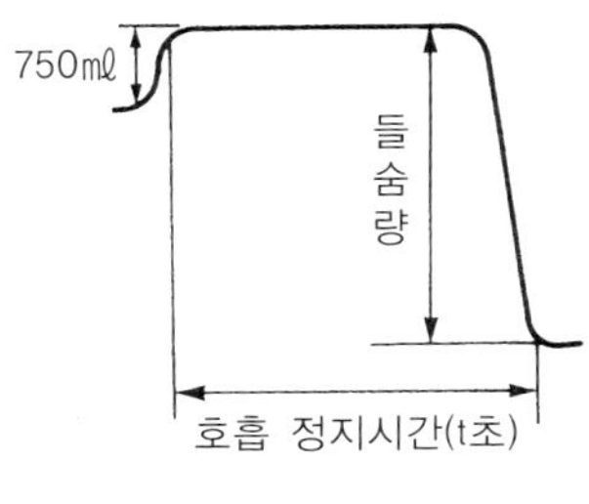

그림 I－138. 들숨량, 호흡 정지 시간의계측

(1) 측정 시 주의사항

D_{LCO}측정에서 방법, 장치의 상태에 주의하지 않으면 측정결과에 영향을 주어 오차의 원인이 되므로 다음과 같은 점에서 주의한다.

① **들숨량의 감소에 의해 D_{LCO}는 감소하므로 들숨량은 폐활량의 90% 이상이 바람직하다.** 이를 위해서는 처음의 최대호출을 충분하게 하는 것이 중요하다.

② **들숨시간은 2.5초 이내로 가능한 짧게 한다.** 폐쇄성폐질환에서는 4초 이내를 목표로 한다.

③ **호흡 정지시간(숨을 참음)은 가능한 10초간으로 하는 것이 바람직하다. D_{LCO}는 호흡 정지시간이 10초 이하인 경우는 증가하나 10초 이상인 경우는 감소하므로 호흡 정지시간은 9~11초 정도로 해야 한다.**

④ 호흡정지 중에는 극단적으로 성문을 닫아 가슴(흉곽, thorax)에 힘을 넣거나 빼지 않도록 한다. **성문을 닫아 흉강내압을 상승시키면 폐혈류량이 감소하므로 D_{LCO}는 감소한다.**

⑤ **날숨시간은 가능한 짧게 한다.** 750~1,000㎖ 세출과 1,300㎖ 날숨채취에 필요한 시간을 4초 이내로 한다. **날숨시간의 연장에 의해 D_{LCO}는 증가한다.** 날숨초기의 약 750㎖는 버리고 그 후의 날숨을 허파꽈리공기로서 측정하지만 보다 많은 양을 버린 후에 측정하면 D_{LCO}가 증가한다.

⑥ 날숨가스의 샘플을 채취하기 전에 죽은공간량(사강량)으로서 약 750~1,000㎖의 날숨을 버리고 폐활량은 1,300㎖ 이상 필요하다. 따라서 **숨을 참을 수 없는 환자나 폐활량이 1,000㎖ 이하인 피검자에서는 측정할 수 없다**(그림 Ⅰ-139).

⑦ D_{LCO}는 흡입공기 O_2분압(P_{IO_2})이 높은 경우에는 감소하나 낮은 경우에는 증가한다. 피검자 중에서 O_2를 흡입하고 있는 경우에는 O_2 흡입의 영향을 피하기 위해서 측정 5분 전에 O_2 흡입을 일단 중지한다. 또 4종류의 혼합가스의 O_2농도도 D_{LCO}에 영향을 주기 때문에 항상 20%로 한다(그림 Ⅰ-140). 그림 Ⅰ-140은 들숨이 아랫방향으로, 호출이 위방향으로 표시되어 보통의 곡선과 위·아래방향이 반대로 되어 있다. 또 호흡 정지시간은 들숨시간의 1/3이 경과한 시점으로부터 날숨 채취시간의 중간 시점까지이다.

⑧ 폐쇄성 장애가 강한 피검자에서는 검사결과가 분산되기 쉬우며, 또한 운동부하시의 측정에는 적합하지 않다.

⑨ 측정 회로의 죽은공간이나 저항은 가능한 작게 하는 것이 바람직하다. 또 더욱더 정기적으로 회로의 가스누설이나 가스 측정 장치 반응의 직선성의 점검도 필요하다.

⑩ 측정 장치가 다르면 회로의 저항이나 죽은공간량(사강량), 날숨가스 샘플의 채취방식 등의 차이에 의해 동일 피검자에게 측정해도 다른 결과가 얻어질 수 있다.

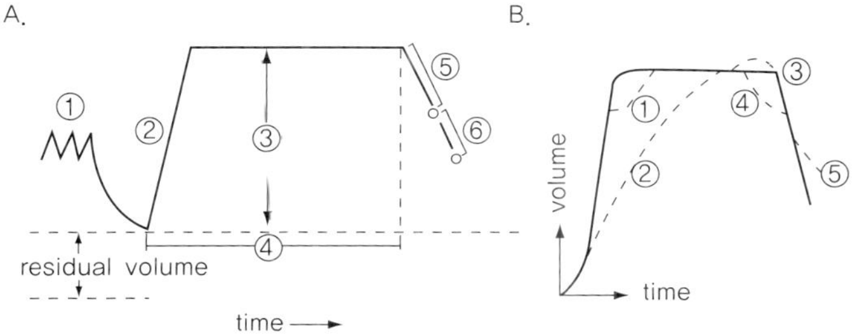

그림 I-139. 폐확산능력 측정 시 주의점(A)과 바람직하지 않은 예(B)
A. ① 안정의 유지, ② 빠르게 흡입, ③ 폐활량 90% 이상의 들숨량, ④ 호흡정지(breath-hold)는 9~11초, ⑤ 빠르게 호출, 최초의 750~1,000㎖는 버린다. ⑥ 샘플은 호출 시작에서 3초 이내에 채취, 양은 500~1,000㎖
B. ① 단계적인 흡입, ②, ③ 들숨시간의 연장, ④ 호흡정지의 중단, ⑤ 호출 시 허파꽈리공기의 누설

(2) 정상범위

정상 예측식의 차이에 의해 기준치에는 개인차가 있으나 **CO 1회 호흡법에 의한 D_{LCO}의 기준치는 대개 25~35㎖/min/㎜Hg이다. D_{LCO}는 성, 연령, 신장에 따라 다르기 때문에 평가에는 이들 인자를 고려하여 실측치 외에 예측치에 대한 %도 함께 판정한다.**

실제로 D_{LCO}는 측정방법에 의해서 실측치에 상당한 차이가 있기 때문에 예측치를 이용한다. 따라서 **D_{LCO}의 평가에는 일반적으로 폐확산능력비(%D_{LCO}), 즉 실측치는 예측치의 80% 이상을 정상으로 하나 80% 이하는 감소된 것으로 판정한다. 폐공기증에서 %D_{LCO}는 40% 이하로 감소하나** 질병 상태의 진행을 관찰하기 위해서는 시간을 두고 값의 변동을 보는 것이 좋다. 성, 연령 및 신장으로부터 구한 예측치는 %D_{LCO}의 ±20% 이내를 정상범위로 하며, CO 1회 호흡법에 의한 西田의 D_{LCO}의 정상 예측식은 다음과 같다.

(남) pre D_{LCO}=[(20.6−0.086)×연령]×신장(m)

(여) pre D_{LCO}=[(15.9−0.038)×연령]×신장(m)

$$\%D_{LCO}=\frac{\text{실측 } D_{LCO}}{\text{예측 } D_{LCO}}\times 100(\%)$$

D_{LCO}는 폐 전체에 대한 평가이기 때문에 폐용량의 영향을 제거하고 단일 허파꽈리에 대한 확산량 D_{LCO}/V_A가 참고치로서 이용된다. **허파꽈리의 가스교환 면적이 작으면 D_{LCO}는 감소하므로 가스교환 면적을 보정하기 위해서 D_{LCO}를 측정치의 허파꽈리공기량(V_A)으로 나눈 지표인 D_{LCO}/V_A(permeability coefficient)를 보정치로서 이용한다.**

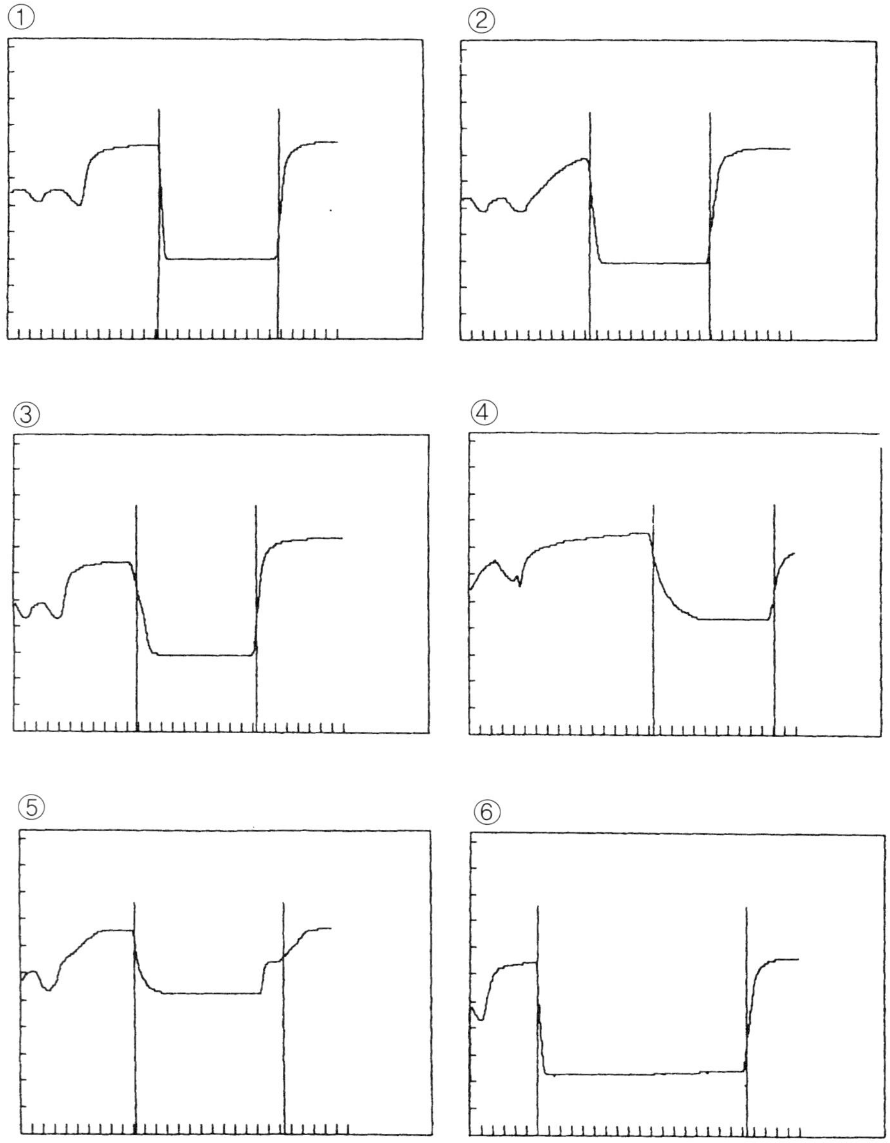

그림 Ⅰ-140. D_{LCO}곡선의 구체적인 예

① 좋은 예. ② 처음의 최대호출이 불충분하기 때문에 처음과 마지막의 최대호출 수준에 어긋남이 생겼다. 편평하게 될 때까지 충분하게 최대호출을 시켜야 한다. ③ 들숨의 처음에 입을 벌려 외부공기를 흡입하였기 때문에 처음과 마지막의 최대호출 수준에 어긋남이 생겼다. 검사 시 환자 입언저리에 충분히 주의해야 한다. ④ 더욱더 한 번에 흡입시켜야 한다(들숨시간의 연장). ⑤ 호출 중의 호흡정지. ⑥ 호흡 정지시간의 연장. 호흡 정지시간(breath-hold time, BHT)을 9~11초에 하도록 타이밍 좋은 구령을 하도록 한다.

D_{LCO}/V_A는 확산능력에서 폐용량의 영향이 제거되었으므로 예측식은 연령만으로 규정된다. D_{LCO}/V_A는 D_{LCO}의 크고 작음이 피검자의 폐용량의 크고 작음에서 유래하는지를 판정할 수 있으므로 유용한 지표이나 폐확산능력비(%D_{LCO})를 함께 기록하여 좋고 나쁨을 판정해야 한다. **무기폐(atelectasis)나 폐절제 후의 환자는 폐용량이 적기 때문에 D_{LCO}는 감소하나 D_{LCO}/V_A는 정상이므로** 가스교환에 지장을 초래하고 있지 않다고 판정하나 **폐공기증에서 D_{LCO}/V_A는 분명하게 감소한다.** 단위 **허파꽈리공기량(V_A) 당의 폐확산능력(D_{LCO})인 D_{LCO}/V_A의 기준치는 거의 5.0㎖/min/㎜Hg이며,** 西田에 의한 정상 예측식은 다음과 같다.

(남) $D_{LCO}/V_A=(6.50-0.031)\times$연령
(여) $D_{LCO}/V_A=(6.60-0.023)\times$연령

허파꽈리로부터 폐모세혈관 중 적혈구 내의 혈색소까지 CO의 이동에 관해서는 폐모세관막, 폐모세관 혈액량 및 혈액의 CO운반능력(혈색소 농도)이 저항으로 된다. 그러므로 **D_{LCO}는 빈혈에서 감소, 다혈증에서는 증가**하므로 다음 식에 의해 보정치를 구한다.

D_{LCO}(보정치)=D_{LCO}(실측치)$\times$[(10.22+Hb)/1.7$\times$Hb]

또 **흡연자에서는 CO-헤모글로빈(COHb)의 증가에 의해 혈액의 CO운반능력이 저하하므로 D_{LCO}는 감소된다.** 따라서 COHb의 영향은 다음 식에 의해 보정한다.

D_{LCO}(보정치)=D_{LCO}(실측치)$\times$[1.00+(%COHb/100)]

(3) 결과의 평가

폐의 중요한 역할은 흡입한 공기 중의 산소를 혈액 중에 들이마시는 기능이 있다. 따라서 임상적으로 폐확산능력검사는 저산소혈증의 원인인 확산장애를 측정하는데 중요하다. 폐활량측정법(spirometry)에서 현저한 변화가 나타나지 않아도 운동 시 호흡곤란, 산소결핍증(anoxemia) 등이 있고, 각종 간질성폐렴(pneumonitis)의 진단이나 경과관찰, 폐쇄성폐질환의 감별 등에서 매우 유용하여 넓게 실시되고 있다. 특히 간질성폐질환(interstitial pulmonary disease)의 경우 흉부 X선이나 폐기능검사에서 알 수 없는 초기 병변도 D_{LCO}의 측정에 의해 검출될 수 있다. 폐확산능력(D_{LCO})에 영향을 주는 인자는 복잡하나 일반적으로 다음의 4개로 정리되며, D_{LCO}가 이상을 나타내는 대표적인 질환은 다음과 같다(표 Ⅰ-12).

① D_{LCO}가 감소하는 질환

㉮ **허파꽈리 모세혈관막의 두께** : 허파꽈리공기는 **허파꽈리 모세혈관막사이의 두께에 비례한다.** 따라서 **꽈리공간(폐포강, alveolar space)의 충만이나 허파꽈리 모세혈관막이 두껍게 되어 확산거리가 연장되면 D_{LCO}는 감소한다.** 허파꽈리 간질의 비대에 의해 섬유조직이 증식된 **간질성폐질환(interstitial pulmonary disease)에서는 허파꽈리 모세혈관막의 비대, 허파꽈리 모세혈관의 감소 및 손상된 허파꽈리의 환기 혈류비의 불균등에 의해 D_{LCO}는 감소한다. 허파먼지증(진폐증, pneumoconiosis), 미만성간질성폐렴, 사르코이도시스, 폐부종(pulmonary edema) 등 허파꽈리벽의 비대를 동반하는 질환, 허파꽈리 모세혈관막이 두껍게 되는 폐섬유증에서는 흉부 X선에서 섬유성 병변이 나타나기 이전부터 D_{LCO}가 감소한다.** 이들 질환은 가스교환 장애에 의한 환기 혈류비의 불균등이 있으므로 D_{LCO}는 이들 질환의 중증도와 잘 상관한다. 흉부X선에서 분명한 섬유화가 있는 것처럼 보이나 D_{LCO}가 정상인 것도 있다. 다른 구속성폐질환에서도 D_{LCO}가 감소하는 일이 있으나 D_{LCO}/V_A는 정상범위 내에 있는 것이 많다. 이러한 질환에서는 D_{LCO}의 중증도에 따라 감소하므로 D_{LCO}측정은 진단이나 경과관찰에 유용하다. 허파꽈리벽이 두꺼워지는 질환에서는 확산거리가 연장되므로 폐확산이 저해되는 허파꽈리-모세혈관블록(alveolar-capillary block), 막확산능력(D_M)의 저하가 주된 상태였으나 허파꽈리 모세혈관의 변화에 따른 혈액량의 감소 단락(shunt)에 의한 허파꽈리 가스의 혈액으로의 흐트러짐, 즉 환기 혈류비의 불균등 분포 등이 가장 중요한 요인이다.

㉯ **허파꽈리 모세혈관막의 표면적 : 허파꽈리공기는 가스교환이 이루어지는 허파꽈리 면적에 비례한다.** 허파꽈리 모세혈관막의 손상에 의한 허파꽈리(벽의 파괴에 의해 허파꽈리가 감소하는 폐쇄성폐질환에서는 동맥혈액 탄산가스 분압이 증가한다. 그리고 **만성폐공기증(만성폐기종), 거대물집(기종성낭포, bulla), 중증 폐결핵, 무기폐(atelectasis), 폐절제, 가슴막(흉막)의 섬유화를 동반하는 허파꽈리의 확산장애에 의해 허파꽈리공기량(V_A)은 저하하므로 D_{LCO}는 감소한다. 만성폐공기증은 허파꽈리벽의 파괴, 소실에 의해 탄성 수축력이 저하되어 쉽게 부풀어지고 모세혈관이 감소하므로 유효폐포면적(가스교환 면적)이 감소하며, 환기 혈류비의 불균등에 의해 D_{LCO}는 감소한다.** 특히 허파꽈리 확산면적의 크기나 허파꽈리 모세혈관의 크기에 의한다. 또한 D_{LCO}/V_A는 무기폐나 폐절제에서는 감소하지 않으나 폐공기증에서는 분명하게 감소한다.

㉰ **허파꽈리 모세혈관 혈액량** : CO와 결합하여 CO를 폐 외로 운반하는 **허파꽈리 모세혈관 혈액량의 증감에 동반하여 D_{LCO}도 증감한다.** 또한 **허파꽈리공기와 허파꽈리 모세혈관을 흐르는 적혈구와의 접촉시간에 비례한다.** 허파정맥압이 높아 **허파꽈리 모세혈관 내의 혈액량이 증가하는 승모판협착증 등에서 D_{LCO}는 증가하며,** 심장기능상실(울혈성 심부전)에서는 고도로

되지 않는 한 D_{LCO}는 정상이거나 오히려 약간 증가한다.

폐공기증에서는 허파꽈리의 파괴와 기종화에 동반하여 허파꽈리 모세혈관 혈액량이 감소하므로 D_{LCO}는 감소한다. 또한 **폐색전증**(pulmonary embolism), **폐혈전**(pulmonary thrombosis), **폐혈관염, 허파문 부분(폐문부)의 폐암에 의한 침윤으로 허파동맥의 협착이나 폐혈관이 폐쇄되어 폐모세혈관의 혈액량이 감소되면 일산화탄소(CO)의 흡입이 감소되므로 D_{LCO}는 감소한다.**

㉣ **혈액 중 Hb농도** : 헤모글로빈 농도의 감소, CO−헤모글로빈의 증가는 CO의 이동에서 저항이 되어 D_{LCO}에 영향을 주므로 허파꽈리 내 CO의 운반능력은 감소한다. 특히 혈색소 농도의 이상(혈색소의 양과 성상)에 의한다. **혈액 중 Hb농도가 감소되면 CO가 공급되지 않아 빈혈을 동반하는 여러 질환, 장기간의 혈액투석, CO중독, 흡연 등에서 D_{LCO}는 감소한다.**

② D_{LCO}가 증가하는 질환

㉮ **허파꽈리 모세혈관 내 혈액량의 증가** : 좌우단락을 동반하는 심장질환, 경도의 **폐울혈 상태**(경도의 기관지천식, 승모판협착증의 초기), **울혈성 심장기능상실**(심부전) 등

㉯ **허파꽈리 내 출혈의 존재** : 미만성 허파꽈리 출혈을 일으키는 질환

㉰ **Hb량의 증가 : 적혈구증다증(다혈증)**

(4) 임상적으로 측정 의의가 높은 질환

① **만성기관지염(chronic bronchitis)과 만성폐공기증(만성폐기종, chronic emphysema)의 감별** : 일반적으로 만성기관지염, 기관지천식에서 D_{LCO}는 감소하지 않으나 만성폐공기증에서 D_{LCO}는 감소한다.

② **폐울혈과 폐부종의 감별** : 심장기능상실에서 폐울혈과 폐부종이 지속되면 폐섬유증으로 진행되어 D_{LCO}가 감소된다.

③ **가슴(흉곽, thorax)질환과 폐질환의 감별** : 폐활량이 감소한 폐질환에서 D_{LCO}는 감소하나 가슴질환에서 D_{LCO}는 감소하지 않는다.

(5) 예제

[예제 1] CO 1회 호흡법에 의한 폐확산능력을 측정하였다. ① D_{LCO} ② D_{LCO}/V_A를 구하시오 (단 $F_{I_{He}}$ 13%, $F_{E_{He}}$ 8%, $F_{I_{CO}}$ 0.08%, V_A 4 ℓ (STPD), P_B=760㎜Hg, 숨을 참은 시간은 10초)

① D_{LCO}=45.9mℓ/min/㎜Hg

② D_{LCO}/V_A=7.1mℓ/min/㎜Hg

[예제 2] 다음에서 폐확산능력을 구하시오.

V_A=219.5mℓ(STPD) (V_A는 미리 실제 측정했던 RV에 측정시의 VC를 더해도 되며, 들숨 He가스농도의 희석으로부터 산출해도 된다. STPD상태로 구하시오).

$P_B-47=715mmHg$, $F_{ICO}=0.251$, $F_{IHe}=79.2\%$, $F_{ACOt}=0.085$, $F_{AHet}=54.8$, t=10.3초,

$F_{ACO0} \fallingdotseq F_{ICO} \times F_{AHet}$

$$F_{ACO0} \fallingdotseq F_{ICO} \times \frac{F_{AHet}}{F_{IHe}} = 0.251 \times \frac{54.8}{78.2} = 0.174$$

그러므로 $$D_{LCO} = \frac{2.195 \times 60}{715 \times 10.3} \ln \frac{0.174}{0.085} = 12.8mℓ/min/mmHg$$

(6) 폐확산능력(D_{LCO})의 영향 요인

① 소아에서는 연령의 증가와 함께 증가하며, 성인에서는 20대를 정점으로 **연령의 증가와 함께 감소한다.**

② 체격에 의해서 다르며 **남자는 여자보다 크다.** 이것은 폐용량의 차이에 의한다.

③ 측정은 앉은자세에서 실시하나 D_{LCO}는 체위에 의해 변화한다. **D_{LCO}는 선자세에서는 앉은자세에 비해 약 10% 감소하나 바로누운자세에서는 앉은자세보다 약 10% 증가한다(바로누운자세>앉은자세>선자세).** 이것은 측정 체위에 의해서 허파꽈리 모세혈관 혈액량의 증가와 허파꽈리 환기에 대한 확산면의 분포가 변화하기 때문으로 검사 중에는 계속 앉은자세를 유지하도록 하여 허파꽈리 모세혈관의 혈류를 안정하게 한다.

④ **식사 후, 알코올 섭취 후, 인공호흡기 사용 중 등 혈액이 말초혈관에 가득 채워져 있는 경우에는 감소한다.** 따라서 검사는 공복 시나 가벼운 식사 후 적어도 2시간 이상 지난 후에 해야 한다. 산소를 흡입한 피검자들은 적어도 5분간 산소를 중지한 후에 검사해야 한다.

⑤ **D_{LCO}는 안정 시보다는 운동 시에 증가한다.** 이것은 생리적인 환기 혈류비의 불균등이 해소되기 때문이다. 따라서 검사 전에는 심한 운동은 피하고 적어도 5분 이상은 앉아 있도록 한다.

⑥ **흡연자는 항상 CO를 흡입하고 있는 것과 같으므로 흡연에 의해 CO-헤모글로빈(COHb)농도가 증가하면 D_{LCO}는 감소**하므로 흡연의 영향을 제거하기 위해서 적어도 검사 전 12시간 이상은 금연시킨다. 측정 전에 흡연력이나 1일 평균 흡연개수, 특히 마지막에 흡연한 시간을 미리 보고서에 기입할 필요가 있다.

표 Ⅰ-12. 폐확산능력에 영향을 주는 인자 및 질환

	인자 및 질환	D_{LCO}
정상폐	운동	↑
	바로누운자세	↑
	저산소 폭로	↑
	식사(혈액성분의 변화)	↓
	선자세	↓
	빈혈	↓
폐질환	만성폐쇄성폐질환	
	· **기관지천식**	→~↑
	· **만성기관지염**	→~↓
	· **만성폐공기증**	↓
	· 미만성범세기관지염(DPB)	→
	구속성폐질환	
	· **폐섬유증**	↓
	허파꽈리 면적의 감소	
	· 특발성간질성폐렴	↓
	· 교원병에 동반하는 간질성폐렴	↓
	· 사르코이드증	↓
	· 허파먼지증	↓
	· PIE증후군	↓
	· 과민성폐장염	↓
	폐혈관병변	
	· 교원병에 동반하는 혈관염	↓
	· 폐경색	↓
	폐절제	↓
	폐확장 장애	
	· 가슴막병변	↓
	· 가슴(흉곽)의 이상	↓
심장질환	박출량 증가	↑
	박출량 감소	↓
	허파정맥압의 상승	
	· 경도	↑
	· 중등도	→
	· 고도(폐부종)	↓
	선천성심장질환	→~↑

Ⅱ. 특수 폐기능검사

A. 운동부하 심폐기능 검사(cardiopulmonary function exercise test)

신체 장기들은 예비능력(reserve capacity)을 가지고 있으나 일상생활 중에는 몸에 이상을 느끼지 못하는 경우가 있다. 따라서 이 검사는 운동에 의해 신체 부하상태의 심폐기능 및 대사적 반응을 측정하기 위한 것으로 피검자 능력의 최대 한계까지 운동을 하면서 호흡량, 심박동수, 혈압 등 여러 값들을 객관적으로 측정할 수 있다. 보통 호흡곤란을 호소하거나 심부전 및 폐질환 환자 등에서 신체적, 생리적 운동능력을 평가하는데 이용되고 있다.

1. 운동생리 기전

운동은 근육의 대사율을 증가시키므로 O_2 요구량이 증가되며, CO_2 생성량이 증가되어 근육에서의 가스교환이 증가하게 된다. 따라서 운동 시작 후 운동 부하량이 증가함에 따라 다음과 같은 변화를 나타낸다.

① 산소소모량(V_{O_2}), 분당환기량(V_E), CO_2 생성량(CO_2 production, V_{CO_2})은 직선적으로 증가한다.

② 무산소 역치(anaerobic threshold, AT)는 운동 부하시 젖산(lactic acid)이 중탄산염(biocarbonate)에 의해 중화되면서 더 많은 CO_2를 발생한다.

③ CO_2 생성량이 O_2 소모량보다 많아진다.

④ 운동량이 증가할 수록혈중 젖산이 상승하여 환기량(V_E)이 증가한다.

⑤ 무산소 역치 시점에서의 분당환기량은 CO_2 생성량에 비례하여 증가하며, V_E/V_{CO_2}는 일정하게 유지 또는 약간 감소한다.

⑥ 산소소모량(V_{O_2})에 비해 분당환기량(V_E)이 증가하여 V_E/V_{O_2}가 증가한다.

⑦ 운동부하량이 계속 증가함에 따라 근육으로의 산소운반 능력을 넘어 서게 되면 혐기성 대사에 의해 이산화탄소와 더불어 젖산이 생성된다. 이러한 젖산산증에 대한 호흡성 보상(respiratory compensation) 기전으로 더욱 분당환기량이 증가하게 되어 이산화탄소가 더 빠르게 감소한다.

2. 운동부하 심폐기능 검사의 적용

① 운동에 의한 심폐기능 질환의 진단 및 치료에 대한 반응의 정량화 및 평가
② 환자의 호흡곤란 증상이 폐기능검사 소견보다 지나치게 심한 경우
③ 수술을 앞둔 환자의 수술 가능여부 판정 및 수술 후 심폐능력의 측정 및 평가
④ 폐질환 및 폐암 환자의 운동부하 시 심폐능력의 측정 및 평가
⑤ 폐엽 또는 전폐 절제술 실시 여부의 평가

3. 운동부하의 금기사항

① 1초량($FEV_{1.0}$)이 1.5ℓ 이하 또는 60% 이하일 경우
② 심근경색증, 협심증, 부정맥, 심부전증, 심근염, 심낭염, 심한 빈혈 등의 진단을 받은 경우
③ 절대적, 상대적 금기사항의 분류는 검사실마다 다를 수 있다.

4. 운동부하 방법

1) 달리기 방법(free running)

이 방법은 기계를 이용한 운동부하방법에 비해 가장 자연스런 운동 형태로 운동 유발성 천식이 가장 잘 유발된다. 이 방법은 특별한 시설이 없어도 검사가 가능하며, 기계에 대한 환자의 거부감 등을 피할 수 있다. 보통 자신의 최대 능력으로 6분 동안 자유 달리기를 시킨다. 이 방법은 운동량을 정량적으로 알 수 없으며, 환자의 노력 정도에 따라 운동량이 달라질 수 있으므로 검사자의 감독아래 환자 자신이 최선을 다해 뛸 수 있도록 해야 한다.

2) 답차검사법(treadmill test)

전동모터에 연결된 벨트 위를 단계별로 변화하는 속도와 경사에 맞추어 운동을 하는 방법이다. 경사와 속도조절을 통해 운동량을 정량적으로 조절할 수 있으며, 달리기 방법으로 가장 증상이 잘 유발되는 검사 방법이다. 0단계, 즉 낮은 속도와 경사가 거의 없는 단계부터 빠르고 높은 경사의 단계로 부하를 시킨다. 환자 스스로의 조절이 불가능하고 폐기능검사 기계와 심전도계 등을 통해 운동 전체 기간동안 환자의 신체 상태를 관찰할 수 있다. 각 단계의 속도와 경사, 각 단계의 지속시간은 검사실마다 다르다.

3) 자전거 검사법(cyclo ergometer)

자전거 페달은 50~60회/분 정도를 유지하여 구르며 여기에 부하량을 단계별로 높여준다. Ergometer 부하는 페달을 돌리는 무게가 점점 무거워지는 저항을 준다. 부하량과 단계별 지속시간은 검사실마다 다를 수 있다(2분당/25watt).

이 방법은 값이 싸고 정량적인 운동부하를 줄 수 있고 안전하나 천식유발 능력은 답차검사법에 비해 좋지 않다. 최대산소소모량이 답차검사법의 89~95%로 적게 측정된다.

5. 검사 방법

피검자에게는 검사과정 및 주의사항을 설명하도록 한다. 피검자는 검사 2시간 전에는 되도록 금연과 금식을 하는 것이 좋다. 또한 무리한 운동은 피하고 메타콜린 기관지유발시험(methacholine bronchial provocation test, MBPT)과 같이 기관지 확장용 약물은 피한다. 그리고 운동복과 운동화를 착용하는 것이 좋다. 검사자는 피검자의 병력 및 검사목적을 정확히 알고 검사를 실시하도록 한다.

(1) 운동 부하 전 노력성폐활량과 최대환기량 등 기본적인 폐기능검사를 실시하여 검사 후와 비교할 수 있도록 하며 검사가 가능한 폐활량인지를 확인한다.

(2) 검사에 필요한 전극 및 센서, 혈압계 등을 부착한다.

① 심전도는 사지유도와 흉부유도를 이용하나 둘 중 하나의 유도만으로도 검사가 가능하다(그림 Ⅱ-1).

② 한쪽 팔에는 혈압계의 air cuff를 부착한다(그림 Ⅱ-2).

③ 다른 쪽 팔에는 동맥혈산소포화도(SpO_2)를 측정할 수 있는 산소측정기(oximeter)를 둘째나 셋째손가락에 부착한다(그림 Ⅱ-3).

④ 얼굴에는 face mask를 이용하여 flow sensor를 부착한다(그림 Ⅱ-4).

(3) 피검자를 안정시키고 측정하는 검사 데이터 등 안정상태의 값을 측정하여 baseline을 기록한다.

(4) 운동을 시작한다. 약한 부하에서 강한 부하로 점진적인 부하를 주어 피검자의 부담을 최소화 한다.

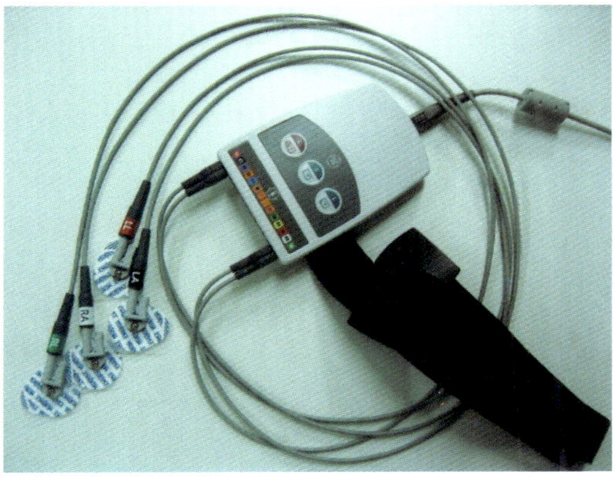

그림 II-1. 심전도 전극과 junction box

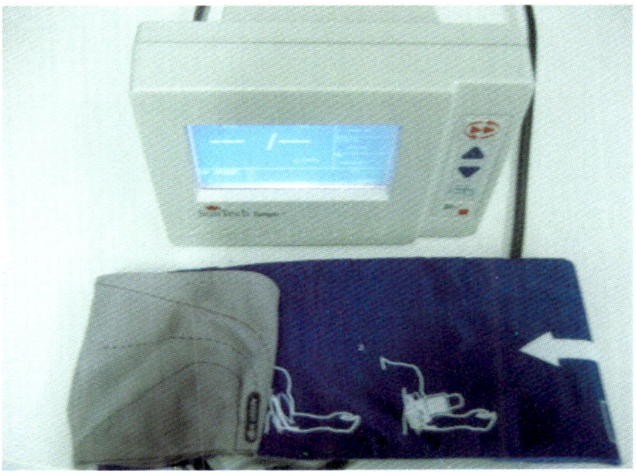

그림 II-2. 자동혈압측정기

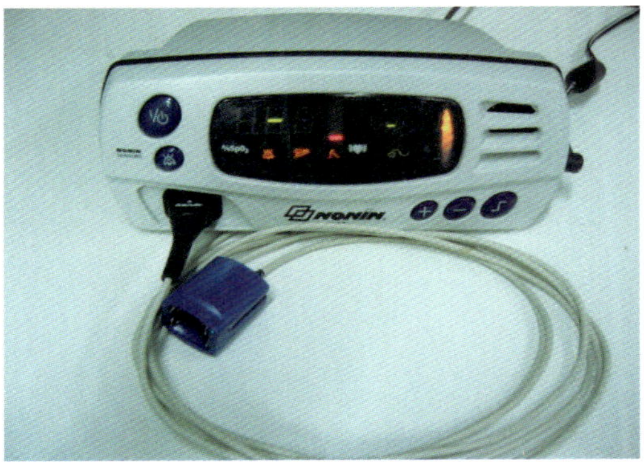

그림 II-3. Oximeter

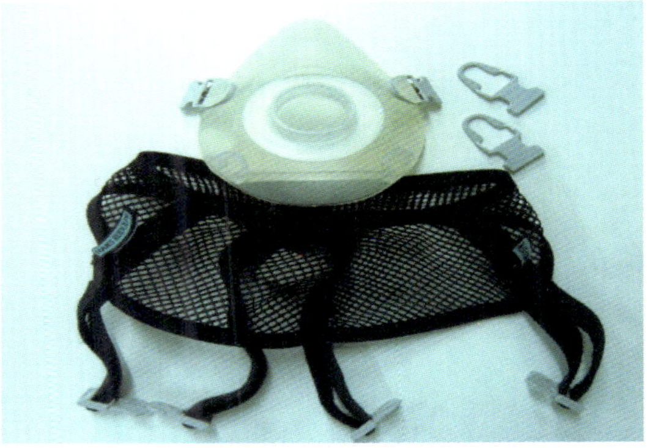

그림 II-4. Face mask

6. 검사의 중지

다음과 같은 경우에는 검사자의 판단에 의해 검사를 중지한다. 피검자의 몸에 부담을 줄 수 있으므로 갑자기 부하를 중지하기 전에 안정상태의 적응시간을 둔 후 중지하는 것이 바람직하다.

① 기능적 유산소 능력의 한계에 도달한 경우
② 최대 심박동수에 도달한 경우
③ 250/130mmHg 이상으로 혈압이 상승한 경우
④ 평균혈압이 20mmHg 이상 감소한 경우
⑤ 동맥혈산소포화도가 80% 미만 지속되는 경우
⑥ 피검자가 최대한 숨이 차다고 호소하는 경우
⑦ 피검자가 흉통, 어지럼증 등을 호소하는 경우

⑧ 피검자가 근육 피로의 한계를 호소하는 경우

⑨ 목표된 산소소모량(Vo_2) 또는 최대산소소모량(Vo_2 max)이 얻어진 경우

운동부하가 끝나면 충분하게 휴식한 후 FVC를 측정하여 운동전과 비교할 수 있도록 한다. 또 검사중지 이유와 검사목적을 기록하여 판독에 도움이 될 수 있도록 하는 것도 좋다.

7. 검사의 해석

(1) Vo_2(mℓ/kg/min or ℓ/min) : 1분당 산소섭취량 또는 산소소모량으로 산소소모량에 호흡수를 곱하여 계산한다.

① 최대산소소모량(%)의 참고치

80% 이상 : normal

~60% : mild

~40% : moderate

② 폐수술 시 최대산소소모량(mℓ/kg/min)의 참고치

10 이하 : 수술 불가능

12 이하 : 수술 시 위험

15 이상 : 수술 가능

18 이상 : 폐절제 가능

(2) Vco_2(ℓ/min) : 1분당 생산하는 이산화탄소 배출량으로 매 호기당 이산화탄소량과 호흡수를 곱하여 계산한다.

(3) Anaerobic threshold(AT)(ℓ/min) : 무산소 역치(혐기성 역치)로 체내의 산소소모량(Vo_2)과 이산화탄소 배출량(Vo_2)이 1:1 되는 지점이며 V-slope 방법으로 측정한다.

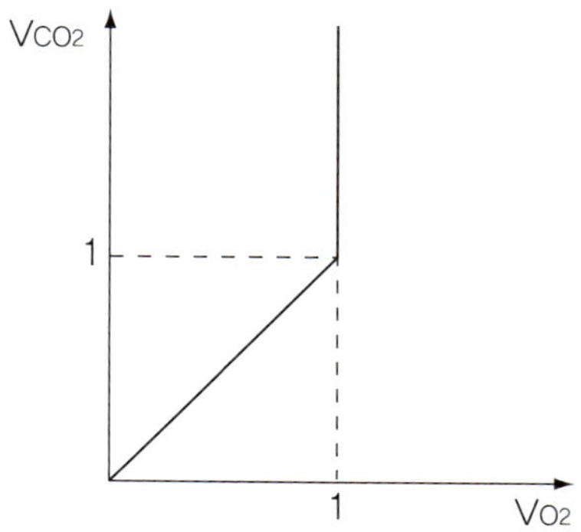

(4) Heart rate(bpm) : 심박동수로 운동부하에 의한 심박동율은 80% 이상이 정상이다.

(5) O_2 pulse(mℓ/beat) : 심장 한 박동당 산소운반량으로 산소소모량을 심박동수로 나눈 값이며 심박출량의 간접적인 측정값이다. Oxygen pulse의 감소는 심장 예비능력(cardiac reserve)이 제한되어 있음을 의미하나 운동량이 증가하면 심박출량도 증가한다. 주로 좌심실부전, 폐고혈압증에서 저하된다.

① O_2 pulse(%)의 참고치

80% 이상 : normal

~60% : mild

~30% : moderate

~30 미만 : severe

(6) Systolic blood pressure : 수축기혈압

Diastolic blood pressure : 이완기혈압

(7) Heart rate reserve(bpm) : 심박동수 예비능력으로 예상 최대심박동수에서 실제 운동시에 측정된 최대 심박동수를 뺀 값을 예상 최대심박동수에 대한 백분율로 표시한다. 예상 최대심박동수는 220-나이에서 구한다.

(8) Breathing reserve(%) : 호흡 예비능력으로 최대수의 환기량에서 운동시의 최대환기량을 뺀 값을 최대수의 환기량에 대한 백분율로 표시한다. 최대수의 환기량은 노력성 1초 호기량에 35를 곱하여 구한다.

(9) Breathing reserve(호흡 예비능력, A)과 Heart rate reserve(심박동수 예비능력, B)

① A 감소, B 증가 : 심장에 이상이 있거나 충분히 운동하지 않은 경우

② A 감소, B 감소 : 정상

③ A 증가, B 감소 : 폐에 이상이 있는 경우

④ A 증가, B 증가 : 운동을 제대로 하지 않았거나 심장, 폐의 기능에 문제가 있는 경우

(10) V_E Max(ℓ/min) BTPS : 최대운동 시 얻어진 분당 환기량으로 1분 동안 내쉰 공기의 용적이다. 안정 시의 호흡량에 분당 호흡수를 곱한 것과 같다.

(11) Tidal volume(VT)(ℓ) : 1회 환기량으로 운동에 대한 1회 환기량은 증가하나 구속성 폐질환에서 호흡수의 증가와는 달리 호흡량의 증가는 제한적이다.

(12) Respiratory rate(RR) : 분당 호흡수로 최대운동 시의 분당 호흡량에 대한 백분율로 표시한다. 최대운동 시의 분당 호흡량은 26.3×폐활량−34(ℓ/min)로 구한다.

(13) End tidal CO_2(Peak $PetCO_2$) : 운동 강도에 대한 CO_2값

End tidal O_2(Peak $PetO_2$) : 운동 강도에 대한 O_2값

(14) V_E/V_{O_2}@AT : 운동시 환기량 중 @AT 시점에서 O_2양

V_E/V_{CO_2}@AT : 운동시 환기량 중 @AT 시점에서 CO_2양

(15) V_D/V_T(The ratio of dead space to tidal volume) : 죽은공간(사강)과 호흡량의 비율

V_D/V_T(Est)@Rest : 안정 시 죽은공간)과 호흡량의 비율

V_D/V_T(Est)@Peak : 운동 시 최대 죽은공간과 호흡량의 비율

(16) Resting V_D/V_T(A)와 Peak V_D/V_T(B)의 참고치

A 감소, B 감소 : 정상

A 증가, B 증가 : 호흡에 문제가 있는 경우

A 증가, B 감소 : 심혈관에 문제가 있는 경우

(17) Respiratory quotient(RQ)(Peak) : 호흡상수로 호출하는 탄산가스량과 외부로부터 흡입하는 산소량과의 비율(Vco_2/Vo_2)

(18) SpO_2(O_2 Sat. Pulse Ox)@Peak : 동맥혈산소포화도로 보통 산소불포화는 일어나지 않으나 산소불포화가 일어날 경우에는 산소의 교환 및 운반능력의 저하와 관련되어 있을 수 있다.

운동부하 심폐기능검사의 결과지는 다음과 같다(그림 Ⅱ-5, 6, 7).

CardioPulmonary Exercise Test Summary

Name:
ID:
Date:
Age: Race:
Height(in): Weight(lb):

Spirometry		Predicted	Measured	% Predicted
	FVC (L)	4.37	4.51	103
	FEV1 (L)	4.03	3.78	94
	MVV (L)	130	75	58

Resting Data HR (bpm): 109 SpO2: 98 SPB(mmHg): 129 DPB (mmHg): 85

Peak Cardiovascular Responses	Predicted	Measured	% Predicted
VO2 (ml/kg/min)	49.5	43.1	87
VO2 (l/min)	3.592	2.459	68
VCO2 (l/min)		2.889	
Work (Watts)	264	0	
Anaerobic Threshold (AT)(l/min)	> 1.437	1.606	
AT (% Predicted Max VO2)	> 40%	45	
Heart Rate (bpm)	191	180	94
O2 Pulse (ml/beat)	17.6	13.7	78
Systolic Blood Pressure (Max)	196		
Diastolic Blood Pressure (Max)	85-105		
Heart Rate Reserve (bpm)	<15	9	
Peak Ventilatory Responses			
VE Max (l/min) BTPS	123.3	86.0	70
Tidal Volume (VT) (L)	2.383	1.795	75
Respiratory Rate (RR)	<50	44	
Breathing Reserve (%)	20-40	-15	
Gas-Exchange Responses			
End Tidal CO2 (Peak PetCO2)		39.6	
End Tidal O2 (Peak PetO2)		114.2	
VE/VO2 @ AT		26	
VE/VCO2 @ AT		26	
VD/VT (Est) @ Rest	0.30	0.27	89
VD/VT (Est) Peak	0.18	0.13	70
Respiratory Quotient (RQ)(Peak)	1.1-1.3	1.17	
SpO2 (O2 Sat--Pulse Ox) @ Peak	98	98	

Calibration Results

Flow Cal: Pred Volume: 3.00 Expire Avg: 3.00 Inspire Avg: 2.99

Gas Cal:	Cal1 O2	Cal 1 CO2	Cal 2 O2	Cal 2 CO2	Ambient O2	Ambient CO2
Predicted	16.00	4.00	26.00	0.00		
Measured	16.02	4.03	26.03	0.01	21.05	0.06
Transit (msec)	0.524	0.427				
Response (msec)	0.107	0.081				

Version: IVS-0101-20-7 Physician:

그림 Ⅱ-5. 심폐운동검사 요약

CardioPulmonary Exercise Graphs: 9-Plot

Name:
Date:
Age:

ID:
Height(in):
Weight(kg):
Physician:

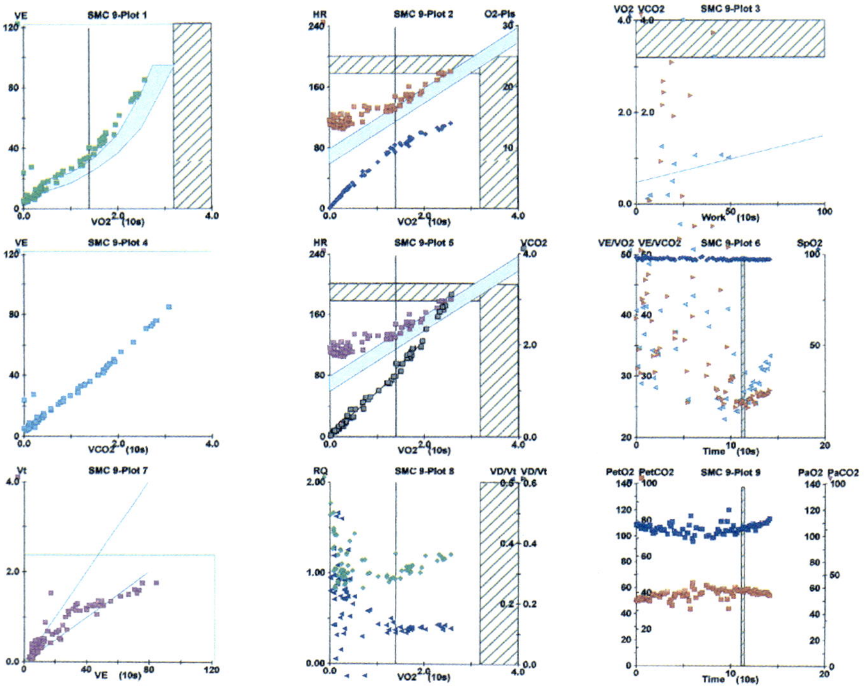

Measurement (peak)	Predicted	Measured	%Predicted	Plot #
VO2 (l/min)	3.592	2.459	68	1,3
Work Rate (Watts)	264	0		3
HR (bpm)	191	180	94	2
O2 Pulse (ml/beat)	17.6	13.7	78	5
Respiratory Quotient (RQ)	1.1-1.3	1.17		8
VE Max (l/min) BTPS	123.3	86.0	70	1,7
Breathing Reserve (%)	20-40	-15		1.7
AT (l/min)	1.437	1.606		1,5,6,9
Slope Calculations			(Normal Range)	
VO2/Work (ml/min/watt)	10.3		8.7-11.9	3
HR/VO2kg (bpm/ml/kg)	3.8		3.0-4.0	2,5
VE/VO2 (L BTPS/L STPD)	27.5		23-26	1,6
VE/VCO2 (L BTPS/L STPD)	21.3		26-29	3

Version: IVS-0101-20-7

그림 II-6. 심폐운동검사 그래프

Name:
ID:
Date:
Age: **Race:**
Height(in): **Weight(lb):**
Physician:

CardioPulmonary Exercise Test Results

Anaerobic Threshold Profile

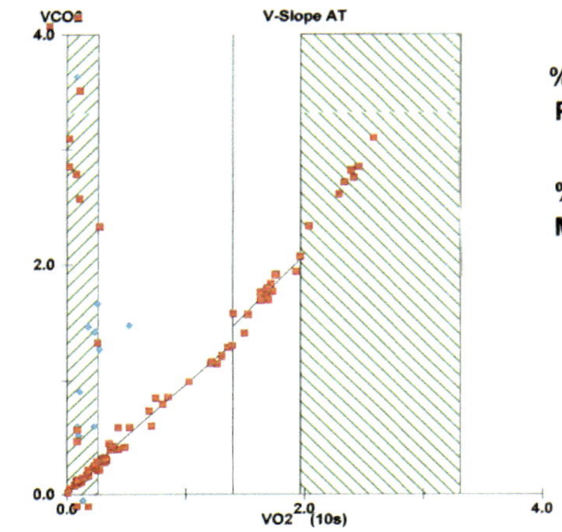

		Expected Range
% Actual Peak VO2	65	40-60%
% Predicted Max VO2	45	40-60%

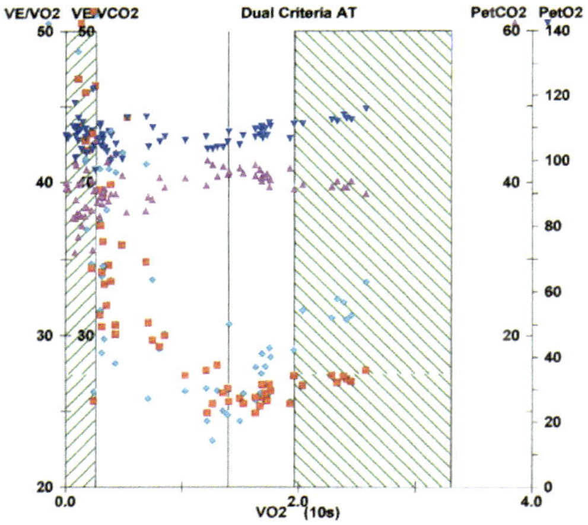

MEASUREMENT		VALUE @ AT
METABOLIC		
Work	Watts	0
VO2/kg	mL/kg/min	28.2
VO2	L/min	1.606
VCO2	L/min	1.631
RQ		1.02
VENTILATORY		
VE(BTPS)	L/min	41.6
RR	BPM	34
Vt	Liters	1.231
GAS-EXCHANGE		
VEO2		26
VECO2		26
PetO2	mmHg	107.4
PetCO2	mmHg	41.4
CARDIOVASCULAR		
HR	BPM	144
HR %Max	%	75
O2 Pulse	mL/Beat	11.2

Version: IVS-0101-20-7

그림Ⅱ-7. 무산소 역치 계수

B. 천식 진단을 위한 폐기능검사

천식(asthma)은 여러 면역세포와 관련된 기도의 만성적 염증성질환으로 기도의 과민반응(airway hyperresponsiveness)에 의한 가역적 기도폐쇄를 일으킨다. 대식세포, 비만세포, 호산구, 림프구 등 염증에 관여하는 세포와 상피세포, 섬유아세포, 평활근세포, 내피세포 등의 기도 구성세포는 여러 가지 사이토카인(cytokine) 및 염증 매개물질을 분비하여 염증반응을 유도하고 증폭시킨다. 따라서 기도에 민감한 반응을 일으키는 어떠한 자극에 의해서 가역적인 염증반응을 일으키면 기도에 수축을 일으키게 된다. 그리고 반응성이 증가되면 예민도 및 수축 정도가 증가되었다고 할 수 있으며 이때는 기도 과민성이 있다.

천식은 기도 과민성, 기침(cough), 호흡곤란(dyspnea), 쌕쌕거림(천명, wheezing) 등의 증상을 보인다. 보통 발작적인 기침이 나타나며 숨이 차고 좁아진 기도로 공기가 지나가는 소리(쌕쌕거림)가 나는 것이 일반적이다. 이 3가지 증상이 모두 오는 것은 아니며 호흡곤란이나 쌕쌕거림없이 만성적인 기침만 보이기도 하고 가슴이 답답하거나 목에 가래가 걸려 있는 것 같은 느낌을 호소하기도 한다.

천식을 일으키는 요인들은 여러 가지가 있다. 환경적인 요인으로는 차가운 공기, 건조한 날씨, 심한 운동, 담배 연기, 향수, 매연, 여러 가지의 흡입인자 등이 기도에 민감하게 반응하며, 유전적인 요인으로는 천식이 있는 부모의 자녀들은 천식 발생률이 높다. 천식은 재발률이 높고 자주 일어나게 되면 그 정도가 점점 심해지기 쉽다. 그리고 완벽한 완치가 어렵기 때문에 빠르고 지속적인 관리가 필요하다. 천식의 증상들이 보인다고 해서 천식으로 진단할 수는 없으며, 모든 천식환자가 천식 진단을 보조하기 위한 모든 검사에서 양성을 보이지는 않는다.

천식은 만성폐쇄성폐질환과 유사하여 감별이 필요하며 확실한 진단을 내리기 위해서는 객관적인 검사가 필요하다. 따라서 병력 청취, 기관지확장반응검사, 기관지유발검사, 피부반응검사, 흉부방사선검사, 혈액검사, 객담검사 등을 종합하여 천식 유무를 판단해야 한다.

Spirometry의 노력의존성검사는 천식검사에서 유용하게 이용된다. 검사자는 환자가 검사가 잘된 최고 상태의 값이 얻어질 수 있도록 검사방법을 이해시키고 유도해 내야 된다. 노력성폐활량(forced vital capacity, FVC)검사에서 FVC(6초간), $FEV_{1.0}$, $FEV_{1.0}$/FVC, $FEF_{25\sim75}$%, PEF(peak expiratory flow) 등을 측정할 수 있다.

1. 기관지확장반응검사(bronchial dilation reaction test, BDR)

BDR은 과민반응이 일어난 기관지에 과민반응을 완화시킬 수 있는 약물(벤토린, 베로텍 등의 흡입제)을 이용하여 약물 반응 정도를 보고 기도의 과민성을 확인하는 검사이다. 기관지 흡입제 흡입 전에 노력성폐활량검사를 실시하여 $FEV_{1.0}$을 측정한다. 그리고 흡입 후에 다시 검사를 실시하여 FVC 또는 $FEV_{1.0}$이 약 12% 이상 증가 그리고 200㎖ 증가를 보이면 의의가 있다(그림 Ⅱ-8). 기관지흡입제를 흡입하면 흡입제가 기관지에 반응할 수 있는 충분한 시간을 둔 후 검사를 하면 정확도를 높일 수 있다. 보통의 경우 흡입 후 15~20분 정도에 반응이 오며, 빠르면 5분에서, 느리면 30분 후에 반응이 온다. 이 검사에서 양성반응은 메타콜린이나 만니톨을 이용한 기관지유발검사의 결과보다 더 의의가 있다.

검사 전에는 표 Ⅱ-1의 금기약품을 확인하여 검사의 적합성을 높이고, 약품을 복용중인 환자는 복용 중지 기간에 맞게 검사를 연기하는 것이 좋다(표 Ⅱ-1).

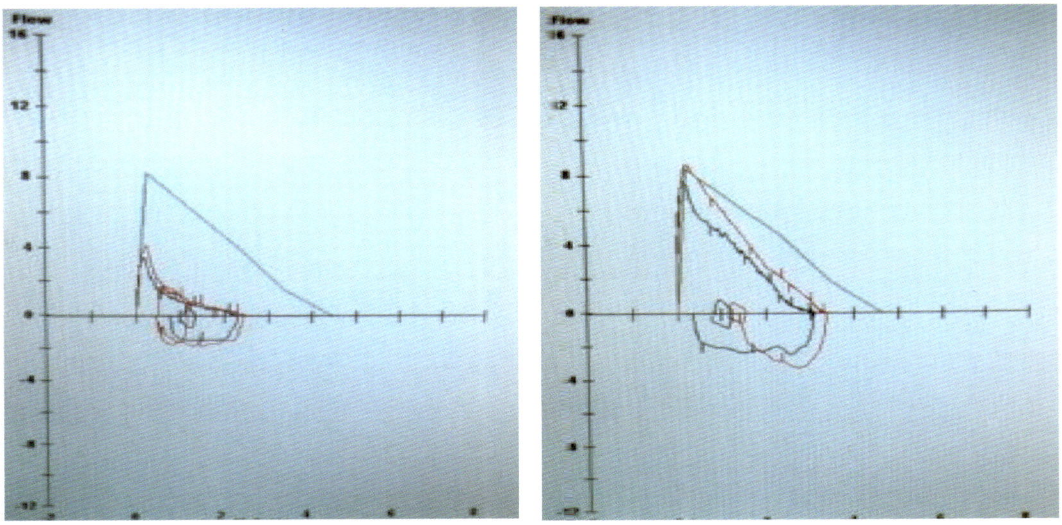

그림 Ⅱ-8. 기관지확장반응검사를 한 유량-용량곡선이다.
녹색선은 피검자의 예측치를 나타냈다. 흑색선은 기관지확장제 흡입 전의 검사이고, 적색선은 기관지확장제 흡입 후에 검사한 것이다.

표 II-1. 기관지유발검사 전 금기약품

복용 중지 기간	약 품
6~8 시간	흡입 비스테로이드성 소염제(예 : 크로모글리크산나트륨, 네도크로밀나트륨)
8시간	속효성 베타2 작용제(예 : 살부타몰, 테르부탈린)
12시간	흡입 크르티코스테로이드제
	(예 : 디프로피온산베클로메타손, 부데소니드, 프로피온산플루티카손)
24시간	흡입 코르티코스테로이드 + 지속성 베타2 작용제 (예 : 플루티카손과 살메테롤, 부데소니드와 포르모테롤)
24시간	테오필린
72시간	브롬화티오트로피움
72시간	항히스타민제(예 : 세티리진, 펙소페나딘, 로라타딘)
4일	류코트리엔 수용체 길항제(예 : 몬테루카스트나트륨)
검사 당일	• 커피, 콜라, 초콜릿 또는 카페인을 함유한 음식은 기관지 반응을 감소시킬 수 있으므로 금하도록 한다. • 격렬한 운동은 금하도록 한다. • 최소 6시간은 흡연을 금지한다.

* 이 금기약품은 권장사항이며, 검사실마다 다를 수 있다.

2. 메타콜린기관지유발검사(methacholine bronchial provocation test, MBPT)

MBPT는 기도의 염증반응을 유발시켜 기도의 과민성을 확인하는 검사로 기도의 과민반응(airway hyperresponsiveness)을 일으킬 수 있는 물질에는 메타콜린(methacholine), 히스타민(histamine), 만니톨(mannitol), 아세틸콜린(acetylcholine), 아데노신(adenosine), 카바콜(carbachol) 등이 있다. 이 물질들은 기도에 염증반응을 유발시키고 폐기능의 감소를 보이므로 과민반응을 확인할 수 있다. 이 중 천식유발검사에는 MBPT가 많이 이용되고 있다. 메타콜린은 히스타민보다 부작용이 적고 과민반응을 일으키더라도 지속시간이 길지 않기 때문에 현재까지 주로 사용되고 있다. 이 검사는 천식일 가능성이 높은 경우에 실시하는 전통적인 방법이나 비특이적이기 때문에 모든 천식환자들이 메타콜린에 반응하지 않을 수도 있다. 천식환자의 기도 과민성은 낮은 농도의 수축물질에서도 $FEV_{1.0}$의 감소를 보이며, 더 낮은 농도에서 $FEV_{1.0}$의 더 큰 감소를 보일수록 그 정도가 심하다.

1) 검사 준비

① 검사자는 환자에게 검사방법 및 절차에 대해서 설명하여 검사가 원활이 진행될 수 있도록 한다. 또 검사에 영향을 줄 수 있는 요인들(표 Ⅱ-1)을 사전에 설명하고 확인하여 검사 가능 여부를 평가한다.

② $FEV_{1.0}$의 값이 1.0ℓ 이하 또는 50% 이하인 경우는 높은 과민반응을 보일 경우 심한 호흡곤란을 일으켜 응급상황이 올 수 있기 때문에 검사를 하지 않는 것이 좋다(이 기준은 $FEV_{1.0}$ 1.5ℓ 이하 또는 60% 이하로 검사실마다 다르게 정할 수도 있다).

③ 검사는 의사가 있는 상태에서 실시되어야 한다. 검사 양성반응에 대한 환자의 상태 관찰과 만약의 사고에 대비하기 위해서 이다. 급성기관경련과 같은 응급 상황에 대처할 수 있도록 심장제세동기 등을 준비해 두는 것도 좋다. 사고의 위험성을 최소화하고 예방하려는 준비는 항상하고 있어야 한다.

④ 검사자는 메타콜린용액과 이 용액을 흡입할 수 있는 약량계(dosimeter) 및 압축펌프(compressor), 기관지 과민반응을 보인 환자에게 사용할 기관지확장용 흡입제 및 분무기(nebulizer) 등을 준비한다.

⑤ 메타콜린용액의 준비

메타콜린은 분말 형태로 구입하여 사용되고 있으며, 이 가루는 흡습성이 매우 높으므로 건조한 상태로 냉동실에 보관한다. 메타콜린 분말은 멸균된 normal saline (0.9% sodium chloride)으로 희석하여 유발제로 사용된다. 메타콜린용액은 0.025, 0.25, 2.5, 10, 25㎎/㎖의 농도를 준비하고 saline도 함께 준비한다. 메타콜린용액의 제조는 멸균에 유의하여 조제하고, 적은 양을 만들어 검사할 때마다 사용하는 것이 바람직하다. 사용할 때는 실온에 두어 다뜻한 상태에서 사용하는 것이 좋다.

2) 검사 방법(dosimeter method)

이 방법은 표준화된 방법의 하나로 약량계(dosimeter)와 압축펌프(compressor)를 그림 Ⅱ-9와 같이 준비한다. 약량계는 흡입 횟수와 양, 시간 등을 설정에 따라 작동되도록 할 수 있으며, 압축펌프는 kit안에 있는 메타콜린용액에 공기로 압력을 가하여 용액이 아주 작은 물방울로 되어 환자가 흡입할 수 있도록 하는 펌프역할을 한다.

① Kit에 1~4㎖의 saline을 넣고 dosimeter system을 이용하여 5회 흡입한다.

② 노력성폐활량검사를 실시하여 최대 1초량($FEV_{1.0}$)을 얻어내고 이 1초량과 이 값의 20% 감소된 값을 target $FEV_{1.0}$으로 하여 기록지에 기록한다(그림 Ⅱ-10). 이것은 메타콜린을 반응시키지 않았을 때의 1초량을 baseline으로 하여 20% 감소된 값에서 과민반응을 보였다는 의미가 있다.

$FEV_{1.0}$의 측정은 flow-volume curve의 적합성과 재현성을 갖춘 신뢰도 높은 측정이 이루어져야 하기 때문에 검사자의 능력이 중요하다. Baseline $FEV_{1.0}$은 신뢰도 있는 3개의 측정값 중 가장 높은 값으로 정한다. 적합성을 갖추려면 외삽용적이나 인공산물 등을 최소한으로 줄이고 재현성을 갖추려면 측정값들의 차이를 최소 0.2ℓ 이내로 하되 차이가 적을수록 좋다.

③ Kit에 1~4㎖의 0.025mg/㎖ 메타콜린용액을 넣고 5회 흡입한 후 1~2분 정도 메타콜린의 반응시간을 둔 후 최대의 1초량 값을 얻어 기록한다.

④ ③을 0.25, 2.5, 10, 25mg/㎖ 메타콜린용액으로 반복하여 1초량 값을 얻는다. 메탄콜린용액을 흡입하고 다음 농도를 흡입하려면 약 5분 이상의 시간을 두어야 한다.

⑤ Saline을 통하여 얻어진 1초량의 20% 이상 감소된 값, 즉 target $FEV_{1.0}$이 얻어지면 검사를 중지하고 의사의 청진과 문진을 통하여 기침, 호흡곤란, 쌕쌕거림(천명)의 정도를 판단한다. 그리고 PC20 값을 이용하여 메타콜린에 반응한 정도를 수치화 한다.

⑥ 청진과 문진 후 메타콜린에 의해 협착 되었던 기관지에 흡입제를 흡입하여 과민반응을 보였던 기도를 회복시킨다. 흡입제 사용으로도 회복이 어렵거나 흡입력이 많이 저하된 상태에서는 분무기(nebulizer)를 이용하여 회복시키는 것도 좋다.

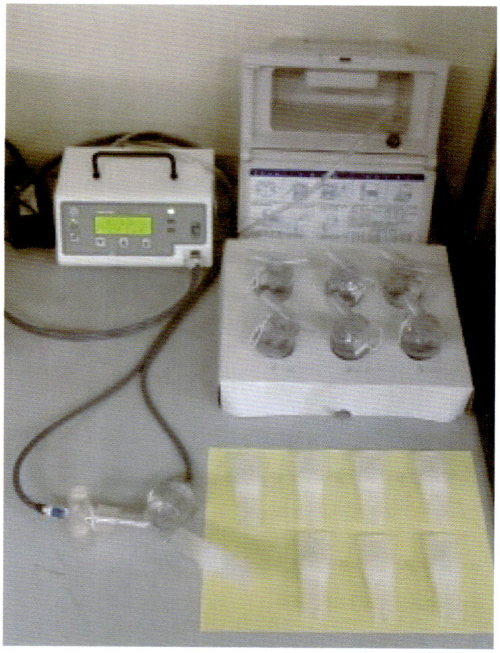

그림 II-9. 메타콜린 기관지유발시험검사장치 (dosimeter system)

METHACHOLINE BRONCHIAL PROVOCATION TEST

Hospital NO:
Patient Name:
Age / Sex:
Date:

Method	Checked FEV1
FEV1 before provocation	L
FEV1 (20% decrease)	L
Normal saline	L
0.025mg/ml	L
0.25mg/ml	L
2.5mg/ml	L
10.0mg/ml	L
25.0mg/ml	L
50.0mg/ml	L

증상 : Cough ( )
Wheezing ( )
Dyspnea ( )
기 타 ( )

진찰 소견:
Conclusion : ( )
PC20 Value : ( ) mg/ml

Pro. / R2

그림 II-10. 메타콜린 기관지유발시험 기록지

3) 검사의 해석

과민반응의 정도는 PC20(provocative concentration of methacholine causing a 20% fall in $FEV_{1.0}$)으로 나타낸다(표 Ⅱ-2).

$$PC20 = \frac{antilog[logC1 + (logC2 - logC1)(20 - R1)]}{(R2 - R1)}$$

C1 : $FEV_{1.0}$ 감소값이 20% 이상 감소하지 않은 마지막 검사의 농도

C2 : $FEV_{1.0}$ 감소값이 20% 이상 감소한 마지막 검사의 농도

R1 : C1 후 $FEV_{1.0}$ 감소값의 %

R2 : C2 후 $FEV_{1.0}$ 감소값의 %

표 Ⅱ-2. MBPT PC20 calculator

Provocation test 전 환자의 $FEV_{1.0}$값	2.9
$FEV_{1.0}$ 20% 감소값	2.32
환자의 $FEV_{1.0}$ 값이 20% 감소되기 직전의 $FEV_{1.0}$ 값	2.44
환자의 $FEV_{1.0}$ 값이 20% 감소되기 직전의 methacholine 농도(C1)	0.25
환자의 $FEV_{1.0}$ 값이 20% 감소된 직후의 $FEV_{1.0}$ 값	1.67
환자의 $FEV_{1.0}$ 값이 20% 감소된 직후의 methacholine 농도(C2)	2.5
PC20 value	0.36

* 위 표는 엑셀을 이용하여 PC20 value를 간단하게 구하는 방법이다.

4) 과민반응 정도의 해석

MBPT에서 양성반응을 보이더라도 천식으로 진단할 수는 없다. 모든 천식환자가 이 검사에서 양성반응을 보이지 않고 건강한 사람에서도 위양성율이 보이기 때문이다. 천식 진단을 보조하기위해 기도과민성의 정도를 확인하는 것이다. 또 음성반응을 보이더라도 알레르기항원(allergen)이나 다량의 직업성 항원에 노출되어 천식 증상이 발생한 경우를 의심해 보아야 한다(표 Ⅱ-3).

표 Ⅱ-3. PC20 값에 따른 참고치

PC20(㎎/㎖)	경증 정도
16 이상	normal
9~16	borderline
3~8	mild
0.25~2	moderate
<0.25	severe

3. 만니톨기관지유발검사(mannitol bronchial provocation test, Aridol™ –Mannitol)

이 검사는 만니톨을 이용한 기관지유발검사로 메타콜린을 이용한 기관지유발검사와 같이 천식을 진단하기 위해 기도과민성을 확인하는 검사로 원리 또한 같다.

만니톨은 메타콜린보다 특이도가 높고 인체에 안전하며, 운동유발성천식(exercise induce asthma)의 진단이 가능하다. 만니톨은 현재 아리돌(Aridol™ – Mannitol)이라는 제품으로 판매되고 있으며, 분말 상태로 일정량씩 캡슐에 담겨 있다(그림 Ⅱ-11). 따라서 메타콜린처럼 시약을 제조해야 하는 불편함이 없어 검사를 표준화할 수 있고 재현성이 높으며 위생적이다. 또 약량계(dosimeter)와 압축펌프(compressor)가 필요 없이 제품안에 있는 일회용 흡입기를 사용하여 만니톨 분말을 흡입할 수 있다. 그러나 분말을 직접 기도로 흡입해야 하기 때문에 환자들은 기침을 할 수 있고 입안에 머무는 만니톨의 양이 적지 않아 정해진 용량을 제대로 흡입하지 못하는 경우도 있어 과민반응 정도의 오차가 생기거나 위음성 반응이 나올 수 있다.

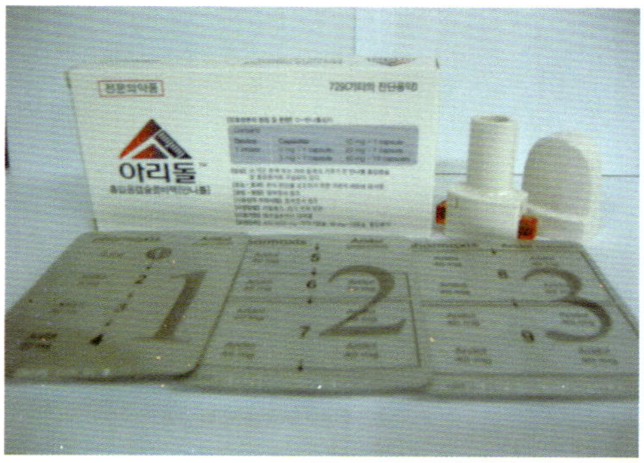

그림 Ⅱ-11. 아리돌(Aridol ™ – Mannitol)

1) 검사 준비

① 흡입기의 마우스피스를 열어 만니톨 capsule을 piercing chamber에 넣고 마우스피스를 닫는다(그림 Ⅱ-12).

② Piercing button을 눌러(1회) capsule에 구멍을 낸다.

③ 흡입기를 45도 정도 기울여 capsule을 spinning chamber에 위치한다.

④ 고개를 뒤로 하여 기도를 개방하고 흡입기가 기울어진 상태로 흡입한다.

⑤ 흡입 후 5초간 숨을 멈춘 다음 흡입기 밖으로 숨을 내쉰다.

⑥ 흡입기 안의 capsule을 확인하여 만니톨 분말이 완전히 비어 있는지를 확인한다.

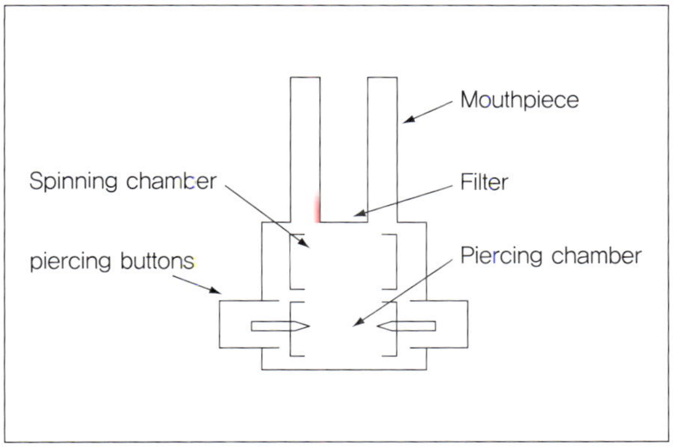

그림 Ⅱ-12. 아리돌(Aridol ™ - Mannitol) 흡입기의 형태

2) 검사 방법

아리돌은 그림 Ⅱ-11과 같이 포장되어 있고 총 9단계로 이루어져 있다. 측정된 $FEV_{1.0}$ 값은 기록지에 기록하면서 검사하는 것이 좋다(그림 Ⅱ-13).

MANNITOL BRONCHIAL PROVOCATION TEST

Hospital NO:
Patient Name:
Age/Sex:
Weight/Height: Kg/ cm
Date: 년 월 일

Dose step	Dose(mg)	Cumulative dose(mg)	Method	FEV1(L)	% fall from baseline FEV1
Dose 1	0	0	Baseline Inhalation	L	
			FEV1(15% decrease)	L	15%
Dose 2	5	5	Mannitol Inhalation	L	
Dose 3	10	15	Mannitol Inhalation	L	
Dose 4	20	35	Mannitol Inhalation	L	
Dose 5	40	75	Mannitol Inhalation	L	
Dose 6	80	155	Mannitol Inhalation	L	
Dose 7	160	315	Mannitol Inhalation	L	
Dose 8	160	475	Mannitol Inhalation	L	
Dose 9	160	635	Mannitol Inhalation	L	

Discription after test:

증상 : Cough ( )
Wheezing ( )
Dyspnea ( )

진찰소견 :
CONCLUSION : ( )

Final % fall:( ) PD 15 Value:( ) RDR:( )

Prof. / R2

그림 Ⅱ-13. 만니톨 기관지유발시험 기록지

① 0mg의 capsule을 흡입한 후 신뢰도가 높은 baseline $FEV_{1.0}$을 측정한다. Target $FEV_{1.0}$은 baseline $FEV_{1.0}$의 15% 감소된 값이다.

② 2단계인 5mg을 흡입하고 1분 후 $FEV_{1.0}$을 측정한다.

③ 각 단계별로 정해진 용량을 흡입하고 흡입한 후에는 1분간의 반응시간을 두어 $FEV_{1.0}$을 9단계까지 반복한다.

④ Target $FEV_{1.0}$ 이하로 감소되면 검사를 중지하고 의사는 청진 및 문진을 통해 환자의 상태를 기록한다(cough, wheezing, dyspnea).

⑤ 청진과 문진 후 과민반응에 의해 협착 되었던 기도를 기관지확장용 흡입제의 흡입으로 회복시킨다. 흡입제의 사용으로도 회복이 어렵거나 흡입력이 많이 저하된 상태에서는 분무기(nebulizer)를 사용하여 회복시키는 것도 좋다.

3) 검사의 해석

Target $FEV_{1.0}$(Baseline $FEV_{1.0}$ 15% 감소된 값)에 의의를 두고 반응의 정도는 PD15 (provocation cumulative dose of mannitol causing a 15% fall in $FEV_{1.0}$)로 나타낸다. 만니톨은 기도에 용량이 누적되어 단계가 올라갈수록 높은 농도에서 과민성을 유발하게 된다(그림 Ⅱ-4, 5, 그림 Ⅱ-14).

표 Ⅱ-4. 각 단계별 누적용량

단계	용량(mg)	캡슐의 수	누적 용량(mg)
1	0	1	0
2	5	1	5
3	10	1	15
4	20	1	35
5	40	1	75
6	80	2×40mg	155
7	160	4×40mg	315
8	160	4×40mg	475
9	160	4×40mg	635

표 Ⅱ-5. PD15값에 따른 참고치

PD15 value	반응정도
0~35	severe
36~155	moderate
156~635	mild

아리돌 유발검사

복용단계	복용량 (mg)	누적 복용량 (mg)	$FEV_{1.0}$(ℓ) (1회)	$FEV_{1.0}$(ℓ) (2회)	$FEV_{1.0}$(ℓ) (3회)	기저치 $FEV_{1.0}$(0mg 용량)에 대한 감소 %
1단계-기저치(0mg)	0	0	기저치 $FEV_{1.0}$			
				3.59		
Target $FEV_{1.0}$=최대 $FEV_{1.0}$의 85%(최대 $FEV_{1.0}\times 0.85$)				3.05		15.00
2단계	5	5		3.53		1.67
3단계	10	15		3.37		6.13
4단계	20	35		3.22		10.31
5단계	40	75		2.75		23.4
6단계	80					
7단계	160					
8단계	160					
9단계	160					
최종감소 % :	23.4	PD15 :	46		RDR :	0.31198
본 환자분은 moderate 로 보입니다.						

* 위 표는 엑셀을 이용하여 PD15 value를 간단하게 구하는 방법이다.

그림 II-14. 만니톨 용량 PD15 calculator

4. 운동성 천식유발검사(exercise induce asthma provocation test)

운동에 의한 반응은 신체에 필요한 산소를 보충하기 위한 정상적인 반응으로 호흡수가 증가하나 생리적 현상이 원인이 되어 기도가 과민반응을 일으켜 천식 증상들을 보이면 운동성 천식을 의심할 수 있다. 운동성 천식은 비알레르기성 천식의 대표질환으로 모든 천식환자가 운동에 의해 천식을 일으키는 것은 아니다.

운동에 의한 천식은 과호흡으로 인해 혈장 탄산가스의 감소와 공기의 흐름으로 인해 기도가 건조해지고, 기도 점막을 경계로 한 조직 내외의 온도차가 신경을 자극하여 기관지 수축을 유발하여 발생된다. 따라서 순간적인 운동보다 지속적인 운동에서, 낮은 온도와 건조한 기후에서 기도 과민반응을 보이기 쉽다. 과민반응은 운동 중 보다는 운동 후에 잘 일어나며, 특히 운동 후 약 6분 내외의 시간에서 잘 일어난다.

1) 검사 방법

운동성 천식이 유발될 수 있도록 treadmill을 이용하여 유발 조건을 만들어 준다. 급격한 운동보다는 지속적인 호흡운동이 가능할 수 있도록 treadmill을 운영해야 한다. 운동 부하량은 정해진 것이 없으며 피검자가 호흡곤란을 느낀다고 호소할 때나 충분한 운동으로 숨이 많이 차게 될 때까지 운동을 실시한다. 환자의 주관적인 느낌의 호흡곤란으로 검사를 중지하기 때문에 심한 호흡곤란을 호소하는 응급상황까지 검사가 진행될 수 있다. 따라서 검사자는 항상 환자의 상태를 주의 깊게 살펴보아야 하며, 유사시 응급처치를 실시할 수 있도록 의사가 있는 상태에서 검사를 실시해야 한다.

운동부하를 하기 전에는 노력성폐활량검사를 실시하여 FVC, FEV$_{1.0}$, FEV$_{25\sim75}$%를 검사한 후와 비교할 수 있도록 한다. 검사 전 FEV$_{1.0}$이 1.5ℓ 또는 60% 이하일 경우에는 위험한 상태가 될 수 있으므로 검사 실시 여부를 고려해야 한다. Target FEV$_{1.0}$은 15% 이상 감소, FEV$_{25\sim75}$%는 30% 이상 감소하면 유의하다(그림 Ⅱ-15).

검사를 중지하면 중지 후 5분부터 5분 간격으로 30분 동안 6회 노력성폐활량검사를 실시하여 FVC, FEV$_{1.0}$ FEV$_{25\sim75}$%를 검사 전과 비교할 수 있도록 한다. 어느 시간이든 FEV$_{1.0}$은 baseline의 15% 이상 감소, FEV$_{25\sim75}$%는 30% 이상 감소한 값이 나오게 되면 측정을 중지한다. 그리고 과민반응을 완화할 수 있도록 단회 호흡으로 흡입할 수 있는 흡입제를 사용하며, 상태가 호전되지 않는 경우에는 분무기(nebulizer)를 사용하여 기도 과민성 완화제를 흡입한다.

CARDIO-PULMONARY EXERCISE TEST (EIA)

HO.NO :
Name :
Sex / Age :
Date :

Baseline PFT

	FVC :	FEV1:	FEF$_{25\sim75\%}$:

Target PFT (15% Fall) :

Post - exercise PFT

5min	FVC :	FEV1:	FEF$_{25\sim75\%}$:
10min	FVC :	FEV1:	FEF$_{25\sim75\%}$:
15min	FVC :	FEV1:	FEF$_{25\sim75\%}$:
20min	FVC :	FEV1:	FEF$_{25\sim75\%}$:
25min	FVC :	FEV1:	FEF$_{25\sim75\%}$:
30min	FVC :	FEV1:	FEF$_{25\sim75\%}$:
BDR	FVC :	FEV1:	FEF$_{25\sim75\%}$:

Conclusion

Prof.

그림 Ⅱ-15. 운동성 천식유발검사 기록지

C. 알레르기검사

알레르기는 그리스어인 allos에서 유래한 것으로 인체 외부에서 이물질이 체내로 들어오면 우리 몸에서는 이들로부터 우리 몸을 보호하는 면역반응이 일어난다. 이러한 면역반응이 지나쳐서 과민반응을 유발하고 이것 때문에 우리 몸에 이상이 생기는 것을 알레르기라고 한다. 알레르기질환은 호흡성, 경구성, 접촉성, 물리적 등으로 분류할 수 있으며 원인이 될 수 있는 요인이 아주 많기 때문에 종류가 다양하다. 증상들을 보면 전신의 모든 경로를 통하여 두드러기가 발생하거나 콧물, 재채기, 복통, 설사, 심하면 쇼크 상태까지 오는 경우가 있다.

알레르기질환은 원인 항원인 알레르기항원(allergen)을 찾아내는 것이 중요하다. 알레르기항원에 감작된 사람은 알레르기항원과 반응하는 특이 면역글로불린E(IgE) 항체를 만든다. 이 IgE항체는 우리 몸 전체에 퍼져 있는 비만세포(mast cell)의 표면에 결합되어 있다. 이것은 피부반응검사를 할 때 피부를 통해서 알레르기항원이 들어오면 알레르기항원과 항체가 결합하여 비만세포에서 히스타민 등 여러 가지 화학매체들을 분비하게 된다. 화학매체들 중에서 특히 히스타민은 모세혈관을 확장시켜 피부에 모기에 물린 것과 같은 두드러기(팽진, wheal)와 홍반(발적, erythema)을 일으킨다. 이러한 반응의 강도를 측정하여 원인 알레르기항원에 감작되었는지를 판정할 수 있다(그림 Ⅱ-16). 알레르기항원을 찾아내는 피부반응검사의 종류에는 피부찌르기검사(피부단자시험, skin prick test), 피내반응검사(피내시험, intradermal test), 긁은자국검사(소파시험, scratch test) 등이 있으나 피부찌르기검사가 주로 이용된다.

1. 피부반응검사

1) 피내반응검사(피내시험, intradermal test)

주사기(26~27G)를 이용하여 0.01~0.05㎖의 알레르기항원을 피내에 주사한다. 주사 시 45도 정도의 각도로 바늘의 경사면이 피부를 향하고 모두 잠길 정도로 하여 주사하면 2~3㎜ 정도의 수포가 생기게 된다. 피부반응은 피부찌르기검사와 같이 약 15~30분 정도에 확인한다. 검사 후에도 약 20~30분 정도 경과를 지켜보는 것이 좋다.

이 검사법은 피부찌르기검사보다 100~1,000배 정도 많은 농도의 항원을 반응시키기 때문에 예민도와 재현성이 높다. 그러나 통증이 있고, 높은 예민도 때문에 심한 신체 반응의 부작용이 일어날 수 있다. 이 검사는 높은 예민도를 요구하게 되는 경우 항원에 대한 피부반응의 역치를 구하고자 할 때 실시한다.

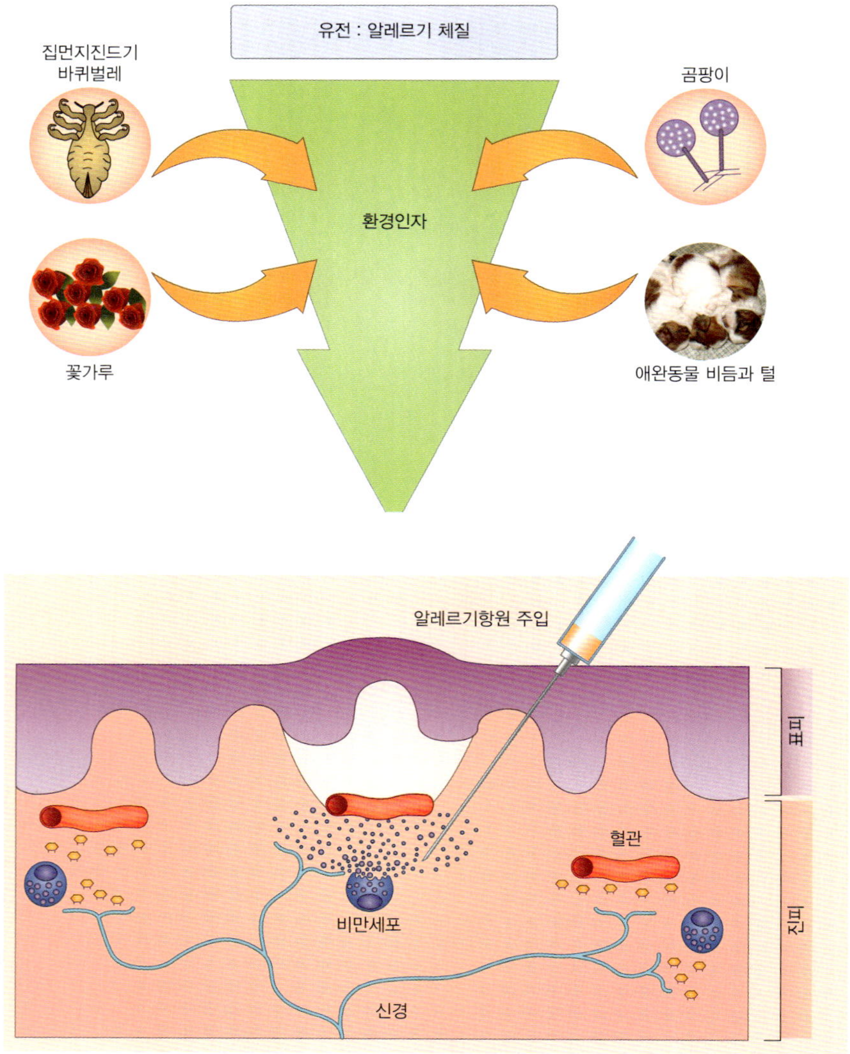

그림 II-16. 알레르기검사의 원리

2) 긁은자극검사(소피시험, scratch test)

피부찌르기검사와 같은 원리로 시행되며 찌르기검사와는 달리 피부를 약 3㎜ 정도 긁어서 반응을 본다. 주로 소아에게 사용하나 위양성 반응이 높고 예민도가 떨어지며 검사시간이 더 길기 때문에 최근에는 많이 이용되지 않는다.

피부반응검사가 끝나면 최소 3~4시간 정도는 샤워를 하지 않는 것이 좋고 긁지 않으며, 반응이 일어난 부위에는 연고를 발라주는 것이 좋다.

3) 피부찌르기검사(피부단자시험, skin prick test)

환자의 등이나 아래팔을 알코올솜으로 잘 문질러서 소독을 한다. 건조시킨 후 알레르기항원 용액과 양성 대조액(히스타민 0.1%) 및 음성 대조액(saline 0.9%)을 한 방울씩 방울주입(점적)하며, 5~10개 단위로 놓는다. 용액사이의 간격은 2~3㎝를 유지하고 섞이지 않도록 하여 위양성을 방지한다. 바늘(25~26G)을 이용하여 표피를 살짝 떠내듯이 하여 검사용액이 표피 안으로 스며들게 한다. 바늘은 한 용액 당 하나씩 사용하여 위양성을 방지한다. 피부반응은 검사방법이나 부위에 따라 차이가 있으나 대개 15~30분 정도면 두드러기(팽진, wheal)와 홍반(발적, erythema)이 일어난다. 가격이 저렴하여 주로 많이 이용되며 간편하여 보편적으로 사용하는 검사방법이다. 그러나 민감도는 높으나 위양성, 위음성에 주의해야 한다.

식품(food)보다는 흡입성 알레르기항원(inhalant allergen)이 신뢰도가 높다. 국소적으로 심한 반응이 나타날 수 있고, 드물게는 아나필락시스반응(초과민반응, anaphylactic reaction)이 발생할 수도 있다. 가끔 6~12시간 후에 늦은 반응(late reaction)이 발생할 수도 있다.

(1) 검사 전 준비물

알레르기항원 용액, 알콜솜, prick needle, 연고, 눈금자, 환자용 가운, 타이머(그림 Ⅱ-17)

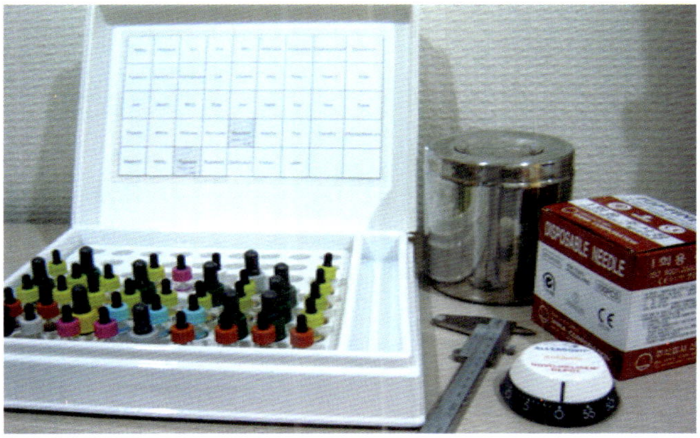

그림 Ⅱ-17. 알레르기검사 준비물

(2) 검사용액

피부시험의 반응은 사람마다 다르고 컨디션에 따라 달라질 수 있기 때문에 표준화된 대조군보다는 검사할 때마다 대조액을 사용하여 객관적인 비교를 해야 한다. 음성 대조액과 양성 대조액 그리고 검사항원을 용액으로 제조하여 사용한다.

① 음성 대조액(negative control) : Saline, Diluent

② 양성 대조액(positive control) : 히스타민 0.01mg/mℓ

③ 검사항원 : 집먼지진드기(D. pteronyssinus, D. farinae), 저장진드기(tytophagus), 동물비듬(cat fur, dog hair), 수목화분류(alder, birch, hazel 등), 잡초화분류(mugwort, ragweed, hop Japanese 등), 목초화분류(bermuda grass, orchard grass, timothy grass 등), 바퀴, 곰팡이류(alternaria spp., aspergillus fumigatus, cladosporium spp.) 등

검사항원을 피부찌르기검사에 사용할 때는 점도를 유지하도록 50% 글리세린 용액에 섞어 만들며 항원용액의 농도는 10,000~30,000Au/mℓ 정도를 사용한다. 피내반응검사는 글리세린이 피내에 들어가면 통증이 심하여 사용하지 않는다.

검사항원을 결정할 때는 피검자의 직업과 거주지역 등 주변 환경, 병력, 나이, 식습관 등을 고려하여 결정하는 것이 좋다. 이러한 요인들은 피부반응검사의 결과를 해석하는데 도움이 된다.

(3) 검사방법

① 피검자를 확인할 수 있는 병원등록카드(수납영수증도 가능)를 요청한다.

② 피검자의 카드에 있는 이름과 생년월일을 물어 재확인한 후 처방을 확인한다.

③ 피검자에게 최근 3~4일 사이에 복용한 항히스타민제를 확인한 후 검사를 진행한다. 피검자가 복용한 약물을 정확히 알지 못하는 경우 histamine반응이 있는지 팔에 모의 테스트를 하여 검사진행을 결정한다.

④ 검사 시간이 30분 정도 소요됨을 설명하고, 피검자를 알레르기 검사실로 안내한다.

⑤ 남성의 경우 상의만 탈의, 여성의 경우 환자용 가운을 착용하도록 한다.

⑥ 알코올솜으로 등을 문지르면서 소독을 한다.

⑦ 최소한 3㎝간격으로 시약을 5~10개 단위로 놓는다. 시약의 구분이 어려우면 등에 숫자를 써서 시약을 구분하여 준다(그림 Ⅱ-18).

⑧ 시약을 다 놓은 후에는 needle로 시약을 놓은 부위를 살짝 뜨는 듯한 느낌으로 찔러준다. 알레르기항원 한 개당 소독된 needle 한 개씩 사용해야 한다(그림 Ⅱ-19).

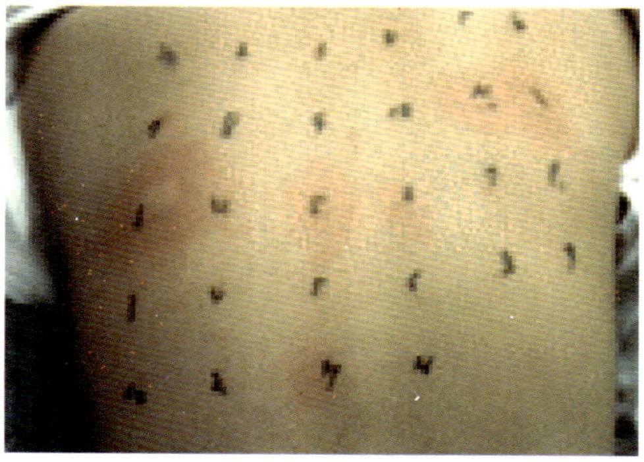

그림 Ⅱ-18. 알레르기검사 모습

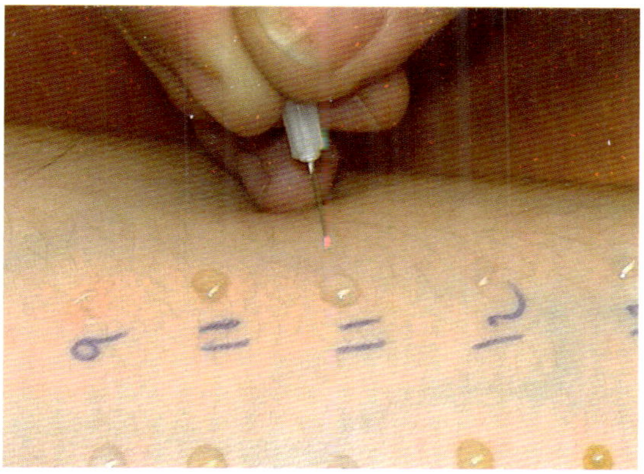

그림 Ⅱ-19. 주사기로 살짝 피부를 뜨는 듯한 느낌으로 찔러준다.

⑨ 판독이 끝나면 반응이 일어난 부위에 더마톱 연고를 발라주고, 주의사항을 설명한다. 덧날 수 있으니 긁지 마시고, 오늘은 샤워를 삼가 하여 주세요라고 설명해 준다.

(4) 판독

피부반응검사의 반응은 찌르기를 ㄷ 하고 보통 약 15분 전후에 두드러기(팽진, wheal)와 홍반(발적, erythema)이 최고에 이른다. 이때의 크기를 ㎜로 측정하여 정도를 나타낸다.

두드러기가 생긴 부분의 제일 긴 가로길이(㎜), 그 가로길이와 직각이 되는 세로길이(㎜)를 측정한다. 홍반이 생긴 부분의 길이도 팽진 부위와 마찬가지로 측정하여 기록한다(예 : 03-03/20-15㎜). 직경이 가장 긴 부분과 이 길이의 중간점에 수직으로 그은 부분의 직경을 더하여 2로 나누어 크기를 잰다. 두드러기와 홍반의 크기는 양성 대조군과 비교하여 판정하는 것이 바람직하다(그림 Ⅱ-20, 표 Ⅱ-6).

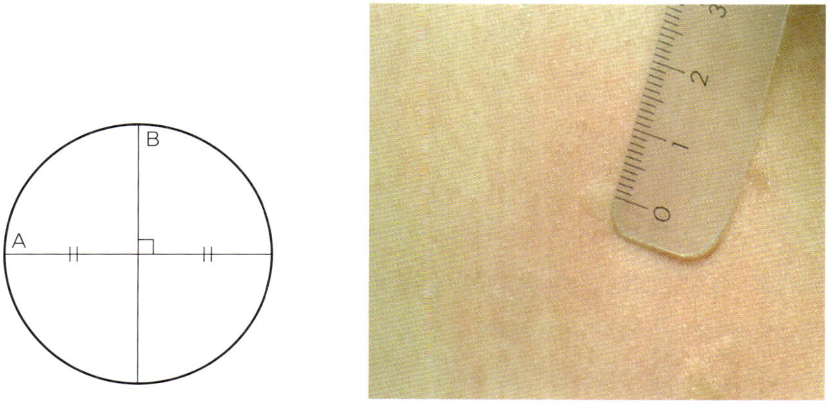

그림 Ⅱ-20. 피부찌르기검사의 판독

표 II-6. 두드러기(팽진, wheal)와 홍반(발적, erythema)의 정도 기준

Grade	Wheal	Erythema
Negative	0	0
1+	R<1/2 or 3㎜	+
2+	1/2<R<1 and 3㎜	+
3+	1<R<2 and 3㎜	+
4+	2<R and 3㎜	+

R : 알레르기항원과 히스타민의 두드러기 · 홍반의 비율

피부반응검사에서 양성반응이 보여도 알레르기라고 판정할 수는 없다. 피부반응검사에서 양성반응은 항원에 대한 특이적 IgE항체를 가지고 있음을 의미한다. 무증상 감작군(asymptomatic sensitizer) 때문에 양성이 보일 수 있으므로 정확한 진단을 하기 위해서는 환자의 증상과 맞는지를 확인하고 다른 검사들도 병행해야 한다.

(5) 주의사항

① 위양성을 일으키는 요인

㉮ 알레르기항원의 부적절한 준비와 관리(알레르기항원 시약 사이가 너무 가까울 때)

㉯ 바늘(needle) 교환을 하지 않은 경우(histamine이 묻은 바늘을 계속 사용)

㉰ 출혈(bleeding)이 있을 때

② 위음성을 일으키는 요인

㉮ 검사 항원용약(allergen solution)의 역가가 떨어진 경우

㉯ 검사반응을 감소시키는 약제를 복용한 경우(항히스타민은 48~72시간 전에는 복용을 금지한다).

㉰ 찌르기(prick)가 충분히 되지 않은 경우

㉱ 부적절한 검사 방법 및 판독

③ 시약의 종류를 혼동한 경우

④ 검사 중에 시약이 흘러내리거나 마른 경우

⑤ 검사 바로 전에 샤워를 한 경우(검사 부위에 로션 등을 바르지 않는다).

⑥ 적절한 검사시간을 인지하지 않은 경우

⑦ 환자의 등을 소독하는 알코올솜은 소독한 것을 사용하고, 비닐장갑을 낀 상태에서 환자와 접촉해야 한다. 그리고 하나의 알레르기항원에 하나의 needle을 사용하고, 사용 즉

시 needle case에 폐기해야 한다. 또한 찌른 needle에는 환자의 혈흔이 묻어 있으므로 검사자는 찔리지 않도록 주의해야 하고 검사에 집중해야 한다. 환자용 가운은 1인 환자 사용 후 세탁과 소독하여 사용한다(그림 Ⅱ-21).

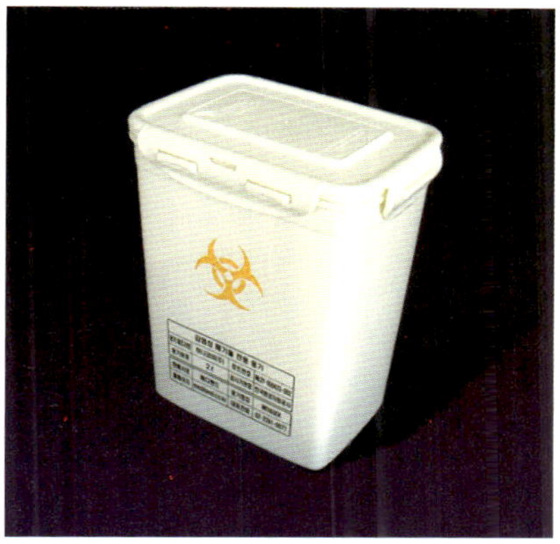

그림 Ⅱ-21. needle 폐기용 case

(6) 영향을 미치는 요인

① 검사 부위 : 등에서 가장 잘 나타나며 아래팔에서 하기도 한다.

② 병력 : 이미 피부질환이 있거나 일부 종양이나 당뇨 등에 의해 신경 손상이 있는 경우 반응이 감소하기도 한다.

③ 약제 : 항히스타민제가 가장 영향이 크며 이 외에도 기관지확장제나 테오필린제제, 경구용 베타항진제, impramine, phenothizine, tranquilizer, 스테로이드제제 등도 피부반응을 감소시킨다.

④ 연령 : 빠르면 생후 3개월부터 시작하여 성인으로 가면서 증가하지만 50세 정도부터 감소하기 시작한다.

⑤ 인종, 계절도 영향이 있으며 성별의 차이나 하루 중 변화는 거의 없다.

(7) 알레르기 치료

① 약물요법 : 일반적으로 항히스타민제제, 고감신경제제, 스테로이드제제, 흡입제 등의 약물을 이용한다.

② 면역요법 : 과민성이 있는 환자에게 원인 알레르기항원을 점진적으로 증가시켜 투여하여 재차 노출 시에도 증상이 나타나지 않도록 면역을 높이도록 한다.

③ 회피요법 : 알레르기의 원인 물질이나 요인으로부터 노출 또 접촉되는 것을 삼가는 방법을 이용한다.

참고문헌

1) 清水加代子, 林 輝美, 平賀旗夫, 鳥居順三, 牧野幹男, 島田英世. 臨床生理学第2版. 医学書院. 1987
2) 椎名晋一, 本問伊左子, 宮里逸郎. 臨床生理学. 医歯薬出版株式会社. 1988
3) 清水加代子, 谷川 直, 辻 貞俊, 馬場正之, 神辺真之, 石山陽事, 竹森節子, 丸尾敏夫, 金上貞夫, 伊東紘一, 古川哲雄, 小田鳴奈津, 百島祐貴. 臨床検査技術学7. 臨床生理学 第2版. 医学書院. 1998
4) 江部 充. 臨床生理検査学. 講談社サイエンティフィク. 1991
5) 高文社編輯部. 臨床検査法提要. 高文社. 1984
6) 伊藤寛志, 片桐鎮夫. 図解 臨床生理検査の実技. 医学書院. 1984
7) 井川幸雄. 生理検査マニュアル. 広川書店. 昭和62
8) 太田保世. 呼吸機能検査. 中外医学社. 1982
9) 貴邑富久子, 根來英雄. シンプル生理学. 南江堂. 1998
10) 한국해부생리학교수협의회편. 새용어 사람해부학. 현문사. 2008
11) NIHONKOHDEN. 日本光電ME器機綜合カタログ. 日本光電工業株式会社. 1990～1991
12) NIHONKOHDEN. 日本光電ME器機綜合カタログ. 日本光電工業株式会社. 1992～1993
13) SUZUKEN. Kenz, General catalog of medical equipment 医療機器綜合カタログ. スズケン. 1989～1990
14) 鵜沢竜一. 肺. Medical Technology 14(5):425-433, 1986
15) 久良木隆繁, 石橋正義, 吉田 稔. スパイロメトリ-. 検査と技術 26(13):1149-1154, 1998
16) 宮里逸郎, 東条尚子, 沢本潤子. スパイロメトリ-. *Medical Technology* 17(1):41-45, 1989
17) 滑川妙子. 肺機能検査-スパイロメトリ-を中心に-. 検査と技術 24(11):943-947, 1996
18) 遠藤和彦. スパイログラム, フロ-ボリュム. *Medical Technology* 26(6):634-643, 1998
19) 河越 弘, 毛利昌史. 呼吸曲線. 検査と技術 16(8):984-988, 1988
20) 福井順一, 内藤 進, 大藪泰子, 伊東紘一, 吉良技郎. 肺機能検査2-スパイロメトリ- 検査と技術 12(10):905-910, 1984
21) 山内淑行, 中村雅夫, 福田隆広. 肺機能検査の原理. 検査と技術 30(1):23-32, 2002
22) 滑川妙子. 呼吸機能検査. 検査と技術 25(11):944, 1997
23) 福原俊明. 呼吸機能検査の進めかた. 検査と技術 30(1):23-32, 2002
24) 白石 透. フロ-ボリュ-ム曲線/クロ-ジングボリュ-ム/肺内ガス分布検査. *Medical Technology* 21(1):35-42, 1993
25) 白石 透. フロ-ボリュ-ム曲線とクロ-ジングボリュ-ム. *Medical Technology* 17(6):549-555, 1989

26) 福永寿晴. 機能的残気量. *Medical Technology* 26(6):644-650, 1998
27) 東条尚子, 宮里逸郎, 谷合 哲. 気道抵抗の測定. 検査と技術 26(2):145-149, 1998
28) 谷合 哲, 東条尚子, 須賀竜治. 肺コンプライアンス/気道抵抗/呼吸抵抗. *Medical Technology* 21(4):305-310, 1993
29) 谷合 哲, 東条尚子, 須賀竜治. 体プレチスモグラフ. *Medical Technology* 17(11):1143-1147, 1989
30) 須賀竜治, 東条尚子, 奈良信雄. その他の肺機能検査. *Medical Technology* 26(6):666-669, 1998
31) 須田吉広. 肺内ガス分布. *Medical Technology* 17(5):451-455, 1998
32) 滑川妙子. クロ-ジングボリュ-ム. *Medical Technology* 26(6):661-665, 1998
33) 工藤翔二, 石橋 修, 岡村 樹. 特殊肺機能検査. 臨床検査 34(3):293-300, 1990
34) 石井裕子. 肺拡散能力(D_{LCO}). 検査と技術 18(3):242-243, 1990
35) 大久保輝男, 長谷川省一. 肺拡散能力. *Medical Technology* 26(6):654-660, 1998
36) 鈴木基好, 鈴木俊介, 大久保隆男. 肺拡散能/動脈血液ガス分析/肺胞気-動脈血酸素分圧較差($A-aDo_2$). *Medical Technclogy* 21(2):129-137, 1993
37) 한국산업안전공단 산업보건연구원. 진폐 정도관리(폐기능검사 분야), 1998
38) 한국산업안전공단 산업보건연구원. 진폐 정도관리(폐기능검사 분야), 2008
39) 이상엽. 폐기능검사의 이해와 해석. 대한의학서적, 2003
40) 고재기. 운동검사(Exercise Testing), 전북대학교 심혈관연구소, 2000
41) 대한결핵 및 호흡기학회. COPD 및 천식 진료지침, 제8회 연세의대 알레르기내과 연수 강좌, 2003
42) 서울대학교병원 알레르기내과 연수강좌. 알레르기 질환의 치료와 관리, 2007
43) 최동철. 기관지유발시험. 제18회 알레르기 교육강좌, 2001
44) 최인선. Airway hyperresponsiveness and It's assessment. 대한천식 및 알레르기학회, 2003
45) 이숙영. Asthma-pathogenesis and Genetics. 대한 천식 및 알레르기학회 춘계학술대회 연구강좌, 2008
46). 이용철, 김 원, 임석태, 이흥범, 김현중, 이제경, 송현모, 이양근. 만성폐쇄성폐질환, 기관지천식환자에서의 운동부하 폐기능검사. 대한내과학회지, 1996
47) 이양근, 홍윤경. 메타콜린을 이용한 기관지유발검사의 천식 진단에서의 역할. 2005
48). BL&H. 아리돌 흡입용 캡슐 콤비팩

한글색인

가

나

다

라

마

바

사

아

자

차

카

타

파

하

기호

번호

영문색인

A

B

C

D

E

F

G

H

I

L

M

N

O

P

R

S

T

U

V

W

임상생리학
폐기능검사

정가 24,000원

ISBN 978-89-7043-793-4

2011년 4월 25일 1판 인 쇄
2011년 4월 30일 1판 발 행

저 자 : 진 복 희

발 행 자 : 최 병 진

발 행 처 : 도서출판 **고 려 의 학**
(136-821) 서울 성북구 성북동1가 115-24 보문빌딩 3층
Tel. 765-0333, 0337
Fax. 743-2288
등록번호 : 제 1-519호 1978. 6. 29.